Dr. med. Roger Eisen

DR. EISEN
ANTI-AGING

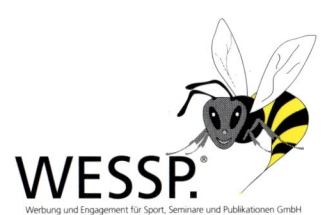

WESSP.®

Werbung und Engagement für Sport, Seminare und Publikationen GmbH

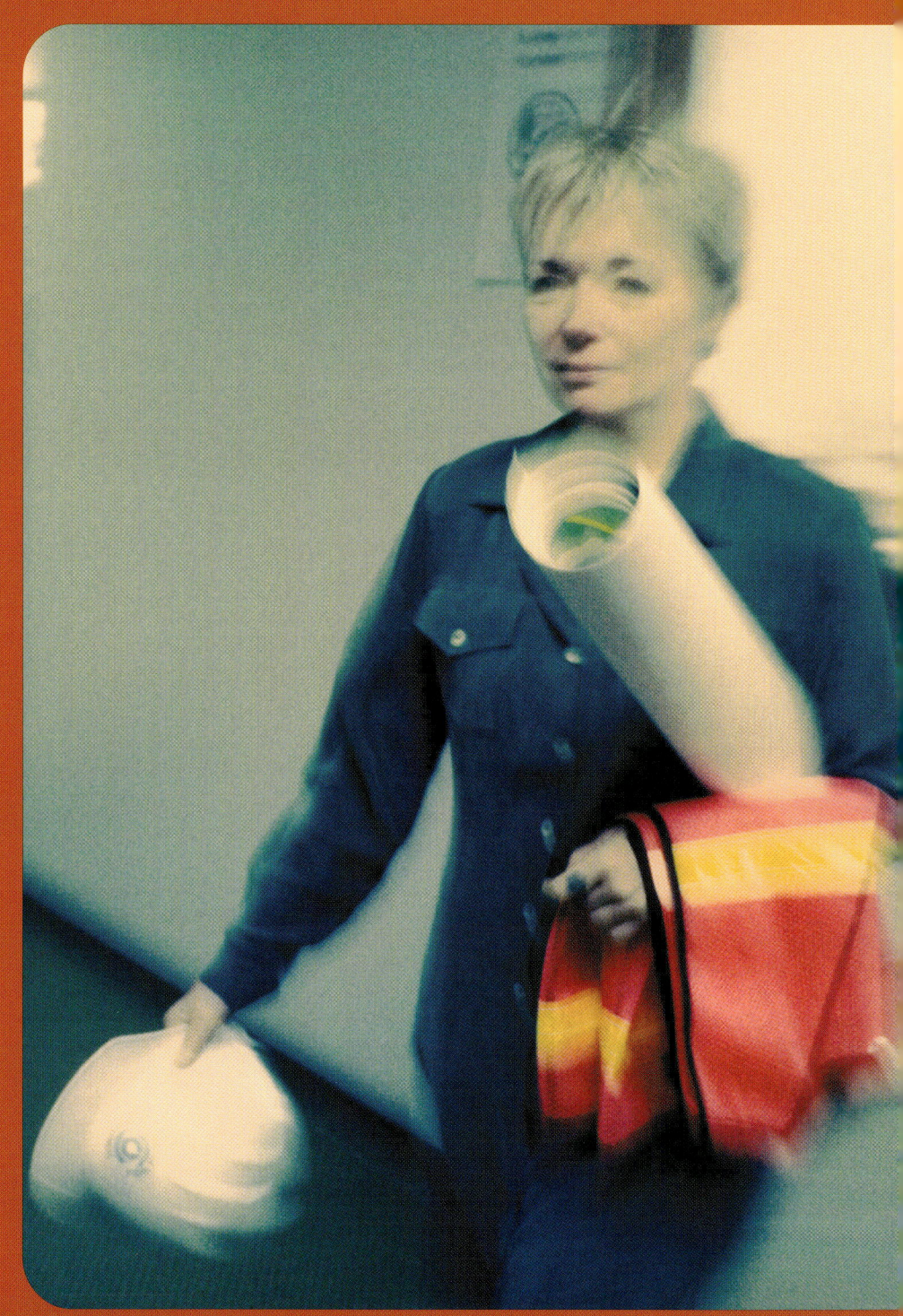

Einleitung

Stehen Sie morgens gerne auf, gehen beschwingt ins Bad – oder vorher noch zum Joggen – und freuen sich bei einem leichten Frühstück schon auf die Aufgaben, die Sie erwarten? Oder gleicht Ihr Alltag hin und wieder dem folgenden Horror-Szenario:

Sie sind morgens mit dem Gefühl aufgewacht, der Tag stehe wie ein grauer Berg vor Ihnen, und es beschleicht Sie der Besorgnis erregende Gedanke, dass Sie früher wesentlich leichter aufgestanden sind? Sie schleppen sich mit einiger Mühe ins Badezimmer und sehen dort im Spiegel einen Menschen, der sich in den letzten Jahren offenbar sehr verändert hat. Die Haut ist dünner geworden, tiefe Falten zeichnen sich ab, und die Haut beginnt an einigen Teilen zu hängen. Das Haar ist dünner geworden; Ihre früher einmal so kräftige Haarfarbe geht langsam über in ein Einheitsgrau.

Der Blick schweift weiter über Ihren Körper, dorthin, wo sich früher wohlgeformte Muskelpartien wölbten und nun unansehnliche Fettpolster sitzen. Und es dauert nicht lange, bis sich das zwingende Gefühl einstellt, irgendwie gehörten Sie gar nicht mehr zu diesem Körper. Nach einem hektischen Schluck Kaffee und einem schnellen Biss ins Marmeladenbrot hetzen Sie die drei Schritte zur Garage und fahren zur Arbeit. Im Auto ziehen Sie sich noch schnell eine Zigarette rein, damit der Nikotinspiegel wieder ausgeglichen ist.

Da bahnt sich das erste Unheil an. Der Fahrstuhl wird heute gecheckt, so ein Pech. Die 20 Stufen zu Ihrem Büro erscheinen Ihnen wie der Aufstieg zu einem 4.000er. Völlig außer Puste kommen Sie an Ihren Schreibtisch und erschrecken angesichts des Aktenstapels, der sich angehäuft hat. Komisch, früher ging das schneller, die Konzentration war besser; für komplizierte Zusammenhänge brauchen Sie jetzt schon mal die Hilfe des neuen Kollegen. Um 10 Uhr dann der nächste Schock: Zitternd und mit Herzrasen stehen Sie in der Toilette, kalter Schweiß macht sich auf Ihrer Stirn breit. Ein bohrendes Hungergefühl befällt Ihre Magengrube, und schon fällt Ihnen die Werbebotschaft von gestern Abend ein. Ja, das muss ein Energiemangel sein. Schnell den Schokoriegel verzehrt, und siehe da, nach ein paar Minuten sind Sie schon fast wieder fit. Zumindest bis zur Mittagspause.

Schon ist die geliebte Bratwurst auf dem Teller, garniert mit einer großen Portion Pommes frites (Kartoffeln sollen ja gesund sein!). Leider ist kein Platz mehr für den Salat, aber dafür nehmen wir gerne die Süßspeise.

Endlos scheint der Nachmittag, mehrfach fallen die Augen zu. Hoffentlich kommt jetzt nicht der Chef, aber Sie haben Glück. Mithilfe mehrerer Tassen Kaffee und zahlreicher Zigarettenpausen überstehen Sie den Nachmittag, und der 17-Uhr-Gong erlöst Sie von Ihrem Stress. Das Auto wartet schon, Gott sei Dank geht jetzt auch wieder der Lift.

Zu Hause sollte Sie am besten vorerst keiner ansprechen, der Tag war einfach wieder verdammt anstrengend. Schön, dass es jetzt das verdiente Abendessen gibt. Da darf es auch ein bisserl mehr sein, Sie haben ja heute fast noch nichts gegessen. Und die zwei Flaschen Bier tun so gut, dass zwei weitere bestimmt nicht schaden können. Sie schaffen es gerade noch rechtzeitig zur Tagesschau auf den Fernsehsessel, soll der Hund doch heute alleine raus. War ja ein anstrengender Tag!

So übertrieben und an den Haaren herbeigezogen diese Geschichte auch klingen mag, sie spielt sich tagtäglich millionenfach ab. Wenn Sie auch nur entfernte Ähnlichkeiten festgestellt haben, bekommen Sie mit diesem Buch die Möglichkeit, eine grundsätzliche Entscheidung zu treffen:

1. Sie können sich resignierend zurückziehen und erkennen, dass der Zahn der Zeit offenbar doch sehr an Ihnen genagt hat. Sie ergeben sich Ihrem Schicksal, um in depressiver Grundstimmung den Rest Ihrer Tage verstreichen zu lassen.
2. Sie haben aber auch die Chance, und dazu soll dieses Buch Sie animieren, von nun an Ihr Leben und Ihre Gesundheit aktiv und eigenverantwortlich zu gestalten. Jeder Tag wird dann wie ein Geschenk vor Ihnen liegen, das es zu nutzen und zu genießen gilt. Das Leben findet täglich statt!

Sie werden zwar rasch erkennen, dass gewisse Änderungen und Einschränkungen Ihres bisherigen Lebensstils nicht ausbleiben, aber auch dass sich der größte Teil der Empfehlungen sehr schnell umsetzen lässt. Und angesichts der täglich wahrnehmbaren Fortschritte werden Sie auf jeden Tag Ihres neuen Lebens so richtig heiß werden.
Es kommt in Zukunft darauf an, die einzelnen Lebensbereiche Psyche, Geist, Ernährung und Bewegung zu optimieren. Einzig und allein eine sinnvolle Kombination aus positivem Denken, einer optimalen Ernährung und einer zielorientierten Bewegung führt zum gewünschten Erfolg. Es ist besser, Sie versuchen jeden Bereich ständig etwas zu verfeinern, als einen Bereich perfektionieren zu wollen. Wenn Sie sich ungünstig ernähren, können Sie das nicht durch intensiven Sport kompensieren, und was nützt Ihnen ein Höchstmaß an positiver Lebenseinstellung, wenn Sie aufgrund fehlender Bewegung ständig schlapp und müde sind. Lassen Sie mich einfach auf diesem, vielleicht für Sie neuen und unbekannten, Weg Ihr Begleiter sein. Seien Sie skeptisch, aber probieren Sie trotzdem mal den einen oder anderen Tipp aus, und spüren Sie, wie Ihre Vitalität von Tag zu Tag zunimmt. Werden Sie zum Siegertypen!!!

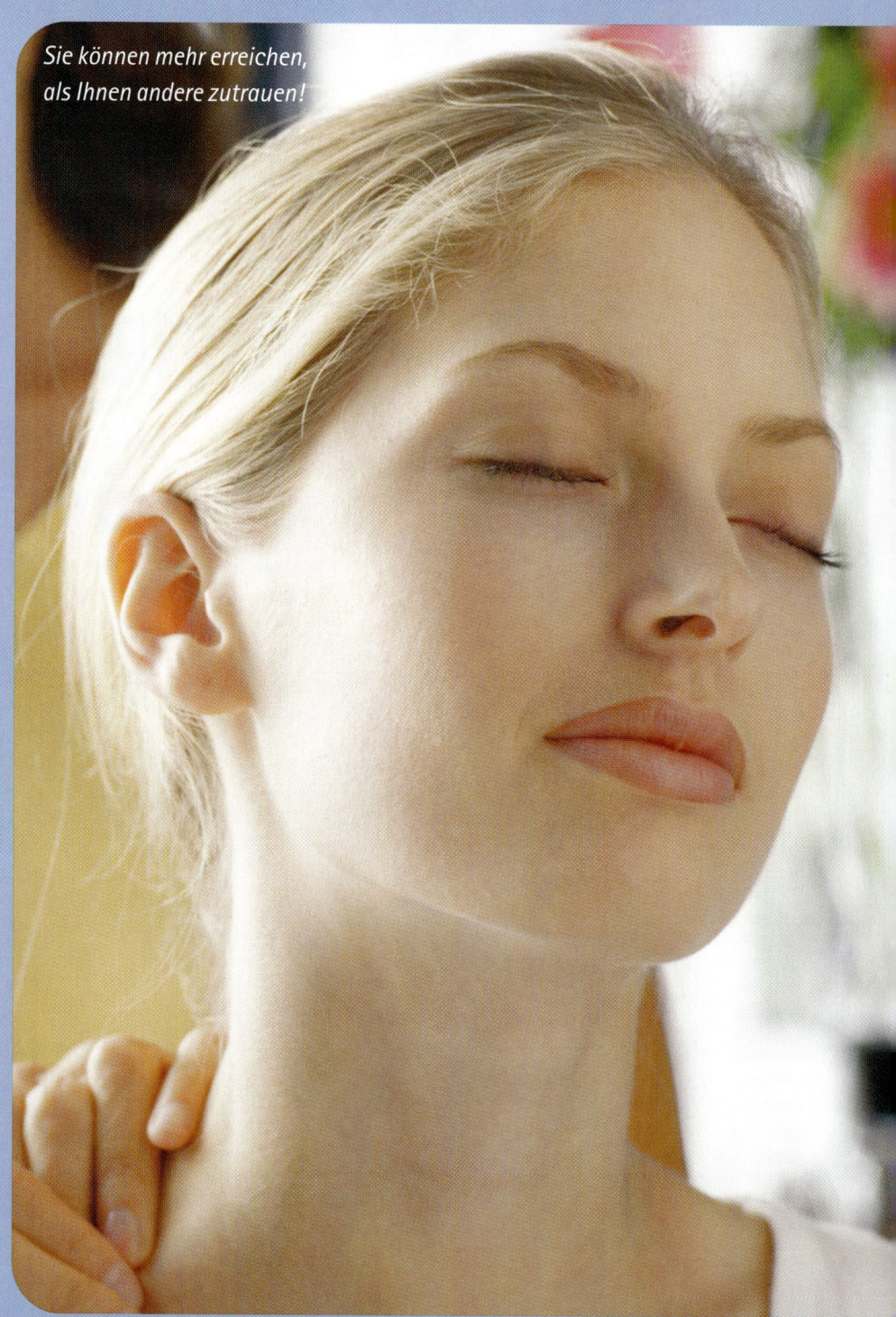

Sie können mehr erreichen,
als Ihnen andere zutrauen!

12

Seele und Geist

Gleich zu Beginn lesen Sie hier etwas über die vielleicht wichtigste Säule Ihres Lebens. Noch bevor Sie erfahren werden, wie Sie Ihre Ernährungs- und Bewegungsmuster verändern können, um Ihr Leben aktiver und vitaler zu gestalten, sage ich Ihnen, wie Sie eine reelle Chance haben, 100 Jahre jung zu bleiben.

Es geht um die Säule Seele und Geist.

Man könnte diese beiden Punkte auch vereinfacht Ihre Denkensart nennen. Was nützt Ihnen der gesündeste Körper mit maximaler Leistungsfähigkeit, wenn Ihnen wichtige Lebensziele fehlen. Sie sind dann wie ein starkes und schönes Auto, jedoch ohne Lenker. Aus diesem Grund liegt mir sehr am Herzen, das Gespür für einen ganzheitlichen Ansatz in Ihnen zu wecken.

Dieser Abschnitt soll keine Psychotherapie ersetzen, er soll Ihnen vielmehr eine wertvolle Hilfe an die Hand geben, um mit leicht verständlichen und für jeden jederzeit umsetzbaren Tipps zur Optimierung Ihres Denkens beizutragen. Sie werden erkennen, dass es wirklich nur Kleinigkeiten sind, die Sie zu größeren Erfolgen und Verbesserungen im Alltag führen können.

Ein ganz wichtiger Tipp am Anfang: Hören Sie nicht auf all die Jammerer und Negativseher, die Ihnen Ihr Leben vermiesen wollen. Glauben Sie nur einem Menschen, dem Sie 100-prozentig vertrauen können, einem Menschen, der nur Ihr Bestes möchte, der immer für Sie da ist: **Glauben Sie an sich selbst!**

Sie werden sehen, dass Ihre selbst gesteckten Ziele Sie zum Erfolg bringen. Und den wünsche ich Ihnen von ganzem Herzen! Denken Sie immer daran: Alles ist möglich – nichts ist unmöglich! **Ich kann Ihnen nur den Weg zeigen, gehen müssen Sie ihn ganz alleine.**

1. Lebensziele und Träume

Ziele bestimmen den Weg eines Menschen.
(Nikolaus Enkelmann)

In diesem Zitat steckt eigentlich alles, was für diesen Bereich wichtig ist. Es soll Ihnen nahe bringen, wie sehr Ihr ganzes Leben davon abhängt, dass Sie sich Ziele setzen und welcher Art diese Ziele sind.

Ich erlebe täglich Menschen, die keine Ziele mehr haben, und das ist das Schlimmste überhaupt. Ein Mensch ohne Ziele ist ein Mensch ohne Aufgaben, ein Mensch, der seine Lebensaufgabe nicht gefunden hat. Dabei gibt es die unterschiedlichsten Ziele, z. B. auch in fortgeschrittenem Alter noch fremde Länder zu bereisen oder seinen Hobbys nachgehen zu können. Nur wenn Sie Ziele haben, lohnt es sich, jung und vital zu bleiben. Leben Sie für Ihre Ziele und setzen Sie alles daran, sie zu erreichen. Es genügt nicht, nur davon zu träumen: Krempeln Sie die Ärmel hoch und arbeiten Sie für Ihre Ideen! Wie oft haben Sie sich vorgenommen, etwas für Ihre Gesundheit zu tun? Wer hindert Sie daran, jetzt in diesem Augenblick, damit zu beginnen?

Wer nicht weiß, wohin er will, darf sich nicht wundern, wenn er dort ankommt, wo er nicht sein möchte.
Machen Sie sich doch mal den Spaß, eine Wunschliste für eine gute Fee aufzustellen, was wirklich Ihre Träume, Wünsche und Ziele sind. Hierbei spielt es keine Rolle, ob Ihre Wünsche realistisch sind oder nicht, erfüllbar oder unerfüllbar. Seien sie einfach Kind, und schreiben Sie Ihre Wünsche auf. Es geht nur darum, den Gedanken freien Lauf zu lassen. Wenn Sie diese Übung gemacht haben, versuchen Sie, Ihre Lebensziele zu beschreiben. Jetzt werden Sie wirklichkeitsnäher und formulieren Ihre Ziele möglichst realistisch: „Ich möchte in drei Jahren Vereinsmeister im Tennisclub sein" oder „Ich möchte in zwei Jahren eine Trekkingtour in den Anden machen". Optimal ist es, wenn Ihre Ziele mit Ihren Stärken zusammentreffen und Ihren Fähigkeiten entsprechen. Schenken Sie bei Ihrer Zielsuche dem Faktor Geld nicht allzu große Beachtung.
Bist du unglücklich mit dem, was du an materiellen Werten hast, dann bist du auch unglücklich, wenn du noch mehr an materiellen Werten besitzt.

Geben Sie alles für Ihre selbst gewählten Ziele, und lassen Sie sich nicht durch Hindernisse davon abbringen. Das Gesetz der Polarität gilt auch hier: Kein Tag ohne Nacht, kein Hell ohne Dunkel, kein Gut ohne Böse und kein Ziel ohne Hürden. Andernfalls könnten wir unsere Erfolge doch gar nicht genießen. Das Ziel gibt den Weg vor, das Glück findet sich unterwegs. Es ist nicht schlimm, das Ziel nicht zu erreichen, viel schlimmer ist es, kein Ziel zu haben. Die wichtigste Suggestion auf Ihrem Weg zum Ziel lautet: „Ich bin gesund, ich bin gut, ich bin erfolgreich, und ich erreiche mein Ziel, ganz bestimmt."

Wenn Sie sich Ziele setzen, haben Sie die Möglichkeit, Ihr Unterbewusstsein auf ein langes Leben zu programmieren. Wichtig dabei ist es, sich wirklich hohe Ziele zu setzen. **Damit das Mögliche entsteht, muss das Unmögliche versucht werden.**

Nach den bekannten Gesetzen der Aerodynamik dürfte die Hummel nicht fliegen können. Gott sei Dank weiß sie es nicht und fliegt einfach. Packen Sie heute Ihre Zukunft an, es ist nie zu spät, sein Leben positiv zu verändern. Lassen Sie aber vor allem Ihre Vergangenheit ruhen. Was Sie ändern können, ist Ihre Zukunft.

Versuchen Sie nicht, Ihre Vergangenheit zu bewältigen, sondern beginnen Sie heute damit, Ihre Zukunft zu gestalten.

Man belastet sich vornehmlich mit Dingen, die man falsch gemacht hat. Bedenken Sie jedoch, Misserfolge im eigentlichen Sinne gibt es nicht. Jeder Wirkung geht eine Tat voraus, d. h., auch negative Erfolge sind letztendlich Erfolge und keine Misserfolge. Und auch so genannte Misserfolge bieten die Chance, den Weg neu zu gestalten, neue Wege zu finden und aus Fehlern zu lernen.
Rennen Sie nicht gegen die sprichwörtliche Wand an, sondern gehen Sie um sie herum. Seien Sie auch dankbar für negative Ergebnisse, denn nur so können Sie noch mehr positive Veränderungen erzielen. Man muss manchmal ganz unten sein, um sich aus eigener Kraft wieder nach oben ziehen zu können.

2. Denken und Tun

Alle Dinge sind möglich
für den, der glaubt. (Markus 9, Vers 23)

Jedem Erfolg geht Handeln voraus. Ein schönes Beispiel liefert uns Paul Pechvogel, der jahrelang zum lieben Gott betet, dieser solle ihm doch einen Hauptgewinn in der Lotterie ermöglichen. Eines Nachts meldet sich der liebe Gott und bittet Paul, er solle ihm doch ein wenig helfen und sich endlich ein Los kaufen. Hilf dir selbst, dann hilft dir Gott.

Etwas nur zu vage zu versuchen, fordert das Scheitern geradezu heraus. Wenn wir aber mit festem Vorsatz handeln, dann ist der Erfolg auch garantiert.

Alle Materie folgt dem Geist, ändern Sie Ihre Gedanken und Sie verändern die
Welt. (Norman Vincent Peale)

Jeder Gedanke hat die Tendenz, sich zu verwirklichen. Erfolgreiche Menschen nehmen immer nur wenige Aufgaben in die Hand, erledigen diese aber gewissenhaft und bis zum Ende. Wenn Sie sich um Ihre Gesundheit kümmern wollen, nehmen Sie Ihre Gesundheit in die Hand, alles andere ist dann nebensächlich. Ohne innere und äußere Aktivität bleiben Träume eben nur Träume!

Vorstellungskraft ist wichtiger als Wissen. (Albert Einstein)

Erlernen Sie die Kunst der Autosuggestion, und Sie können damit alles im Leben erreichen, was einem Menschen auf dieser Welt möglich ist. Programmieren Sie Ihr Unterbewusstsein auf Ihre Ziele und Wünsche, es wird alles tun, um sie Ihnen zu erfüllen. Stellen Sie sich Ihre Ziele täglich als bereits erreicht vor. Sehen Sie vor Ihrem geistigen Auge sich selbst in der ersehnten Position, in Ihrem neuen Auto, an Ihrem Wunschurlaubsort – **machen Sie sich ein Bild davon!**

Viele Suggestionen, die wir im Laufe des Lebens erhalten, sind absolut negativ, weil sie verhindern, dass wir uns höheren Zielen widmen. Leider erhalten wir in unserem Leben viel mehr negative Fremdsuggestionen als positive. Gehen Sie dagegen an! Setzen Sie Ihre eigenen Suggestionen dagegen. Entwerfen Sie für sich selbst positive Suggestionen, und vermeiden Sie es, von negativen zu sprechen.

Jeder Gedanke wird im Unterbewusstsein abgelegt und hat die Tendenz, sich zu verwirklichen.

- Sprechen Sie Ihre Suggestionen in der Gegenwartsform (richtig ist: „Ich bin schlank", und nicht: „Ich werde schlank").
- Vermeiden Sie auf jeden Fall das Wort „nicht". Dieses Wort wird von unserem Unterbewusstsein *nicht verstanden* und *nicht beachtet*. Wenn ich sage: „Ich möchte nicht mehr dick sein", versteht das Unterbewusstsein so viel wie: „Ich möchte dick sein".
- Formulieren Sie Ihre Selbstsuggestion konkret.

Dem Wunsch folgt der Gedanke, der Gedanke bewirkt die Wirklichkeit. Aus dem Wunsch, etwas zu tun, erfolgt die Tat. Ist Ihnen der Unterschied klar geworden? Dann beginnen Sie am besten gleich mit positiven Suggestionen. Tägliche Übung macht den Meister.

Hirnforscher haben herausgefunden, wie Informationen aufgenommen und gespeichert werden: Demnach merken wir uns etwa 20 % von dem, was wir hören, 30 % von dem, was wir sehen, 50 % von dem, was wir hören und sehen, 70 % von dem, was wir sagen, und 90 % von dem, was wir tun. Wir können also von dem, was wir hören, nur 20 % auch wieder abrufen. Die restlichen 80 % bleiben natürlich vorhanden, werden aber im Unterbewusstsein gespeichert. Durch Autosuggestion, Botschaften an andere sowie entsprechendes Handeln unterstützen wir dagegen das Erreichen unserer Ziele in bestmöglicher Weise. Man darf Chancen nutzen – auch auf die Gefahr hin, zu versagen, denn darin, etwas nicht versucht zu haben, liegt das größte Versagen.

Wenn man es nicht probiert, wird man vom Rad des Schicksals fortgetragen. Und bevor es einem bewusst wird, ist der Zauber verflogen und der Augenblick entschwunden. Dann schleicht sich für den Rest des Lebens diese verpasste Chance in die Gedanken und macht auch die schönsten Träume zunichte. Man quält sich mit dem, was hätte sein können. (Quelle unbekannt)

Die Materie folgt dem Geist, d. h., alles, was auf der Welt ist, hat zuerst einmal in Gedanken stattgefunden. Es heißt aber auch, dass alles, was wir sind und haben, zuvor in unseren Gedanken existiert hat. Erfolg ist das Ergebnis unserer Gedanken, Visionen und Wünsche. Erfolgreiche Menschen sind wie Magnete. Magnete können bekanntlich das Zwölf-fache ihres eigenen Gewichts an Metall hochziehen. Erfolgreiche Menschen ziehen gera-dezu magisch Erfolg, Gesundheit und Lebenskraft an.

Das Unterbewusstsein ist wie ein nährstoffreicher Humusboden, auf dem alle Samen auf-gehen, gleich ob Unkraut oder Nutzpflanze. Es prüft nicht die Wertigkeit oder Richtigkeit der Gedanken; alles was wir denken, wird gespeichert.

Negative Gedanken setzen sich negativ fest, positive Gedanken positiv.

Achte auf deine Gedanken, denn Sie werden Worte.

Achte auf deine Worte, denn Sie werden Taten.

Achte auf deine Handlungen, denn Sie werden Gewohnheiten.

Achte auf deine Gewohnheiten, denn Sie werden dein Charakter.

Achte auf deinen Charakter, denn er wird dein Schicksal.

(aus dem Talmud)

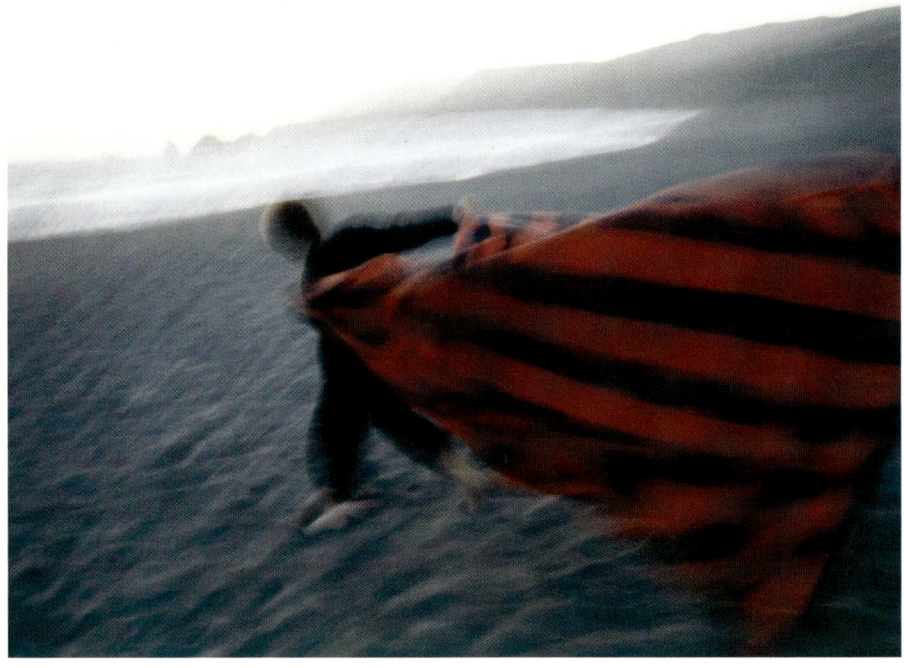

3. Gefühle und Selbstverantwortung

Jeder ist für seine Gefühle selbst verantwortlich. Wenn Sie beispielsweise von jemandem beschimpft und beleidigt werden, können Sie jederzeit frei entscheiden, ob Sie sich jetzt aufregen wollen und zurückschimpfen oder ob Sie einen kühlen Kopf bewahren und die Situation anders regeln wollen. Die Entscheidung liegt bei Ihnen!

Beachtung bringt Verstärkung, Nichtbeachtung bringt Befreiung.
(Nikolaus Enkelmann)

Alles, was Sie beachten, was Sie ernst und wichtig nehmen, verstärkt sich automatisch. Was Sie aber nicht beachten, verliert über kurz oder lang an Bedeutung.
Versuchen Sie Krankheiten und Befindlichkeitsstörungen des Alltags weniger wichtig zu nehmen. Wenn Sie jeden Abend daran denken, dass Sie am nächsten Morgen nach dem Aufstehen wieder Rückenschmerzen haben, werden diese sich auch zuverlässig einstellen. Beachten Sie deshalb nur das, was Sie wirklich verstärken wollen, also beispielsweise die anfangs vielleicht nur seltenen beschwerdefreien Stunden. Sie werden aber die verblüffende Erfahrung machen, dass die Schmerzen desto seltener auftreten, je weniger Sie daran denken und je mehr Sie sich durch andere Aktivitäten ablenken.
Sprechen Sie nicht ständig über gesundheitliche Probleme. Menschen mit Zielen haben keine Zeit, ihre Krankheiten zu beachten. Reden Sie lieber über Ihre Gesundheit.

Materie ist geronnener Geist. (Albert Einstein)

Jetzt wissen Sie, dass Sie allein, nicht irgendwelche Umstände, für Ihre Gefühle verantwortlich sind. Wer hindert Sie daran, einen Streit einfach aus der Welt zu schaffen, oder, wenn das aus irgendwelchen Gründen nicht möglich ist, sich einfach nicht mehr zu ärgern? Alles, was in Ihrem Leben geschieht, wird primär durch Sie selbst verursacht. Sie können davon Abstand nehmen, andere für Ihr Leben verantwortlich zu machen. Sie allein haben Ihr Leben in der Hand und entscheiden, was daraus wird. Sie sind der Schöpfer Ihrer Zukunft.

4. Entspannungstechniken

Strategien gegen Stress – Abschalten können entspannt und erfrischt!

Wie schaffen es einige Menschen trotz Stress und großem Arbeitspensum den Alltag souverän zu meistern? Wie können Sie es schaffen, dass der anstrengende Alltag ohne große Folgen für Psyche und Geist bleibt?
Nur durch die Kunst, loszulassen und zu entspannen. Die folgenden klassischen Entspannungstechniken zeigen Ihnen einen Weg! Probieren Sie einfach das ein oder andere Verfahren einmal persönlich aus, und suchen Sie dasjenige aus, das Ihrem Naturell am nächsten kommt.

AUTOGENES TRAINING

„Mein rechter Arm ist schwer und strömend warm." Mit diesem Satz beginnt die Schwere-Übung, Grundlage des autogenen Trainings.

Bei dieser Entspannungsmethode, die um 1910 von dem Berliner Nervenarzt Johannes Heinrich Schultz entwickelt wurde, arbeitet „nur" das Gehirn: Durch das reine Sich-Vorsagen und Vorstellen von Empfindungen wie Schwere, Wärme oder auch Kühle sollen körperliche Entspannung und eine tiefe innere Ruhe erreicht werden – und das ohne jede äußere Bewegung. Die Atmung beruhigt sich, der Pulsschlag wird langsamer, die Muskeln fühlen sich warm und schwer an. Wird man dann nicht gestört, hält die unmittelbare Wirkung so lange an, bis man sich selbst durch eine spezielle Formel in den Alltag zurückholt. Das kurze, intensive Abschalten erfrischt Körper und Geist, kann aber auch beim Einschlafen helfen. Jahrelanges, regelmäßiges Üben soll auf Gefühlsleben und Stimmung ausgleichend wirken. Autogenes Training ist für gesunde Menschen (auch Kinder) grundsätzlich geeignet und kann gut in Gruppen erlernt werden. Anfängern erleichtert es den Einstieg, wenn die Kursleiterin die Formel vorspricht.
Unterricht in autogenem Training wird von den Krankenkassen bezahlt, wenn eine Ärztin oder ein Arzt ihn verschreibt oder selbst durchführt. Einige Krankenkassen bieten ihren Mitgliedern kostenlose Kurse an; auch Volkhochschulen und Familienbildungsstätten haben autogenes Training im Programm.

MEDITATION

Pausen der Besinnung einlegen

Die ältesten Berichte über Meditation sind über 5000 Jahre alt und stammen aus Indien. Dort und in Japan entwickelten sich Techniken wie die Zen-Meditation, die Anfang des 20. Jahrhunderts auch im Westen bekannt wurde. Traditionelle Zen-Schüler arbeiten auf die „vollkommene Erleuchtung" hin. Diese spirituelle Form der Zen-Meditation setzt den Willen voraus, ein Leben lang geistig an sich selbst zu arbeiten und alles diesem Ziel unterzuordnen.

Für alle, die lediglich Pausen der Besinnung einlegen und zwischendurch abschalten möchten, ist die weltliche Form der Zen-Meditation gedacht. Geübte können jederzeit und überall meditieren: im Bus auf der Fahrt zur Arbeit, beim Spazierengehen, in der Warteschlange vor der Supermarkt-Kasse.
Am Anfang sollte man in einer geraden Sitzposition auf dem Boden, auf einem Stuhl oder auf einem Hocker meditieren. Die Hände werden im Schoß ineinandergelegt, und zwar so, dass der linke Handrücken in der rechten Handfläche liegt und die beiden Daumen einander berühren. Sie können aber auch beide Hände entspannt, mit der Handfläche nach unten auf den Beinen ruhen lassen. Die Augen sind geschlossen oder sehen fest auf einen Punkt. In dieser Haltung nimmt man den eigenen Atem bewusst war – und genau das ist der Sinn der Übung.

Um sich noch besser konzentrieren zu können, sollen die Übenden z. B. bei jedem Ein- und Ausatmen bis zehn zählen und sich jede Zahl dabei intensiv vorstellen. Solche Hilfen werden später nicht mehr gebraucht. Die klassische Haltung, der Lotussitz, gelingt, wenn überhaupt, erst nach längerer Übung.

FELDENKRAIS

Bewegung neu entdecken – eingefahrene Bewegungsmuster ändern

Falten Sie die Hände wie zum Gebet und beobachten Sie: Welcher Daumen liegt vorn, welcher der beiden Finger hinten? Lösen Sie die Hände wieder und falten Sie sie genau anders herum: Wenn beim ersten Mal der linke Daumen vorn lag und der rechte kleine Finger hinten, muss es jetzt genau umgekehrt sein.

Die meisten fühlen sich bei dieser Übung irritiert, weil das Falten der Hände „falsch herum" für sie ungewohnt ist. Genau dort setzt die Feldenkrais-Körperarbeit an: Sie soll helfen, eingefahrene Bewegungsmuster zu erkennen und schrittweise zu verändern. Geeignet ist das Verfahren für alle, die z. B. unter Muskelverspannungen, Rücken- und Gelenkschmerzen oder Spannungskopfschmerzen leiden und sich durch Körperarbeit entspannen möchten. Auch Menschen, die für ihren Beruf oder ihr Hobby immer wieder neue Bewegungsabläufe erlernen müssen (Beispiele: Musik, Tanz), können von der Feldenkrais-Therapie profitieren.

Entwickelt wurde die Feldenkrais-Körperarbeit von dem Physiker und Judo-Experten Dr. Moshé Feldenkrais (1904–1984). Sein Konzept basiert auf der Annahme, dass die meisten Menschen schon als junge Erwachsene in bestimmten Situation unbewusst immer wieder die gleichen Bewegungsmuster anwenden. Oft ist das gar nicht sinnvoll, weil sich dasselbe Ziel, etwa eine Getränkekiste hochheben, durch einen anderen, „intelligenteren" Bewegungsablauf mit weit geringerem Kraftaufwand erreichen ließe. Mit seinen Bewegungen drückt ein Mensch, so die Feldenkrais-Theorie, immer auch seine Stimmung und seinen Seelenzustand aus. Behutsames Auflösen eingefahrener Bewegungsmuster soll langfristig auch helfen, immer gleiche, krank machende Verhaltensweisen zu erkennen, zu überdenken und zu verändern.

YOGA

Beweglichkeit gegen Rückenschmerzen

Wie alle östlichen Entspannungstechniken entstammt das Yoga einer jahrtausendealten Philosophie . Bei uns ist vor allem Hatha-Yoga bekannt.

Es hat zum Ziel, die eigenen Körperfunktionen wahrzunehmen und schließlich zu kontrollieren, um auf diese Art indirekt auch den Geist zu steuern. Schüler des Hatha-Yoga durchlaufen insgesamt acht Stufen der Arbeit an sich selbst. Die vereinfachte Form, die im Westen als Entspannungstechnik für den Alltag gelehrt wird, umfasst vor allem Körper- und Atemübungen, die im traditionellen Sinn lediglich der Grundausbildung eines Yogi dienen.

Es gibt über 80 klassische Yoga-Stellungen (Asanas). Sie haben oft Tier- oder Pflanzennamen wie Baum, Heuschrecke oder Schildkröte, weil die Haltung dem natürlichen Vorbild nachempfunden ist. Eines der wichtigsten Elemente im Yoga ist die Atmung. Zu jeder Übung wird die Anweisung gegeben, bewusst auf das Atemgeräusch und den Weg des Atems durch den Körper zu achten.

Die Yoga-Stellungen sind besonders hilfreich für Menschen mit Haltungs- und Rückenproblemen. Muskeln, Bänder und Gelenke werden durch Yoga mit der Zeit wieder beweglicher, der ganze Körper wird besser durchblutet, der Kreislauf stabilisiert sich. Wer jedoch unter akuten Schmerzen oder Verletzungen leidet (z. B. Bandscheibenschaden, Muskelzerrungen), sollte zur Sicherheit vorher ärztlichen Rat einholen.

Wie bei allen Entspannungstechniken kommt es auch beim Yoga nicht auf Leistung an. Jede(r) soll sein Tempo und den Grad der Anstrengung selbst bestimmen. Die Übungen wirken auch dann, wenn man sie noch nicht vollständig beherrscht.

QIGONG

Harmonie von Körper und Seele

Qigong steht für mehrere tausend Formen der Atem- und Bewegungslehre, die alle Bestandteile der traditionellen chinesischen Medizin sind. Durch die Übungen soll die Harmonie von körperlichen und seelischen Vorgängen erreicht oder wiederhergestellt werden. Auf diese Weise wird krank machende Spannung abgebaut – auch wenn Qigong keine Entspannungsmethode im eigentlichen Sinn ist.

Ein Grundgedanke der chinesischen Medizin ist die Annahme, dass in der Natur und im menschlichen Körper zwei entgegengesetzte Kräfte aufeinandertreffen, nämlich Yin und Yang. In Ihrem Spannungsfeld entsteht Qi die Lebenskraft. Ohne Qi sind die lebenswichtigen Vorgänge im Körper (Atmung, Blutzirkulation, Stoffwechsel, Verdauung etc.) nicht möglich. Jeder Mensch besitzt von Geburt an körpereigenes Qi, mit dem Essen, dem Trinken und der Atemluft wird weiteres Qi aufgenommen.

Gesundheit bedeutet in der Sichtweise der chinesischen Medizin: Yin und Yang halten sich die Waage, Zufuhr und Abbau von Qi sind ausgeglichen. Qigong-Übungen sollen helfen, dieses Gleichgewicht zu erhalten oder, falls nötig, wiederherzustellen. Das geschieht z. B. durch Schulen und Lenken von Atmung, Haltung und Muskelspannungen; verschiedene Formen der Meditation gehören ebenfalls dazu.

Als Entspannungshilfe erlebt Qigong bei uns einen wahren Boom. Einige Krankenkassen haben den Trend erkannt und bieten Kurse an (für Mitglieder kostenlos). Gelehrt wird in der Regel ein vereinfachtes Repertoire an Übungen. Da es momentan im Qigong-Unterricht noch keinen einheitlichen Ausbildungsgang gibt, ist der Kenntnisstand der Lehrer(innen) sehr unterschiedlich.

PROGRESSIVE MUSKELRELAXATION (MUSKELENTSPANNUNG)

Die Muskeln lockern, indem man sie mit aller Kraft anspannt

Das klingt zunächst paradox. Wer jedoch eine einfache Übung einmal ausprobiert, wird feststellen: Das Mittel hilft. Nach dem intensiven Anspannen, Halten und Loslassen fühlt der Körper sich wohlig entspannt an. Die volle Wirkung der Methode wird allerdings erst spürbar, wenn man sich unter professioneller Anleitung den gesamten Übungszyklus angeeignet hat, in dessen Verlauf alle Muskelgruppen nacheinander angespannt und wieder losgelassen werden.

Als zweiten Schritt kann man eine verkürzte Form der progressiven Muskelentspannung erlernen und dann innerhalb von weniger als zehn Minuten den ganzen Körper entspannen. Nach längerem Training soll es sogar gelingen, die einzelnen Muskelgruppen ohne vorherige Anspannung zu lockern. Dazu stellt man sich, ähnlich wie beim autogenen Training, den entspannten Zustand in der Fantasie vor und kann ihn dann auch erreichen.

Entwickelt wurde die progressive Muskelrelaxation zu Beginn unseres Jahrhunderts von dem amerikanischen Internisten Edmund Jacobsen. Aus eigener Beobachtung wusste er, dass sich Muskeln bei innerer Anspannung unwillkürlich zusammenziehen. Für seine Patienten stellte er spezielle Übungen zusammen, die dazu führten, dass sich die meisten anschließend körperlich und auch seelisch entspannter fühlten.

Geeignet ist die Methode für alle, die lernen wollen, sich z. B. am Ende eines anstrengenden Tages – oder, was noch besser ist, zwischendurch – innerhalb kurzer Zeit zu entspannen. Körperliche Beschwerden, die durch übergroße Anspannung ausgelöst wurden, wie Kopfschmerzen, Nervosität, Einschlafstörungen, lassen sich durch progressive Muskelrelaxation zumindest lindern. Verbergen sich dahinter jedoch Gesundheitsstörungen und/oder ernste seelische Probleme, bringen die Übungen allein keine Besserung.

Zwölf Wege zum Glück

1. Bewegen Sie sich!

Täglich mindestens ein halbe Stunde und am besten in der freien Natur. Dabei werden Endorphine (Glückshormone) freigesetzt, die Sie von innen aufmuntern. Nach vier Wochen wird die Bewegung zum Reflex und Ihr Körper verlangt danach. So lange müssen Sie gegen Ihren „inneren Schweinehund" ankämpfen.

2. Schlafen Sie ausreichend!

Sorgen Sie für einen regelmäßigen und tiefen Schlaf. Gehen Sie öfter vor 22 Uhr schlafen, und dunkeln Sie Ihr Schlafzimmer ab. So hat das Jungbrunnenhormon Melatonin eine Chance, Sie zu verjüngen. Gleichzeitig sorgt das Wachstumshormon dafür, dass Sie im Schlaf schlank werden und Muskeln aufbauen.

3. Lachen Sie oft!

Beginnen Sie bereits morgens damit, und lachen Sie sich im Spiegel freundlich an. Lachen Sie auch tagsüber so oft wie möglich. Ihr Gehirn bekommt dadurch ständig die Mitteilung: Es gibt Grund für gute Laune. Siegertypen gehen lächelnd durchs Leben.

4. Gönnen Sie sich Abwechslung und Freude!

Versuchen Sie mindestens einmal am Tag, sich etwas Schönes und Angenehmes zu gönnen. Das kann eine halbe Stunde zur Entspannung sein, ein Spaziergang an der frischen Luft, ein gutes Essen, ...

5. Setzen Sie sich Ziele!

Nur wenn Sie morgens aufstehen und wissen, warum Sie leben, werden Sie lange vital und gesund bleiben. Suchen Sie sich Aufgaben, die Sie fordern und Ihre Fähigkeiten möglichst voll ausreizen. Arbeiten Sie hart, aber ohne negativen Stress, und gehen Sie bis an Ihre Grenzen (aber nicht darüber).

6. Leben Sie jetzt und heute!

Das Leben ist kurz. Ferne Ziele sind wichtig, aber Sie dürfen auch loslassen und lernen, sich nicht zu verkrampfen. Konzentrieren Sie sich auf das, was Sie gerade tun, und lassen Sie sich dabei nicht durch Radio oder Fernsehen ablenken.

7. Meiden Sie das Negative!

Hören Sie nicht täglich auf schlechte Nachrichten. Auch wenn es hart klingen mag, aber Sie können nichts daran ändern, wenn in Amerika ein Mann Amok gelaufen oder in Grönland ein Hubschrauber abgestürzt ist. Zu oft blockiert man durch negative Nachrichten für Stunden oder gar Tage seine positiven Gedanken. Trennen Sie sich von Pessimisten in Ihrer Umgebung oder beachten Sie sie zumindest nicht mehr. Hören Sie nicht auf die Ratschläge anderer. Wissenschaftlichen Untersuchungen zufolge denken etwa 78 % der Deutschen pessimistisch und negativ, woher sollten Sie also positive Ratschläge bekommen?

8. Feiern Sie Erfolge!

Lassen Sie abends Ihren Tag Revue passieren, und erinnern Sie sich an die Dinge, die Sie gut gemacht haben. Arbeiten Sie an Ihren Stärken, nicht an Ihren Schwächen. Wenn Sie eine schwierige Aufgabe geschafft haben, feiern Sie den Erfolg.

9. Sprengen Sie Blockaden!

Fahnden Sie nach unbewussten negativen Botschaften, die Sie von Eltern, Lehrern und Freunden erhalten haben: „Lieber den Spatz in der Hand als die Taube auf dem Dach" oder „Die Sonne, die so früh gelacht, die wird am Abend weinen". Diese Aussagen blockieren immer wieder Ihre Lebensenergie – weg damit!

10. Pflegen Sie soziale Kontakte!

Wir sind nicht nur auf dieser Welt, um zu arbeiten. Freundschaft, Liebe, Partnerschaft, Familie und Geselligkeit sind Bestandteile des Glücks.

11. Sorgen Sie sich nicht!

Wir sorgen uns vor allem um zweierlei: erstens um Fehler aus der Vergangenheit. Diese Sorgen sind sinnlos, weil man Vergangenes nicht ungeschehen machen kann. Zweitens um das, was kommen könnte. Wissenschaftlichen Untersuchungen zufolge treten jedoch nur etwa 10 % der befürchteten Ereignisse je ein. Sie sehen also, Sorgen lohnen sich nicht.

12. Lernen Sie eine Entspannungsmethode!

Egal ob autogenes Training, Yoga oder progressive Muskelentspannung – Sie sollten unbedingt lernen, sich regelmäßig zu entspannen. Die einfachste und schnellste Methode ist meditative Entspannungsmusik auf CD oder MC. Täglich eine halbe Stunde Fernsehen weniger und dafür eine halbe Stunde Abschalten.

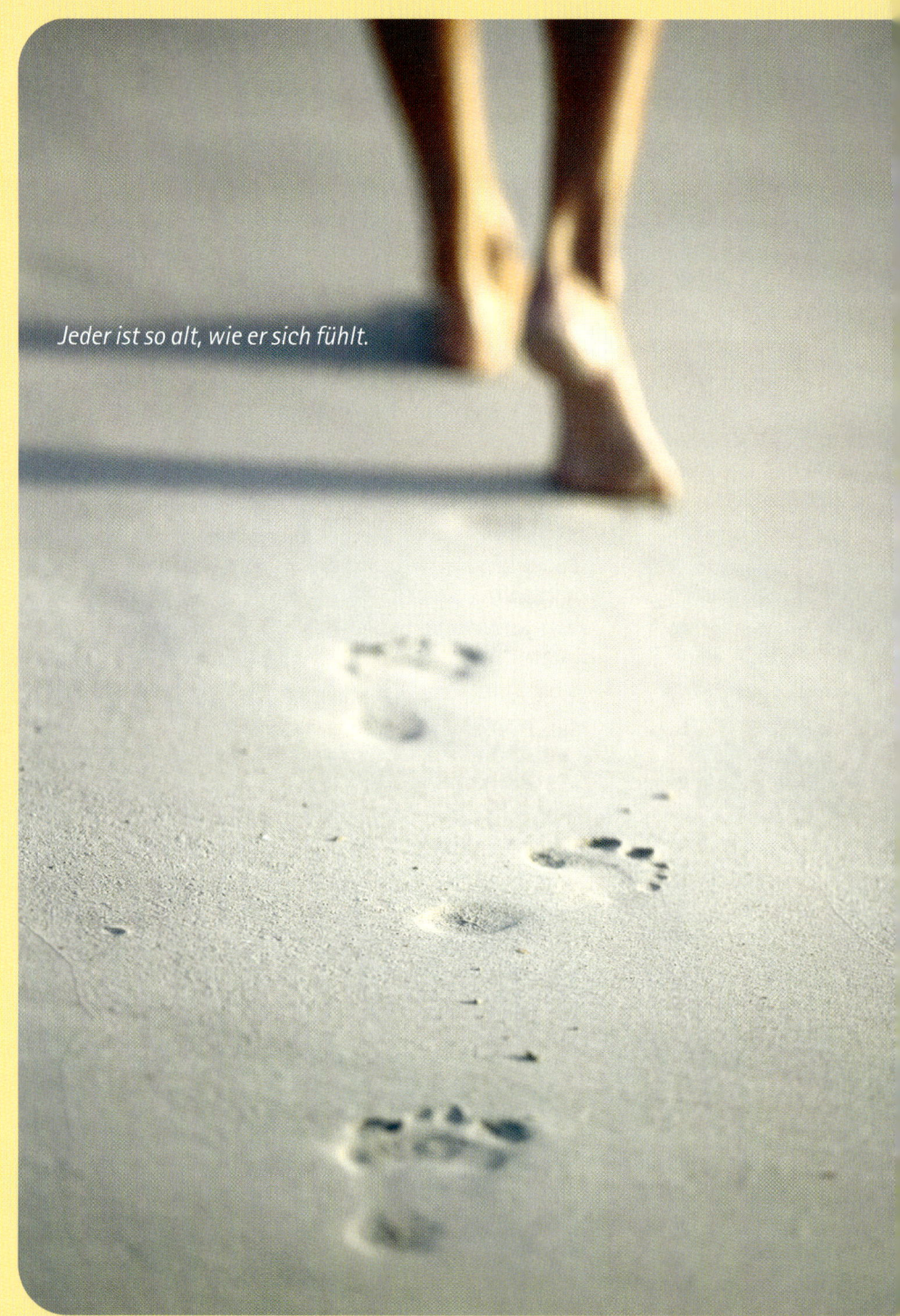

Jeder ist so alt, wie er sich fühlt.

Anti-Aging

Warum altern wir? – Viele Gründe für das Altern

Seit Menschengedenken befinden wir uns auf der Suche nach einem Mittel gegen das Altern. Dutzende von Theorien wurden aufgestellt, aber dennoch hat die Wissenschaft bisher keine allgemein gültige Theorie des Alterns liefern können. Die Lebensspanne bis etwa zum 40. Lebensjahr ist besonders im Hinblick auf die Reproduktionsfähigkeit interessant. Somit könnte man Alterung als Mechanismus verstehen, der in uns eingebaut worden ist, um das Überleben der Spezies Mensch zu sichern. Denn ohne Tod kein neues Leben!

Prinzipiell gibt es bei den Alterungstheorien zwei unterschiedliche Ansätze:
Die Vertreter eines programmierten Alterungsprozesses gehen davon aus, dass es in den einzelnen Lebensabschnitten zu bestimmten Veränderungen an unserem Organismus kommt, wie z. B. nachlassender Leistung der Sinnesorgane und des Herzens oder Entkalkung der Knochen. In dieser Betrachtungsweise gibt es definitionsgemäß keine Möglichkeiten der Alterungsbeeinflussung, sodass Anti-Aging-Maßnahmen von vorne herein zum Scheitern verurteilt sind.
Die zweite Betrachtungsweise geht davon aus, dass es sich bei der Alterung um einen zufälligen Prozess handelt, der durch äußere Einflüsse gesteuert wird. Man denke z. B. an die Zellschädigung durch den Einfluss von oxidativem Stress, der in einem Kapitel dieses Buches gesondert behandelt wird. Die tägliche Praxis zeigt, dass die Vorstellung einer zufälligen Alterung die wahrscheinlichere ist, da wir sehr oft eine Diskrepanz zwischen biologischem und kalendarischem Alter bei unseren Probanden feststellen können. So kann ein 50-Jähriger noch die Leistungsfähigkeit eines 30-Jährigen besitzen, wenn er durch regelmäßige sportliche Betätigung seine körperliche Verfassung auf hohem Niveau gehalten hat, während ein anderer 50-Jähriger durch mangelnde Gesundheitsvorsorge oder Erkrankungen womöglich bereits den Zustand eines 80-Jährigen erreicht hat. Natürlich trägt auch der medizinische Fortschritt dazu bei, dass die Lebenserwartung heute wesentlich höher ist.

Wir brauchen uns nicht nur auf das Gefühl zu verlassen, um Alterungsprozesse in unserem Körper zu analysieren. Die moderne Medizin liefert mit neuartigen Labortests und technischen Untersuchungen wertvolle Hinweise auf eventuelle Schwachstellen im persönlichen Alterungsprofil.

Wir Vitalärzte können dann gezielt wirkungsvolle Gegenmaßnahmen ergreifen, um vorzeitige Alterungserscheinungen zu bekämpfen. Dazu zählt beispielsweise die Gabe von Hormonen und/oder von speziellen Vitamin- und Mineralstoffpräparaten.

Lesen Sie im Folgenden, welche Prozesse in unserem Körper die Alterung beschleunigen, im nächsten Kapitel dann, wie man Sie erkennt und was man dagegen tun kann.

1. Nachlassende Hormonleistung

Diese Theorie wurde von Vladimir Dillmal entwickelt und geht davon aus, dass Alterung durch nachlassende hormonelle Leistung in unserem Körper verursacht wird.

Während man früher davon ausging, dass der Hormonspiegel absinkt, weil wir älter werden, gilt heute umgekehrt die Theorie, dass wir älter werden, weil die Hormone zurückgehen.

Ein sehr wichtiger Unterschied! Hormone sind spezielle Stoffe, die von Drüsen, Organen oder bestimmten Geweben gebildet werden und über den Blutweg ihre Wirkung entfalten. Diese Wirkung besteht darin, Reaktionen in Gang zu setzen und Organe zu bestimmten Tätigkeiten anzuregen. Die Steuerung der Hormonausschüttung erfolgt wiederum über spezielle Steuerzentren im Gehirn.

Zu den wichtigsten Anti-Aging-Hormonen gehören die Sexualhormone (Testosteron, Östradiol und Progesteron), das Wachstumshormon, Melatonin, DHEA und Cortisol. Es gibt viel versprechende Untersuchungen, die zeigen, dass durch eine regelmäßige und frühzeitige Hormonsubstitution die Alterung gebremst und sogar Folgen des Alterns rückgängig gemacht oder verlangsamt werden können. Ein Hormonmangel kann schuld daran sein, wenn Sie mit zunehmendem Alter müde und abgespannt werden, schlecht schlafen und Ihre Hirnleistung immer mehr zu wünschen übrig lässt. Dem wichtigen Thema Hormone habe ich ein eigenes Kapitel gewidmet.

2. Schäden durch Sauerstoffradikale (oxidativer Stress)

Sauerstoff ist für Menschen und Tiere zum Leben unbedingt notwendig. Sauerstoff birgt jedoch neben den positiven Aspekten auch potenzielle Gefahren. Sie alle kennen die zerstörerische Wirkung von Sauerstoff. Wenn Sie einen halben Apfel liegen lassen, verfärbt er sich rasch braun, Butter wird unter Einfluss von Sauerstoff ranzig, und ein Eisennagel rostet, wenn er oxidiert.

Oxidativer Stress ist ein sehr junger Begriff in der Medizin, der die Einwirkung so genannter freier Radikale auf unseren Organismus bezeichnet. Freie Radikale sind besonders reaktionsfreudige Sauerstoffmoleküle, die in ihrer Hülle ein oder mehrere ungepaarte Elektronen (= negativ geladene Teilchen) besitzen. Dadurch sind diese Verbindungen sehr instabil und aggressiv und bewirken die äußerst starke Reaktionsfähigkeit mit anderen Molekülen. Sie können aus anderen Molekülen passende Elektronen rauben, um selbst wieder ein Ladungsgleichgewicht zu erreichen. Durch diesen Elektronendiebstahl werden die beraubten Moleküle jedoch zerstört, und die damit aufgebauten Zellen gehen zugrunde.

Freie Radikale reagieren mit Zellbestandteilen, wie der Zellmembran, dem Zellkern und den Mitochondrien, aber auch mit anderen Stoffen, wie den Blutfetten, dem Insulin, den Bausteineiweißen und dem Bindegewebe.

Man schätzt, dass unser Erbgut täglich von über 10.000 Treffern umherirrender freier Radikale getroffen wird. Falsche Ernährung und ungesunde Lebensweise lassen diese Zahl in den Millionenbereich ansteigen. Besonders schädigend wirken hierbei fette Nahrung, gegrillte oder gebratene Speisen und Rauchen.

Diese Art der Zellschädigung durch freie Radikale kann man auch salopp als **rosten** bezeichnen. Genau wie ein Nagel verrostet, d. h. oxidiert, wenn er lange genug mit feuchter Luft in Berührung gekommen ist, würden wir ohne Schutzmechanismen kurz nach der Geburt verrosten. Durch die Oxidationsvorgänge werden die betroffenen Strukturen in ihrer Funktion gestört oder ganz zerstört. Weitere Angriffspunkte freier Radikale sind die Nukleinsäuren unseres Erbgutes, die dadurch verändert werden, und Zellproteine, deren Funktion stark beeinträchtigt wird.

Wir altern, weil wir rosten!

Umwelteinflüsse, wie Luft-, Wasser- und Nahrungsschadstoffe, Zigarettenrauch, Alkohol, UV-Strahlen, Arzneimittel sowie psychischer und physischer Stress, stellen Quellen für freie Radikale dar, die der Mensch oft langfristig nicht unter Kontrolle halten kann. Chronische Erkrankungen, wie Arteriosklerose, Krebs, Morbus Alzheimer, Morbus Parkinson, Rheuma, Asthma, Diabetes mellitus und Grauer Star, nehmen ihren Verlauf. Man geht heute davon aus, dass 90 % aller Mutationen, die zum Krebs führen, durch Radikale ausgelöst werden.

Natürlich haben die freien Radikale auch erwünschte Wirkungen, sonst ließe unser Organismus ihre Bildung wahrscheinlich gar nicht zu. Freie Radikale nehmen beispielsweise wichtige Aufgaben bei der Immunabwehr wahr. Leider überwiegen die negativen Auswirkungen aber bei weitem, sodass wir einen geeigneten „Rostschutz" brauchen, um nicht schnell dahinzurosten. Es handelt sich dabei um die **Antioxidantien**. Wenn die freien Radikale in unserem Körper die Raubmörder sind, die unseren Zellen an den Kragen wollen, dann sind die Antioxidantien unsere Schutzpolizei, die die freien Radikale fangen und einsperren.

Man unterscheidet die enzymatischen und die nicht-enzymatischen Antioxidantien. Zur ersten Gruppe gehören die Superoxiddismutase, die Katalase und die Glutathionperoxidase, die metallische Verbindungen als aktive Zentren besitzen. Diese Spurenelemente, zu denen Kupfer, Zink und Selen gehören, sind für die optimale Funktion der Enzyme essenziell. Die nicht-enzymatischen Antioxidantien umfassen zum einen Substanzen, die unser Körper selbst herstellen kann (z. B. Glutathion, Harnsäure, Albumin), zum anderen Stoffe, die wir über die Nahrung aufnehmen müssen. Zu diesen gehören die Vitamine A, C und E.

Die negativen Auswirkungen freier Radikale auf unseren Organismus bezeichnet man zusammengefasst auch als **oxidativen Stress**. Diese Form der Schädigung beginnt im Moment unserer Geburt und endet erst mit dem Zeitpunkt unseres Todes. Das bedeutet,

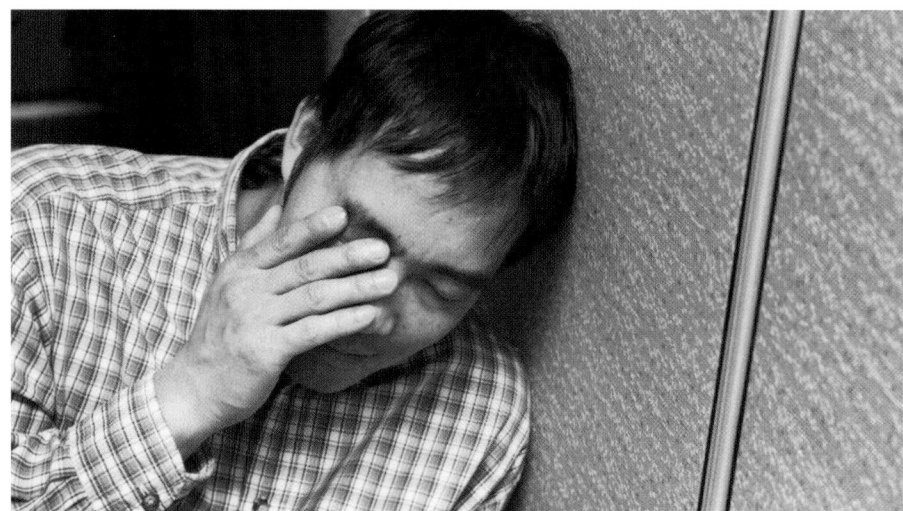

unser Körper muss sich ein Leben lang mit dieser Form der Abnutzung und Alterung auseinander setzen. Für so manchen oxidativen Stress sind wir selbst verantwortlich: Rauchen, übertriebener Sport, intensive UV-Bestrahlung, psychischer und physischer Stress. Anderen Einwirkungen können wir uns nicht so leicht entziehen: Umweltverschmutzung, Pflanzenschutzmittel, Lebensmittelrückstände, Ozon ... Der Feind lauert immer und überall!

Durch den Angriff freier Radikale auf unsere Zellstrukturen entstehen auch verschiedene Stoffwechselendprodukte, die wir in Form von Altersflecken erkennen können. Bei den Altersflecken handelt es sich um nichts anderes als um eine Anhäufung von so genannten Lipofuszinen, die sich auch unter der Haut ansammeln und zu den typischen Hautveränderungen führen. Schauen Sie doch mal kurz auf Ihre Handrücken. Hat der Rost bereits seine Spuren hinterlassen? Oxidativer Stress spielt eine zentrale Rolle bei der Alterung und wird uns in vielen Kapiteln dieses Buches noch einmal begegnen.

3. Nachlassende Abwehrkräfte

Unser Immunsystem schützt uns tagaus, tagein vor Krankheitserregern, die in unseren Körper eingedrungen sind. Auch Zellen, die sich täglich millionenfach zu Krebszellen verändern, werden durch unser Immunsystem erkannt und zerstört.

Die Thymusdrüse ist die bedeutendste Drüse des gesamten Immunsystems, so Dr. Alan Goldstein, einer der führenden Spezialisten auf diesem Gebiet. Während in den ersten Lebensjahren die Thymusdrüse etwa kindsfaustgroß ist und sehr viele Stoffe zum Aufbau des Immunsystems produziert, gehen diese Thymusfaktoren (Thymuspeptide) mit zunehmendem Alter immer mehr zurück. Ab dem 30. Lebensjahr wird quasi keine nennenswerte Anzahl von Thymushormonen mehr produziert.

Eine einfache Theorie besagt: **Altert das Immunsystem, altert der Mensch.**

Dank der Querverschaltung der Thymusdrüse und des Immunsystems mit sehr vielen anderen Organsystemen lässt sich durch die Gabe von Thymuspeptiden die Alterung bremsen.

4. Sauerstoffmangel

Sauerstoff ist der Stoff fürs Leben. Während wir wochenlang ohne feste Nahrung und tagelang ohne Wasser auskommen, sind wir nach fünf Minuten ohne Sauerstoff tot. Sauerstoff muss über die Atemwege und die Lunge ins Blut übergehen und von dort in alle Zellen unseres Organismus transportiert werden. Während in jungen Jahren genügend

Sauerstoff in den Verbrennungsöfen unserer Zellen ankommt, sieht es mit zunehmendem Alter immer schlechter aus. Die Atemmuskeln werden schwächer, der Brustkorb steifer, die Bronchien enger, die Lungenbläschen weniger, die Sauerstoff transportierenden Systeme ermüden, der Eintritt in die Zellen wird erschwert.

Der lange Transportweg ist der Grund dafür, dass immer weniger Sauerstoff in den Zellen ankommt, wenn wir älter werden. Ohne genügend Sauerstoff keine Energie und Regeneration. Sauerstoffmangel bedeutet den schleichenden Tod jeder Zelle.

5. Verzuckerung von Eiweißen (Glykosilierung)

Die Eiweiße unserer Körperzellen stehen unter ständigen Attacken von Zuckermolekülen. Dabei lagert sich Glukose an die Eiweiße an und führt im Laufe der Zeit zu einer regelrechten Verklebung. Die Folgen sind Alterungserscheinungen mit Bindegewebsveränderungen, Veränderungen der Arterien, Funktionsstörungen der Nieren und der Nerven.

6. Genetische Alterung

Eine weitere Theorie der Alterung geht davon aus, dass unser genetisches Erbmaterial, die Chromosomen, mit zunehmendem Alter immer stärker beschädigt und negativ beeinflusst werden. Eine zentrale Rolle spielen hierbei vermutlich die so genannten Telomere, die wie Plastikspitzen auf Schnürsenkeln die Chromosomen vor vorzeitiger Zerstörung schützen sollen. Hinzu kommen Mutationen, die mit zunehmendem Alter häufiger werden. Folge ist der Zelltod oder krebsartiges Wachstum. Es gibt heute bereits Labortests, die die Schädigung der Chromosomen analysieren können, doch davon später noch mehr.

7. Körperliche Abnutzung

Diese von Dr. August Weismann bekundete Theorie wurde erstmals im Jahre 1882 erwähnt. Er ging davon aus, dass der Körper und seine Zellen durch ständige Beanspruchung und Überlastung geschädigt würden. Man kann diese Vorstellung mit der Abnutzung eines Automotors vergleichen, der durch ständigen Gebrauch immer mehr verschleißt, bis er irgendwann ganz kaputtgeht. Es handelt sich hierbei vor allem um die Fähigkeit des Körpers, eigene Reparatursysteme einzusetzen, um dem übermäßigen Verschleiß entgegenzuwirken. Es ist offensichtlich, dass eine gesunde Lebensführung diese körperliche Abnutzung auf ein Minimum reduzieren kann.

8. Limitierte Anzahl von Zellteilungen

Eine andere Theorie geht davon aus, dass unsere Zellen nur eine bestimmte Anzahl von Zellteilungen bis zu ihrem Tod durchführen könnten.

9. Schwächere Mitochondrien

Mitochondrien sind die Kraftwerke der Zellen, die zur Energiebereitstellung dienen. Durch zunehmenden Einfluss freier Radikale auf diese Mitochondrien kommt es zu einer allgemeinen Energieverarmung und zu nachlassenden Stoffwechselleistungen.

10. Crosslinks

Diese Theorie erklärt den Zusammenhang der Alterung mit der zunehmenden Ausbildung so genannter Crosslinks (Kreuzverbindungen) zwischen verschiedenen Zellen. Es handelt sich dabei um kollagenartige Verbindungen zwischen den Zellen, die in jungen Jahren zahlenmäßig nur sehr gering vorkommen und damit die Elastizität der Zellverbände gewährleisten. Durch Zunahme dieser Kollagenverbindungen wird wahrscheinlich der Transport von Nährstoffen und Schlacken zwischen den Zellen beeinträchtigt und somit die Energieversorgung gestört.

11. Autoimmunreaktionen

Die Aufgabe unseres Immunsystems besteht darin, unseren Körper vor fremden Substanzen zu bewahren und gleichzeitig die eigenen Zellen vor einer Selbstzerstörung zu schützen. Mit zunehmendem Alter nimmt die Fähigkeit zum Schutz vor Selbstzerstörung ab.

12. Hyperkalorische Ernährung

Verschiedene Tierversuche und Forschungsergebnisse beim Menschen haben gezeigt, dass es einen eindeutigen Zusammenhang gibt zwischen kalorienarmer Kost und Langlebigkeit. Wichtig dabei ist, dass mit der Kalorienrestriktion keine Einschränkung der Nährstoffzufuhr einhergeht.

13. Energieverbrauchstheorie

1908 stellte Max Rubner, ein deutscher Physiologe, die Theorie auf, dass jeder Körper eine ganz bestimmte Summe an Energie aufbringen könne. Wenn diese Energie aufgebraucht sei, würde der Mensch sterben. Ähnliche Theorien beschäftigen sich mit anderen limitierenden Faktoren, wie der Menge des eingeatmeten Sauerstoffs oder der Anzahl der Herzschläge.

Die Vielzahl an Thesen zeigt, dass es die endgültige Alterungstheorie nicht gibt, jeder Mensch altert aufgrund verschiedenster Einflüsse, die wiederum durch unterschiedliche Faktoren beeinflussbar sind. Bemerkenswert ist jedoch die Tatsache, dass die Mehrheit der Altersforscher davon ausgeht, dass unser Körper auf eine maximale Lebensdauer von **120 bis 130 Jahren** ausgelegt ist.

Es liegt an uns, was wir aus dieser theoretisch möglichen Lebensspanne machen. Dieses Buch soll einen Betrag dazu leisten, Ihre individuelle Lebensspanne durch natürliche Methoden zu verlängern.

Hormone – Lifestyle oder Medizin?

Hand aufs Herz! Was fehlt Ihnen spontan ein, wenn Sie den Begriff Hormone hören? Frauen werden wohl zuerst an die Pille oder an die Hormone zur Behandlung der Beschwerden in den Wechseljahren denken, Männer eher zuerst an Potenz und Erektion.

Doch Hormone sind viel mehr, ohne Hormone würde im Körper so gut wie nichts mehr funktionieren. Auch in unserem Körper ist die Kommunikation zwischen den Zellen und Organen alles, und Hormone erfüllen diese Aufgabe als Stoffe, die im Blut zirkulieren. Es sind komplizierte biochemische Substanzen, die in unserem Körper von speziellen (endokrinen) Drüsen gebildet werden und über die Blutbahn zu ihren Bestimmungsorten gelangen. Produziert werden sie von der Hirnanhangdrüse und der Zirbeldrüse im Gehirn, der Schilddrüse und der Nebenschilddrüse, der Thymusdrüse, der Bauchspeicheldrüse, den Nebennieren sowie in den Eierstöcken der Frau oder in den Hoden des Mannes.

Oberster Boss der Hormone, als übergeordnetes Steuerorgan aller Hormondrüsen, ist eine Kommandozentrale im Gehirn, der Hypothalamus, der die gesamte Steuerung übernimmt. Organisiert werden dann die ganzen Aktionen von der Sekretärin, der Hirnanhangdrüse (Hypophyse).

Der Begriff Hormon kommt übrigens aus dem Griechischen (Hormao) und bedeutet so viel wie in Gang setzen, angreifen. Damit ist die Wirkung von Hormonen prinzipiell bereits erklärt. Es sind also Stoffe, die im Körper etwas in Gang setzen, etwas auslösen und Organe zu bestimmten Tätigkeiten anregen sollen. Hormone sind somit chemische Botenstoffe auf der Basis von Aminosäuren und Cholesterin sowie Bestandteile des drahtlosen Übertragungssystems unseres Körpers, des endokrinen Systems.

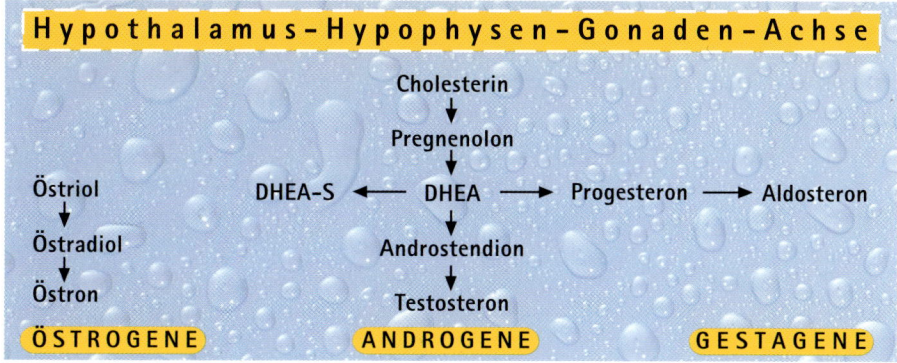

Alle Hormondrüsen arbeiten wie ein großes Orchester zusammen. Die Steuerung erfolgt durch übergeordnete Dirigenten, aber auch durch gegenseitige Kontrolle.

Das endokrine System einerseits und das Nervensystem andererseits erfüllen eine ähnliche Funktion, nämlich die Übertragung von Informationen vom Gehirn zum Körper und zurück. Das Nervensystem ist vergleichbar dem verdrahteten System, ähnlich unserem Telefon, Hormone entsprechen dem Funktelefonnetz.

Hormone werden in letzter Zeit auch immer wieder im Zusammenhang mit Anti-Aging-Maßnahmen genannt. Tatsächlich stellt die Hormondiagnostik und -therapie eine sehr junge Methode dar, den Körper vor Alterung zu schützen. Während man früher der Meinung war, die Hormone würden nachlassen, weil der Körper altert, ist man heute umgekehrt der Überzeugung, dass der Körper altert, weil der Hormonspiegel absinkt. Ein kleiner, aber entscheidender Unterschied, denn damit sind einer therapeutischen Beeinflussung Tür und Tor geöffnet.

Bei Frauen wurde das Phänomen der Wechseljahre schon lange erkannt und beschrieben. Erst in den letzten Jahren stellte man auch bei Männern fest, dass sie in die Wechseljahre kommen. Nur anders als Frauen.

Mithilfe einer seriösen Hormondiagnostik kann man zuerst Defizite feststellen, um anschließend durch gezielte und fachkundige Hormongaben diese Mängel auszugleichen. Im Folgenden werde ich Ihnen die wichtigsten Hormone unseres Körpers darstellen und ihren therapeutischen Nutzen für die Behandlung von Alterungszuständen erklären.

Androstendion – Booster des Testosterons

Androstendion gehört zu den Androgenen (männlichen Geschlechtshormonen) und ist eine unmittelbare Vorstufe von Testosteron. In die Schlagzeilen geriet es, weil es in Sportlerkreisen als Dopingmittel diente. Besonders in der ehemaligen DDR wurde Androstendion als Nasenspray oder Tablette bei Sportlern eingesetzt. Durch die rasche Umwandlung in Testosteron entsprechen die Wirkungen von Androstendion auch weitgehend denen des Testosteron.

In den USA sind Androstendionpräparate in so genannten Drugstores als Kräftigungs- und Verjüngungsmittel frei verkäuflich. Dies darf aber nicht darüber hinwegtäuschen, dass gravierende Nebenwirkungen möglich sind und jede Hormontherapie ärztlich überwacht werden muss.

Cortisol – das Stresshormon

Cortisol, das neben DHEA (Dehydroepiandrosteron, s. S. 40) in der Nebennierenrinde gebildet wird, gilt als das typische Stresshormon. Es handelt sich hierbei um ein körpereigenes Hormon, das bei Patienten unter der Bezeichnung Cortison als Medikament bekannt ist. Cortisol unterliegt im Gegensatz zu DHEA einer ausgeprägten Tagesrhythmik mit einem Maximum am Morgen zwischen 6 und 8 Uhr und einem starken Abfall im Verlauf des Tages. In verschiedener Hinsicht besteht ein unmittelbarer Antagonismus zwischen DHEA und Cortisol.

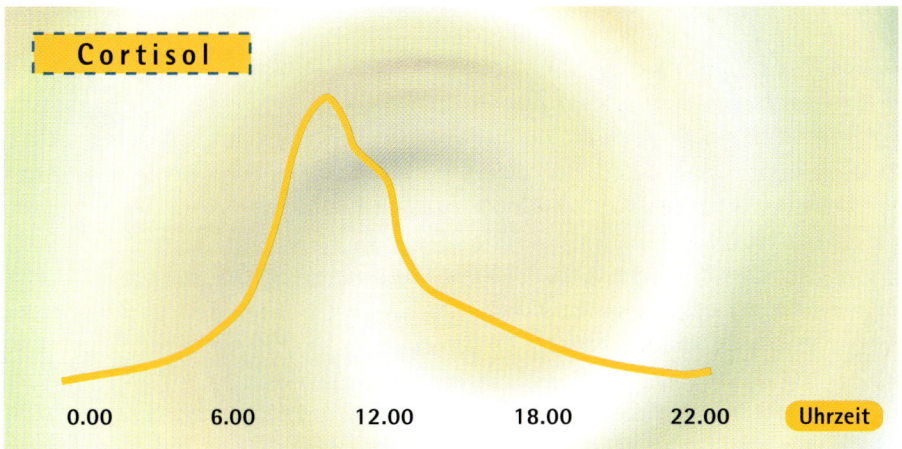

Das mit zunehmendem Alter nachlassende DHEA führt unter der immer größeren Übermacht von Cortisol zu Störungen der zellulären Immunabwehr mit erhöhter Infektneigung und steigendem Krebsrisiko.

Von Cortisol ist schon lange bekannt, dass es besonders in Stresssituationen verstärkt gebildet wird. Die normalerweise lebenswichtigen Funktionen von Cortisol bewirken unter Stress genau das Gegenteil. Während in ruhigen Zeiten Cortisol dazu dient, Entzündungen und Schmerzen zu bekämpfen, führt ein erhöhter Cortisolspiegel dazu, dass Körpereiweiß abgebaut, das Immunsystem geschwächt und die Hirnfunktion gestört wird. Gleichzeitig hat es eine Osteoporose fördernde und Wasser einlagernde Wirkung. Die Bestimmung des Cortisol-Tagesprofils sagt einiges über die Stressanfälligkeit des entsprechenden Menschen aus. Ein erhöhter Cortisolspiegel zeigt sich auch in unklarer Leistungsschwäche, depressiven Verstimmungen und chronischer Müdigkeit.

Dehydroepiandrosteron (DHEA) – die Mutter aller Hormone

DHEA ist ein Hormon, das von den Nebennieren produziert wird. Es wird gelegentlich auch als Mutter aller Hormone bezeichnet, da aus DHEA sowohl die männlichen und weiblichen Geschlechtshormone (Testosteron, Östrogene, Progesteron) als auch die Corticoide gebildet werden können.

Bereits der Fötus im Mutterleib produziert DHEA. Die höchste Konzentration erreichen wir etwa mit dem 25. Lebensjahr, anschließend fällt der Spiegel so steil ab, dass im Alter von etwa 65 Jahren nur noch 10–20 % der in der Jugend vorhandenen DHEA-Menge verfügbar sind.

Wie das Wachstumshormon und Melatonin, so wird auch absinkendes DHEA mit einer Reihe von altersbedingten Einschränkungen in Verbindung gebracht.

Die Beweise mehren sich, dass die Konzentration von DHEA Auskunft darüber geben kann, mit welchen altersbedingten Krankheiten, wie Diabetes, Krebs, Herzinfarkt oder geistigen Verwirrungen, zu rechnen ist und möglicherweise auch darüber, wann und warum wir beginnen zu altern.

Prof. Huber, einer der führenden europäischen Anti-Aging-Forscher, hat DHEA auch als Antistresshormon des Körpers bezeichnet. Es fungiert nämlich im Körper quasi als Gegenspieler des klassischen Stresshormons Cortisol.

DHEA dämpft die körpereigenen Stresshormone und gilt deshalb als typisches Anti-Aging-Hormon. Es arbeitet mit Melatonin, dem Hormon der Ruhe, Hand in Hand zusammen.

Übergeordnetes Steuerorgan der DHEA-Freisetzung ist ebenfalls der Hypothalamus mit einem speziellen Hormon, das ACTH genannt wird. DHEA hilft unserem Körper, keine Energie zu verschleudern, indem es direkt in unseren Kraftwerken, den Mitochondrien, wirkt. Durch diese Energiebremse werden unsere Zellen geschont und leben länger.

Eine der Hauptwirkungen, die DHEA nachgesagt werden, ist ein positiver Effekt auf unser Immunsystem. Gerade das nachlassende Immunsystem eines alternden Menschen scheint besonders positiv auf DHEA anzusprechen. Zahlreiche Studien haben ergeben, dass DHEA hilft, Infektionen besser zu überstehen sowie dem Abbau der Thymusdrüse entgegenzuwirken, und vor gewissen Krebsarten schützen kann.

Eine weitere wichtige Funktion von DHEA scheint darin zu liegen, unsere Gefäße vor Arterienverkalkung zu schützen. Menschen mit hohem DHEA-Spiegel haben wahrscheinlich eine höhere Chance, keinen Herzinfarkt oder Schlaganfall zu bekommen, als Menschen mit niedrigem DHEA-Spiegel. Darüber hinaus wirkt DHEA Cholesterin senkend, wobei gerade das schädliche LDL-Cholesterin gesenkt wird. Eine weitere Schlüsselrolle von DHEA besteht darin, die ordnungsgemäße Funktion unserer Gehirnzellen sicherzustellen. Fettgewebe ist besonders reich an DHEA, und unser Gehirn besteht aus sehr viel Fett. Studien zeigen, dass Personen mit Morbus Alzheimer deutlich weniger DHEA im Gehirn haben als gesunde Menschen.

DHEA kann die Ausbildung einer Osteoporose aufgrund einer Steigerung der Konzentrationen an Östrogenen, Progesteron und Testosteron verhindern und somit den Knochenaufbau fördern. Noch ungeklärt ist der Zusammenhang zwischen niedrigem DHEA-Spiegel und erhöhtem Insulinspiegel, der für eine Entwicklung der Alterszuckerkrankheit verantwortlich gemacht werden kann. Es scheint so zu sein, dass Diabetiker mit hohem Insulinspiegel, die gleichzeitig unter einer Insulinresistenz leiden (d. h. es wird genügend Insulin produziert, aber das Insulin kann im Körper nicht optimal genutzt werden), niedrige DHEA-Spiegel haben. Einige Untersuchungen haben nun ergeben, dass die Behandlung mit DHEA den Bedarf von Insulin bei Diabetikern verringerte.
Ein sehr interessanter Aspekt ist schließlich die Tatsache, dass DHEA einer Adipositas (Fettsucht) entgegenwirken könnte, indem es die Gewichtsabnahme durch eine Erhöhung des Stoffwechsels und eine Verringerung der Fettspeicherung unterstützt.

Zusammenfassende Wirkungen von DHEA

- Aktivierung des Immunsystems
- verminderte Gefahr, an Krebs, Arterienverkalkung und Osteoporose zu erkranken
- Senkung des Cholesterinspiegels
- Verbesserung des Zuckerstoffwechsel
- Fettabbau und Muskelaufbau
- Förderung der Hirnleistung
- Lebensverlängerung

Die Therapie mit DHEA, die in Deutschland noch etwas problematisch ist, stellt im Gegensatz zur Behandlung mit Wachstumshormon eine relativ preisgünstige und einfache Therapie dar.

DHEA kann in Tablettenform eingenommen und muss nicht gespritzt werden. Eine Monatspackung kostet etwa 30 €. Vor einem unkontrollierten Einsatz von DHEA kann ich aber nur dringend warnen, da hierzulande Langzeitstudien bislang fehlen und die positiven Auswirkungen noch nicht ausreichend getestet sind. Interessanterweise ist DHEA in den USA frei verkäuflich.

Melatonin – das Hormon der Entspannung

Melatonin wird von der Zirbeldrüse im Gehirn produziert. Es war das erste Hormon, das als so genanntes Anti-Aging-Hormon bekannt wurde. Melatonin wird zum Großteil bei einsetzender Dämmerung in den Abendstunden freigesetzt und hat die höchste Blutkonzentration gegen zwei Uhr morgens.

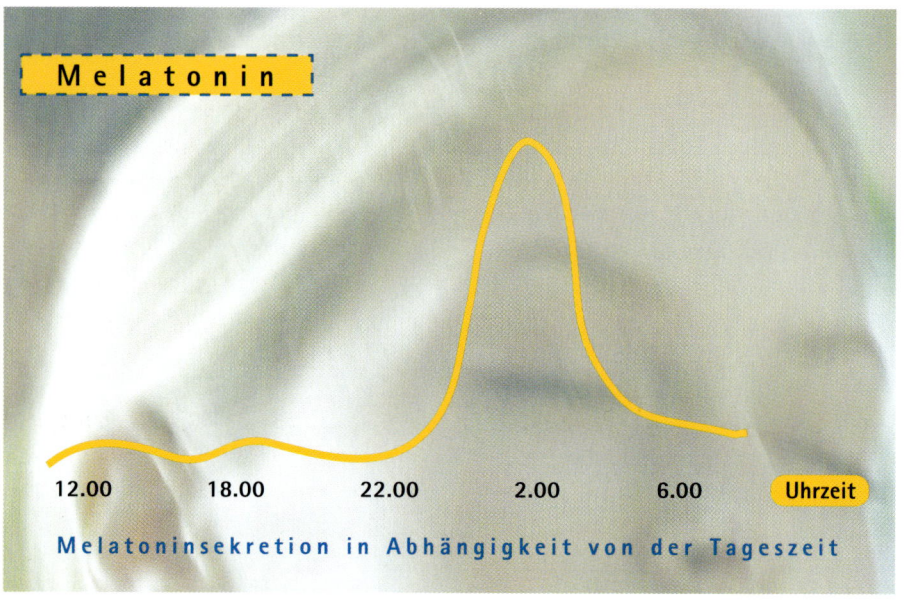

Melatoninsekretion in Abhängigkeit von der Tageszeit

Möglichkeiten, um die Melatoninkonzentration zu erhöhen

- Vermeiden Sie Licht in der Nacht und elektromagnetische Felder im Schlafbereich.
- Verzichten Sie auf intensive sportliche Aktivitäten am Abend.
- Essen Sie Nahrungsmittel, die zu einer erhöhten Melatoninkonzentration führen, wie Tomaten, Hafer, Gerste, Zuckermais, Bananen oder Ingwer.
- Essen Sie Nahrungsmittel, die reich an der Melatoninvorstufe Tryptophan sind, wie Sojabohnen, Algen, Hühnerleber, Kürbiskerne, Pute, Huhn, Mandeln, Erdnüsse, Bierhefe, Milch, Joghurt, Cottagecheese.
- Führen Sie ausreichend Antioxidantien zu.
- Lassen Sie nach Rücksprache mit Ihrem Arzt eine Melatoninsupplementierung vornehmen.

Melatonin hat primär dämpfende und müde machende Wirkung, hemmt also körperliche Aktivität und ist damit ein gut verträgliches, nicht süchtig machendes Schlafmittel. Da Melatonin den natürlichen Schlaf-Wach-Rhythmus regelt, wird es gerne zur Behandlung von Jetlag eingesetzt, damit man sich schneller auf neue Tag-Nacht-Rhythmen einstellen kann.

Es wirkt auch als Antioxidans und schützt das Immunsystem vor freien Radikalen. Neuere Untersuchungen führen zu der Annahme, dass Melatonin das Herzinfarktrisiko senken kann, das Wachstum von Tumoren verringert und die Bildung von Grauem Star verzögert. Aufgrund weiterer, erst in letzter Zeit bekannt gewordener Ergebnisse könnte man Melatonin als wahre Wunderdroge bezeichnen. Es gab Untersuchungen durch Dr. Pierpaoli, die gezeigt haben, dass die Anwendung von Melatonin die Lebensspanne von Menschen um bis zu 25 % steigern konnte. Die Personen, die mit Melatonin behandelt wurden, lebten nicht nur länger, sie wirkten auch jünger, gesünder und vitaler.

Melatonin schickt unseren Körper nachts in die Werkstatt, um notwendig gewordene Reparaturen und Inspektionen zu erledigen. Alkohol, spätes Fernsehen, üppiges Abendessen und durchgemachte Nächte mögen unsere Mechaniker gar nicht, sie erfüllen dann ihre Aufgaben nur mangelhaft. Frühzeitige Alterung und Verschleiß sind die Folgen.

Andere Untersuchungen haben ergeben, dass Melatonin erfolgreich bei Brustkrebs eingesetzt werden kann. Daneben wurde Melatonin bereits erfolgreich bei der Behandlung von Aids, Morbus Alzheimer, Morbus Parkinson, Diabetes mellitus und Asthma angewendet.
Der interessanteste Aspekt in unserem Zusammenhang ist die Wirkung von Melatonin als Anti-Aging-Hormon. Von namhaften Forschern wird postuliert, dass die nachlassende Melatoninleistung in der zweiten Lebenshälfte dazu führt, dass andere Organsysteme, die im Hinblick auf die Alterung wichtig sind, ebenfalls deutlich abbauen.
Auf der anderen Seite können Melatoningaben dazu führen, dass Prozesse in Gang gesetzt werden, die den Körper jugendlicher und vitaler machen. Melatonin hat darüber hinaus positive Wirkung auf unser Immunsystem und soll gegen gewisse Arten von Krebs schützen.

Melatonin sollte prinzipiell nur nach vorheriger Bestimmung des Melatoninspiegels eingenommen werden. Es empfiehlt sich, zuerst eine Dosis zwischen 0,5 und 1,5 mg auszuprobieren, um bei Erfolglosigkeit auf maximal 3–5 mg zu steigern. Man sollte die gerade noch wirksame Minimaldosis ermitteln. Melatonin immer nur nach ärztlicher Verordnung und unter ständiger Kontrolle einnehmen.

Ursachen für eine verminderte Melatoninkonzentration

1. ausgedehnte Lichtphasen, Lichteinwirkung in der Nacht oder elektromagnetische Felder (Funkuhren, Fernsehgeräte, Radiowecker ...)
2. Medikamente und andere Substanzen (bestimmte Schmerzmittel, Antidepressiva, Medikamente gegen Bluthochdruck, Koffein, Tabak, Alkohol, hohe Dosen von Vitamin B 12)
3. Intensive sportliche Aktivität am Abend kann bis zu drei Stunden danach zu niedrigem Melatoninspiegel führen.
4. gesteigerter Melatoninstoffwechsel in der Leber
5. verminderte Produktion von Melatonin in der Zirbeldrüse

Östrogene – die Weiblichkeitshormone

Während die meisten vom Östrogen sprechen und damit das weibliche Geschlechtshormon meinen, stecken genau genommen hinter dem Sammelbegriff der Östrogene über 30 verschiedene Einzelhormone. Das wichtigste darunter heißt Östradiol. Da alle anderen Östrogene etwa die gleiche Wirkung wie Östradiol zeigen, wird im Folgenden vereinfacht von Östradiol gesprochen.

Es gibt wohl kein Hormon, das häufiger verordnet wird als Östradiol. Während die Therapie mit dem männlichen Geschlechtshormon erst einige Jahre alt ist, wird Östradiol seit Jahrzehnten bei Frauen in den Wechseljahren und bei jungen Frauen als Empfängnisverhütungsmittel eingesetzt. Östrogene bezeichnet man vielfach auch als Schönheitshormone, da sie die typischen weiblichen Schönheitsmerkmale unterstützen.

Frauen bemerken die Wichtigkeit der Östrogene oft erst dann, wenn diese im Rahmen der Wechseljahre zurückgegangen sind. Östrogene dirigieren den gesamten weiblichen Körper und steuern Fortpflanzung und Schwangerschaft. Östrogene führen dazu, dass Frauen älter werden als Männer und besser geschützt sind vor Herzinfarkt, Gefäßverkalkung und Fettstoffwechselstörungen.

Östrogene bewirken, dass die Haut weicher, elastischer und straffer wird. Sie haben wichtige schützende Eigenschaften für das Skelettsystem (Vorbeugung einer Osteoporose) und tragen dazu bei, eine normale Gelenkfunktion aufrechtzuerhalten.

Östrogene sind die wichtigsten Bodyguards für Knochen und Gelenke. Bei Hormonmangel kann eine Östrogentherapie die Knochenbruchgefahr entscheidend verringern.

Ein erster Östradiolmangel zeigt sich oft in schmerzhaften Zuständen der kleinen Fingergelenke. In diesen Fällen kann eine Östrogensalbe, lokal aufgebracht, wahre Wunder bewirken. Östrogene haben eine sehr wichtige Funktion bei der optimalen Stoffversorgung von Zellen. Sie schützen das Gefäßsystem, indem sie die Durchblutung verbessern, die Gerinnung hemmen und den Cholesterinspiegel senken, der für die Ablagerung von Plaques verantwortlich gemacht wird.

Östrogene scheinen nach neuesten Untersuchungen auch eine verjüngende Wirkung auf die Hirnfunktionen zu haben. Frauen mit niedrigen Östradiolspiegeln scheinen häufiger an Alzheimer zu erkranken als Frauen mit normalen Östradiolspiegeln. Darüber hinaus scheinen Östrogene eine Steigerung der Hirnleistung und eine Verbesserung der Konzentration zu ermöglichen.

Viele ältere Frauen leiden unter Trockenheit der Haut und der Schleimhäute, auch im Intimbereich, ein typisches Östradiolmangel-Syndrom. Leider wird eine suffiziente Östrogentherapie durch die oft diskutierte erhöhte Krebsgefahr zunichte gemacht. Die einhellige Meinung nahezu aller Hormonexperten weltweit lautet, dass bei optimaler Dosierung die Krebsgefahr nicht erhöht wird. Für Frauen ist es wesentlich gefährlicher, einen Östradiolmangel nicht zu beseitigen, als eine Östrogentherapie durchzuführen. Im Einzelfall kann nur der Arzt feststellen, ob eine Kontraindikation für eine Östrogentherapie vorliegt. Es gilt wie bei jeder Hormontherapie der Grundsatz: So gering dosieren wie möglich.

Ein ganz neuer Therapieansatz ist die Östrogentherapie bei Männern. Ja, Sie haben richtig gehört, auch Männer haben Östrogene. Nicht nur das. Die Östrogenspiegel von Männern können höher sein als die Östrogenspiegel von Frauen nach den Wechseljahren. Man kann vereinfacht behaupten:
Männer werden mit zunehmenden Alter eher weiblich, Frauen eher männlich.

Progesteron – das Schwangerschaftshormon

Progesteron (Gelbkörperhormon = Gestagene) ist auch als Schwangerschaftshormon bekannt. Es wird nur etwa 12 bis 14 Tage nach dem Eisprung in der zweiten Hälfte des Monatszyklus gebildet. Nachdem man früher glaubte, dass dieses Hormon ausschließlich für die Schwangerschaft interessant und notwendig sei, weiß man heute, dass Progesteron sehr vielfältige Wirkungen besitzt, und dies nicht nur für schwangere Frauen.
Progesteron ist für die Östrogene unbedingt notwendig, indem es deren Wirkung in die richtigen Bahnen lenkt. Es spielt eine wesentliche Rolle für die Gedächtnisleistung, unterstützt den Knochenaufbau und hilft, die Struktur der Haut aufrechtzuerhalten.
Gerade für die Haut wirkt es mit Östrogenen zusammen, indem beide Hormone die Kollagenbildung steigern, somit der Faltenbildung entgegenwirken und die Lebensdauer der Hautzellen erhöhen. Zellulitis ist in der Regel mit einem gestörten Östrogen-Progesteron-Gleichgewicht verknüpft. Progesteron hat außerdem eine wichtige Funktion für eine gesunde Brust und lindert hormonbedingte Brustschmerzen (Mastodynie).
Viele Frauen können die Erscheinungen eines Progesteronmangels am eigenen Körper kurz vor der Menstruation feststellen. Sie leiden dann mitunter an depressiven Verstimmungen und nervösen Zuständen. Aufgrund der geringeren Nebenwirkungen und besseren Wirkung werden heute vermehrt natürliche Progesterone eingesetzt.
Progesteron ist das natürliche Beruhigungsmittel für die Frau.

Testosteron – das Männlichkeitshormon

Testosteron ist das typische Sexualhormon des Mannes und wird auch gelegentlich als Lusthormon bezeichnet. Testosteron ist das Hormon, das einen Mann in seinem Denken und Fühlen, in seiner äußeren Erscheinung und in der körperlichen Fähigkeit als Mann erscheinen lässt. Testosteron fördert (nicht nur beim Mann) den Geschlechtstrieb, die Aggressivität und die Lust am Sex.

Wenn eine Frau unter Libidomangel leidet, kann das ein Hinweis auf einen Testosteronmangel sein. Erhärtet wird dieser Verdacht, wenn sich eine typische männliche Fettverteilung am Bauch der Frau (Schwimmreif) ausbildet.

Gleichwohl ist Testosteron verantwortlich für die Stimulation des Wachstums verschiedener Organe und fördert allgemein den Eiweißstoffwechsel, besonders den Muskelaufbau. Beim Mann sorgt es für die optimale Versorgung der männlichen Geschlechtshormone und ist in der Lage, die Spermienproduktion zu stimulieren.

Die Testosteronproduktion des Mannes ist während der Pubertät am größten, um dann mit zunehmendem Alter immer mehr abzusinken. In den letzten Jahren wurde anerkannt, dass auch Männer in die Wechseljahre kommen. Interessanterweise wurden die ersten Männer von Gynäkologen behandelt, nachdem ihre Frauen sie mit in die Sprechstunde genommen hatten, weil ihre Symptome den Beschwerden in den Wechseljahren ähnelten. Ein nachlassender Testosteronspiegel zeigt sich bevorzugt in einem Verlust des Geschlechtstriebes und früherer Erschöpfung; die sekundären Geschlechtsmerkmale nehmen ab, und es droht eine Osteoporose.

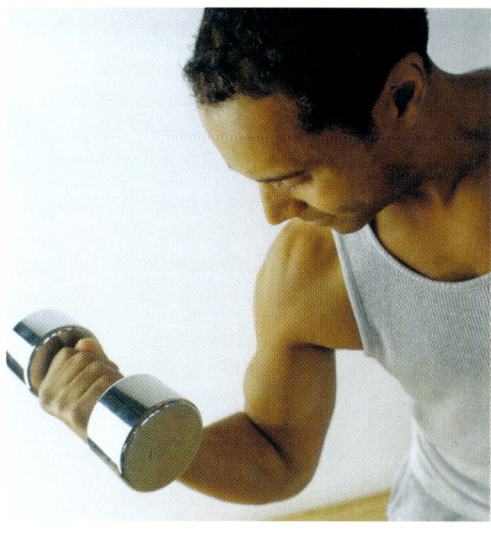

Ebenso wie Frauen laufen Männer Gefahr, eine Osteoporose zu bekommen. Deshalb ist auch bei Männern die regelmäßige Kontrolle der Knochendichte wichtig!

Wie bei Frauen in Bezug auf Östrogene, so hält sich bei vielen Männern leider die Meinung, dass eine Testosteronersatztherapie eine erhöhte Rate von Prostatakrebs nach sich ziehen würde. Diese Meinung ist heute weitestgehend widerlegt, sodass bei fehlenden Kontraindikationen und nachgewiesenem Mangel eine Testosterontherapie durchgeführt werden sollte.

Es steht mittlerweile auch beim Mann die Hormongabe über Pflastersysteme zur Verfügung. Vor jeder Hormontherapie ist eine urologische Untersuchung mit Beurteilung der Prostatagröße und einer Untersuchung des so genannten Prostataspezifischen Antigens (PSA) unbedingt notwendig. Der PSA-Wert kann Hinweise auf ein beginnendes Krebsgeschehen in der Prostata anzeigen, auch wenn bei der Rektaluntersuchung noch keine verdächtigen Hinweise festgestellt werden konnten.

Wachstumshormon – das Schlankheits- und Jugendhormon

Man nennt es auch somatotropes Hormon oder HGH. Es wird schubweise von der Hypophyse, besonders in den ersten Stunden des Schlafs und in den frühen Morgenstunden, ausgeschüttet. Das in die Blutbahn ausgetretene Hormon wird rasch in der Leber weiter metabolisiert.

Die höchsten Konzentrationen an HGH im Blut finden sich um das 18. Lebensjahr. Mit zunehmendem Alter sinkt die HGH-Konzentration, 60-Jährige verfügen nur noch über 15 bis 20 % der Menge an Wachstumshormon, die sie in der Jugend einmal besessen haben.

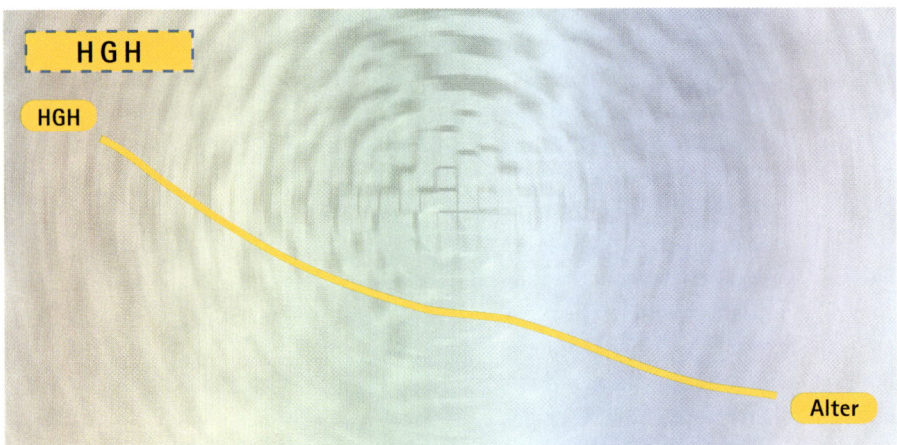

Die primäre Aufgabe von HGH in der Jugend ist es, das Längenwachstum der Knochen zu stimulieren und für eine ausreichende Eiweißsynthese zu sorgen. Auf diese Art und Weise hilft das Wachstumshormon unserem Körper, die Proteine, die wir aufnehmen für die Reparatur und Regeneration der Zellen zu nutzen. Im Erwachsenenalter sind die nachlassenden HGH-Wirkungen verantwortlich für eine zunehmende Verfettung unseres Körpers und einen zunehmenden Abbau von Muskulatur.

Die meisten Wirkungen von HGH werden indirekt über so genannte IGF (insuline like growth factor) vermittelt, die die Leber unter dem Einfluss von HGH bildet.

Ältere Menschen erholen sich nach Verletzungen oder Operationen wesentlich langsamer als junge Menschen. Das Wachstumshormon ist ein anaboles (aufbauendes) Hormon, das den Muskelaufbau fördert, den Fettabbau erhöht und generell für einen jugendlichen und vitalen Körper sorgt. In den USA wird das Wachstumshormon bereits mit großem Erfolg in der Behandlung von Alterungszuständen eingesetzt, die Ergebnisse zeigen sehr viel versprechende Wirkungen:

Mit Wachstumshormon behandelte Menschen in der zweiten Lebenshälfte haben eine jüngere und straffere Haut, stärkere Knochen, eine höhere Muskelmasse und einen geringeren Fettanteil, ein stärkeres Immunsystem, eine verbesserte Erholungsfähigkeit nach

Symptome eines HGH–Mangels im Erwachsenenalter

- reduzierte Energie und Vitalität
- schlechter Allgemeinzustand
- mangelndes Wohlbefinden
- gedrückte Stimmung
- erhöhte Ängstlichkeit
- vermehrtes Bauchfett
- erhöhter Hüft-/Taillen-Umfang
- reduzierte Muskelkraft und körperliche Ausdauer
- dünne, trockene Haut
- erhöhte Blutfette
- gesteigertes Risiko von Arteriosklerose
- verringerte Knochendichte
- erhöhte Insulinresistenz

Verletzungen oder Operationen, eine verbesserte Sexualfunktion und eine höhere körperliche Leistungsfähigkeit.

Vor zehn Jahren wurde in einem Aufsehen erregenden Versuch 65-Jährigen dreimal pro Woche HGH gespritzt. Die Effekte waren enorm: Aussehen, Muskeln, Figur, Haut und Immunsystem verbesserten sich auf das Niveau von 40-Jährigen.

Problematisch beim Einsatz von Wachstumshormon erscheinen heute die noch immer sehr hohen Kosten von fast 400 € pro Monat, die fehlenden Langzeiterfahrungen einer Substitution und die Tatsache, dass Wachstumshormon regelmäßig gespritzt werden muss. Aufgrund seiner Fett abbauenden Wirkung gilt Wachstumshormon geradezu als Wundermittel zum Abspecken. Versuche an freiwilligen Testpersonen haben eine Verminderung des Fettgewebes von bis zu 15 % ergeben.

Da der Einsatz von Wachstumshormon in Deutschland noch problematisch ist, bieten sich zur Erhöhung des Wachstumshormonspiegels auch sekundäre Maßnahmen an. Diese werde ich im Kapitel Aminosäuren ausführlich beschreiben. Vereinfacht bedeutet das:

- **Schlafen Sie ausreichend!**
- **Essen Sie abends keine kohlenhydratreichen Nahrungsmittel!**
- **Treiben Sie Sport!**
- **Nehmen Sie Aminosäuren ein, die Wachstumshormon vermehrt freisetzen!**

In Sportlerkreisen gilt Wachstumshormon heute als elegantes, schwer nachweisbares Dopingmittel, nach dem Motto: Die „Doofen" nehmen Anabolika, die „Klugen" Wachstumshormon.

Die häufigsten Fragen (und Antworten) zum Thema Hormone

Machen Hormone schön?

Ja. Östrogene und auch Progesteron sind geradezu Schönheitsfarmen für die Haut. Unter dem Einfluss dieser Hormone bleibt das Bindegewebe straff und die Haut elastisch. Östrogenmangel zeigt sich u. a. in einer vermehrten Faltenbildung und Bindegewebsschwäche. Testosteron unterstützt die Östrogene im Kampf gegen Zellulitis. Durch spezielle Cremezubereitungen können diese Hormone auch über die Haut aufgenommen werden. Aber Achtung! Hormontherapie ist Arztsache, denn es gibt zahlreiche potenzielle Nebenwirkungen.

Eine ungefährliche, aber trotzdem effektive externe Behandlung kann durch Kosmetika erfolgen, die so genannte Phytohormone enthalten. Bestimmte Pflanzen, wie Soja, Hopfen und Frauenwurzel, sind in der Lage, hormonähnliche Stoffe zu produzieren, die zwar viel schwächer als „richtige" Hormone, aber dafür ohne Nebenwirkungen sind.

Können Hormone die Ursache von Stress sein?

Nicht die Ursache, aber die Folge! Unser Körper reagiert auf Stressreize mit der Ausschüttung so genannter Stresshormone. Auf einen intensiven Stressreiz folgt in Sekundenbruchteilen die Ausschüttung von Adrenalin aus der Nebenniere. Sie haben bestimmt schon einmal auf einen Schrecken hin ein Ziehen in den Flanken bemerkt. Der Grund war Adrenalin, das zuerst die Blutgefäße in der Umgebung der Nebenniere verengt. Unmittelbar darauf versetzt Adrenalin den gesamten Körper in eine Kampf-und-Flucht-Reaktion: Die Pupillen werden erweitert, damit wir den Angreifer bzw. mögliche Fluchtwege besser erkennen können, unsere Muskulatur wird extrem angespannt, damit wir sofort losssprinten können, der Herzschlag peitscht hoch, der Blutdruck schnellt in die Höhe, die Lungen füllen sich mit Sauerstoff. Genau wie damals, als unvermittelt Gefahr durch wilde Tiere drohte. Durch Kampf und/oder Flucht wurden die angesammelten Stresshormone sofort wieder verbrannt, und danach war der Körper wieder in einem ruhigen und ausgeglichenen Zustand.

In der heutigen Zeit steht kein wildes Tier, sondern plötzlich der Chef vor Ihnen. Sie zeigen genau die gleichen Reaktionen wie in Urzeiten, mit dem einen Unterschied, dass in den seltensten Fällen eine Stresshormon abbauende körperliche Betätigung folgt. Oder laufen Sie plötzlich Ihrem Chef davon? Wahrscheinlich nicht. Leider! Denn durch aufeinander folgende Stressreize ohne ausreichende Hormonneutralisation kommt ein zweites Hormon in die Schlacht, das Cortisol. Dieses Stresshormon wird bei allen länger dauernden Stressreizen vermehrt produziert und hat weit reichende Folgen: Man wird anfällig gegen Infekte, die geistige Frische lässt nach, und der Körper baut Muskeleiweiß ab. Cortisol wird auch für die Entwicklung von Depressionen mit verantwortlich gemacht.

Wurde längere Zeit eine erhöhte Cortisolproduktion von unserem Körper verlangt, dreht sich der Spieß um. Wir haben plötzlich zu wenig Cortisol im Körper. Das führt zu Lustlosigkeit und Müdigkeit. Man nennt diese Symptome chronisches Müdigkeitssyndrom oder neudeutsch **Burn-out-Syndrom**. Lassen Sie es nicht so weit kommen!

Neuere Studien ergaben Hinweise darauf, dass auch **Oxytocin** am Stressgeschehen beteiligt ist. Dieses Hormon ist normalerweise das Liebeshormon schlechthin. Neben seiner bei der Geburt Wehen auslösenden Wirkung gilt es heute als das eigentliche Orgasmushormon. Denn Oxytocin ist der einzige bis jetzt nachgewiesene Stoff, der sich während des Orgasmus verändert. Kurz vor dem Orgasmus steigt die Konzentration sprunghaft an und ist danach um das Zwei- bis Dreifache erhöht. In Stressphasen beruhigt Oxytocin und hat eine Angst lösende Wirkung. Oxytocin soll dafür verantwortlich sein, dass Frauen Stress besser ertragen können als Männer.

Habe ich Einfluss auf die Hormonproduktion in meinem Körper?

Mehr als Sie vielleicht denken! Fehlt Ihnen z. B. der Adrenalin-Kick, gehen Sie doch einmal Bungeejumping oder Bobfahren. Ihre Glückshormone können Sie durch regelmäßigen Sport auf Vordermann bringen, und Ihr Wachstumshormon jubelt, wenn Sie früh schlafen gehen und vorher nichts mehr essen. Wenn Sie sich mal wieder so richtig entspannen wollen, dann lassen Sie sich durch einen Orgasmus eine Oxytocinspritze geben. Sie können schließlich durch eine nährstoffreiche Ernährung dafür sorgen, dass die Schornsteine Ihrer Hormonfabriken nur so rauchen. Denn wo genügend Nährstoffe vorhanden sind, da sprudeln auch die Hormonquellen.

Machen Hormone dick?

Diese Frage lässt sich mit letzter Sicherheit noch nicht klären. Alle paar Jahre wird angeblich das Dickmacherhormon gefunden. Zuerst war es Leptin, dann Orexin, und ganz aktuell ist es Ghrelin. Hoffnungen, mit diesen Hormonen leicht und sicher abzunehmen, brauchen Sie sich trotzdem nicht zu machen. Die Anwendung ist noch sehr ineffektiv und mit vielen Nebenwirkungen behaftet. Beachten Sie lieber die Tipps in diesem Buch, dann gehen Sie auf Nummer Sicher.

Östrogene haben leider eine Appetit steigernde und Wasser einlagernde Eigenschaft. Gegen Ersteres können Sie aktiv ankämpfen, mit dem Zweiten müssen Sie leben und ein bis zwei Kilo mehr Gewicht (kein Fett!) einkalkulieren.

Können Hormone Krebs verursachen?

Da streiten sich die Gelehrten immer wieder. Während durch Östrogene die Krebsgefahr für Eierstöcke und Gebärmutter sicher abnimmt, ist der Einfluss auf die Häufigkeit von Brustkrebs strittig. Es kommt wohl auf die Dosierung an, die generell immer so gering wie möglich sein sollte. Bei Männern erhöht angeblich Testosteron die Krebsrate für Prostatakrebs, aber auch dies ist noch völlig unbewiesen. Warum sonst hätten gerade junge Männer mit der höchsten Testosteronkonzentration im Körper am seltensten Prostatakrebs?

Machen Hormone glücklich?

Ja. Es gibt Botenstoffe, die gute Laune machen. Serotonin, das aus der Aminosäure Tryptophan gebildet wird, sorgt für angenehme Stimmung. Endorphine, die bei regelmäßiger sportlicher Betätigung vermehrt freigesetzt werden, blockieren Schmerzen und bewirken ein euphorisches Gefühl. Oxytocin, das beim Orgasmus ausgeschüttet wird, ist für die anschließende totale Entspannung verantwortlich.

Kann man Alter messen?

Die medizinische Forschung hat sich erst in den letzten Jahrzehnten mit dem Thema Alter und Alterung intensiver auseinander gesetzt. Während in den USA bereits vor mehr als zehn Jahren die ersten spezialisierten Einrichtungen entstanden, die sich mit Diagnostik und Therapie beschäftigen, steckt die Anti-Aging-Medizin in Deutschland noch in den Kinderschuhen. Es ist aber nur eine Frage von wenigen Jahren, bis auch bei uns Anti-Aging ganz selbstverständlich mit zum medizinischen Spektrum gehört. Wir wenden uns zunächst den diagnostischen Möglichkeiten zu, bevor wir zu den Mitteln der Beeinflussung kommen.

1. Hormone

Als Folge des allgemeinen Alterungsprozesses kommt es mit den Jahren im Körper zu einem Absinken des Hormonspiegels. Hiervon sind in erster Linie die von Frauen und Männern gleichermaßen gebildeten Geschlechtshormone und deren Vorstufen betroffen. Voraussetzung jeder Anti-Aging-Therapie ist eine seriöse Diagnostik der wichtigsten Hormone. Da Hormone meist eine tageszeitliche Rhythmik besitzen, sind Tages- bzw. Nacht-

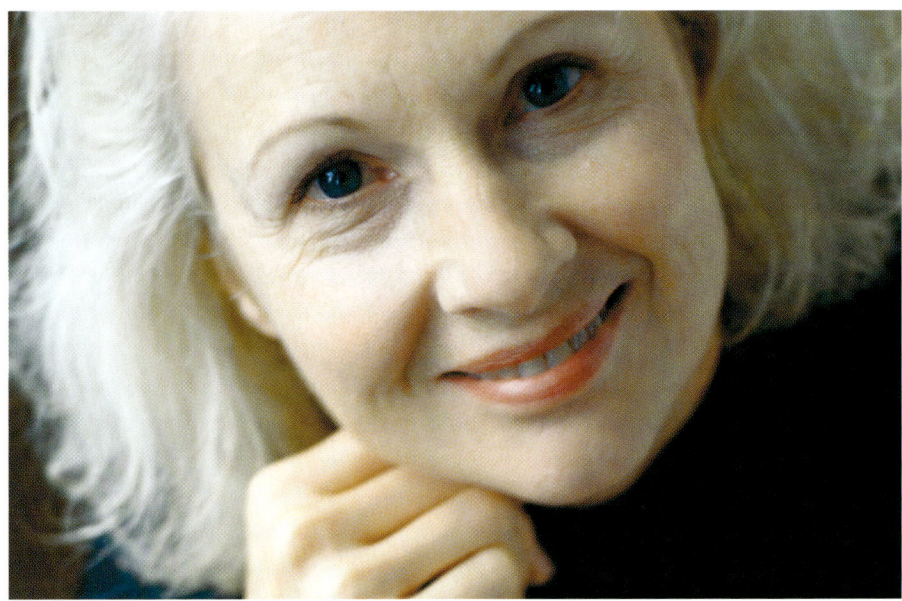

profile für eine fundierte Analyse erforderlich. Prinzipiell lassen sich Hormone aus Urin, Blut und Speichel nachweisen und bestimmen. Es gibt mittlerweile Tests für Urin und Speichel, die man bequem zu Hause durchführen kann. Das Hormonprofil enthält folgende Parameter: Progesteron, Östradiol, Testosteron, DHEA und Melatonin. Zusätzlich wird ein Cortisol-Tagesprofil im Speichel durchgeführt, um das individuelle altersrelevante Stressniveau zu erfassen. Wo Sie entsprechende Tests erhalten, erfahren Sie am Ende des Buches.

Leider ist die Hormonersatztherapie mit Ausnahme der weiblichen Geschlechtshormone in Deutschland noch ein sehr junges Gebiet. Bei der Therapie von Alterungszuständen gibt es hierzulande strenge Restriktionen für den Einsatz von Hormonen. Andererseits bekennen sich schon heute Prominente öffentlich dazu, dass sie seit Jahren mit entsprechenden Hormonen behandelt werden.

2. Oxidativer Stress

Es gibt gleich mehrere Möglichkeiten festzustellen, wie es um Ihre „Rostschutzfaktoren" steht und ob der Rost bereits irgendwo im Körper nagt. Die folgenden vier Werte können aus Urin und Speichel mithilfe eines Test-Sets leicht bestimmt werden.

Der **TAS-Wert** (totale antioxidative Kapazität im Speichel) erfasst die Summe aller nichtenzymatischen Schutzfaktoren..
Die Messung der **Superoxiddismutase** erlaubt Rückschlüsse auf die Wirksamkeit der enzymatischen Antioxidantien.
Malondialdehyd (MDA) entsteht, wenn unsere fetthaltigen Zellmembranen durch Radikale oxidiert werden. Die Messung des MDA zeigt das Ausmaß dieser Schädigung.
8-OH-DeoxyGuanosin wird als Abbauprodukt bei der Schädigung von Nukleinsäuren durch oxidativen Stress über den Urin ausgeschieden. Es ist damit ein Marker für die Schädigung des Erbgutes.

3. Immunschwäche

Unser Immunsystem ist ein hochkomplizierter Apparat, der aus einer Vielzahl von Einzelsystemen aufgebaut ist. Für jedes Einzelsystem gibt es Labortests, die aber leider aufwändig und teuer sind und deshalb speziellen Fragestellungen vorenthalten bleiben. In der Praxis wird aus diesem Grund meist darauf verzichtet und gleich eine Aufbaukur z. B. mit **Thymuspeptiden** durchgeführt. Als hilfreicher und kostengünstiger Globaltest für das thymusvermittelte zelluläre Abwehrsystem käme am ehesten der Immignost-Test infrage.

4. Sauerstoffmangel

Die Versorgung unseres Körpers mit Sauerstoff lässt sich durch zwei Methoden gut messen: Es handelt sich zum einen um den **Sauerstoffpartialdruck** aus arteriellem oder kapillarem Blut, zum anderen um die **Sauerstoffsättigung**, die mithilfe eines Pulsoximeters unblutig am Finger bestimmt werden kann.

5. Verzuckerung von Eiweißen

Der Grad der Verzuckerung wird durch einen Bluttest erfasst, bei dem neben der Bestimmung der Blutfette auch **Insulin** und das **HbA 1c** gemessen werden.

6. Genetische Alterung

Einer der wenigen praxisrelevanten Labortests, die hierfür zur Verfügung stehen, ist die Bestimmung des **8-OH-DeoxyGuanosin** aus dem Urin.

Weitere Testmöglichkeiten

Neben den reinen Labortests gibt es noch weitere Möglichkeiten, um Aussagen über die individuelle Alterung zu erhalten. Einen der wohl wichtigsten Tests stellt der **Age Scan** dar.

Age Scan – Kennen Sie Ihr wahres biologisches Alter?

Der Age Scan ist eine zuerst in den USA entwickelte Computeranalyse, mit deren Hilfe bestimmter neuro-physiologische Werte bestimmt werden. Diese sorgfältig ausgewählten Tests, die von der Bestimmung der höchsten Hörfrequenz bis zur Ermittlung der Lungenelastizität reichen, sind an über 2.800 Probanden geeicht worden und gestatten die Bestimmung des biologischen Alters im Vergleich zum kalendarischen Alter.

Der Age Scan testet im Einzelnen die folgenden 11 Biomarker:

Sensorische Funktionen
1. höchster hörbarer Ton
2. visuelle Akkomodation
3. vibrotakile Sensibilität

Motorische Funktionen
4. unwillkürliche Motorik
5. willkürliche Motorik
6. Muskelgeschwindigkeit

Kognitive Funktionen
7. Gedächtnis
8. Reaktionszeit des Gehörs
9. visuelle Reaktionszeit

Lungenfunktionen
10. forcierte Vitalkapazität
11. forcierte Sekundenkapazität

Alle diese Funktionen spielen eine wichtige Rolle im Alltag, verschlechtern sich beim Älterwerden und können mithilfe eines optimalen Anti-Aging-Programms wieder verbessert werden.

Knochendichtemessung

Für 8 bis 20 Mio. Menschen in Deutschland besteht ein erhöhtes Osteoporoserisiko mit der wachsenden Gefahr von Knochenbrüchen im Alter. Dies gilt nicht nur für Frauen, sondern in zunehmenden Maße auch für Männer. Es gibt zahlreiche Methoden zur Bestimmung der Knochendichte. Eine einfache und strahlenfreie Möglichkeit zum schnellen Screening ist die Ultraschallmessung an der Ferse.
Die biochemische Analyse der Abbaurate des Knochens ergänzt die Abschätzung des individuellen Risikos. Dadurch lassen sich wirkungsvolle Maßnahmen, z. B. durch Umstellung der Ernährungs- und Lebensweise (körperliche Aktivität) und durch entsprechende Nahrungsergänzung (z. B. Kalzium, Vitamin D), einleiten.

Körper-Check (BIA)

Eine ungefährliche und schnell durchzuführende Messung mithilfe zweier Elektroden an der Hand und am Fuß (Bioelektrische Impedanz Analyse). Erlaubt eine genaue Differenzierung der Körperzusammensetzung in Fettmasse, Magermasse (Muskeln und Organe) und

Wasser. Ergänzend werden der Grundumsatz und Leistungsbedarf in kcal und ein Stoffwechsel-Index ermittelt. Dieser zeigt, inwieweit ein eventuell vorhandenes Übergewicht bereits Probleme im Stoffwechsel ausgelöst hat oder auszulösen droht. Mithilfe der BIA lassen sich auch Gewichtsverläufe optimal verfolgen und gefährliche Magermassenverluste frühzeitig erkennen.

Fahrrad-Ergometrie mit Laktatmessung

Erlaubt wertvolle Rückschlüsse auf die körperliche Leistungsfähigkeit, zeigt eventuelle Probleme des Herz-Kreislauf-Systems und ermöglicht eine gute Trainingssteuerung. Die Bestimmung der maximalen Wattzahl lässt eine Aussage über die altersentsprechende Leistungsfähigkeit zu.

Fazit

Basierend auf einer ganzheitlichen, wissenschaftlich fundierten Diagnose bietet Ihnen eine **Anti-Aging-Analyse** erstmals die Chance, Ihre eigene persönliche „Gesundheitsstrategie" zu entwickeln. Sie zeigt Möglichkeiten auf, wie Sie durch individuell abgestimmte Maßnahmen den Alterungsprozess verlangsamen und die Lebensqualität steigern können. Zur Zielgruppe gehören alle Menschen, die vorbeugend ihre persönlichen Altersrisiken näher kennen lernen, ihre Leistungsfähigkeit erhalten und vor allem ihre vitale Lebensspanne verlängern wollen.

Nach dem Motto: „Länger leben – später altern" oder „Fit in die Kiste"!

Die Stärke eines Konzeptes liegt in der Kompetenz der Analytik. Durch innovative Methoden wird der Zustand einer Person bezüglich ihrer altersspezifischen Parameter bestimmt. Das Ergebnis bildet zum einen die Basis für die eingehende Beratung, wie der momentane Zustand nachhaltig verbessert werden kann, zum anderen dafür, dass die Wirksamkeit der ergriffenen Maßnahmen kontinuierlich überprüft werden kann.

Wenn Sie

heute bereits wüssten, wie Sie sich in zehn Jahren mit einem schlanken Körper, einem frischen Geist und einem strahlenden Aussehen fühlen könnten, was würden Sie tun? Würden Sie dann eine individuelle Anti-Aging-Analyse machen lassen? Würden Sie Ihr eigenes Anti-Aging-Programm durchziehen? Sie würden mit fliegenden Fahnen sofort damit beginnen! Wetten dass?

So stoppen Sie Ihre Alterung

1. Hormone – Bauen Sie ihre eigene Hormonfabrik

Wir haben im vorherigen Kapitel über die einzelnen Hormone gesprochen. Ganz wichtig ist mir, noch einmal zu betonen, dass eine Hormontherapie auf Verdacht hin, ohne vorausgehende Laboruntersuchung, Unsinn ist und gefährliche Folgen haben kann.

Hormontherapie gehört in die Hand des ärztlichen Spezialisten!

Wenn es auch noch so verlockend erscheint, sich mit Hormoncocktails jung zu spritzen, muss heute noch bei einigen Hormonen ohne weitere Langzeituntersuchungen davor gewarnt werden. Besser ist es, wenn Sie Ihre Hormone selbst machen. Bestimmte Nahrungsmittel und Nährstoffe sowie gewisse Verhaltensweisen können die Hormonproduktion im Körper sehr schön ankurbeln:

- Führen Sie am späten Abend keine Kalorien mehr zu.
- Vermeiden Sie Alkohol und Nikotin, besonders am Abend.
- Essen Sie viel frische, naturbelassene Kost (Obst und Gemüse).
- Verzichten Sie auf Kohlenhydrate mit hohem glykämischen Index (siehe S. 94).
- Achten Sie auf eine optimale Versorgung mit hochwertigem Eiweiß.
- Nehmen Sie regelmäßig Vitamine, besonders Zellschutzvitamine (Antioxidantien) und Vitamine des B-Komplexes.
- Treiben Sie regelmäßig moderaten Sport.
- Gehen Sie nicht zu spät schlafen und sorgen Sie für einen ungestörten Nachtschlaf.
- Schlafen Sie nicht in hellen Zimmern und meiden Sie Elektrosmog (durch Funkuhren, Radiowecker, Fernsehgeräte).
- Denken Sie positiv und wünschen Sie sich, lange fit und vital zu bleiben.

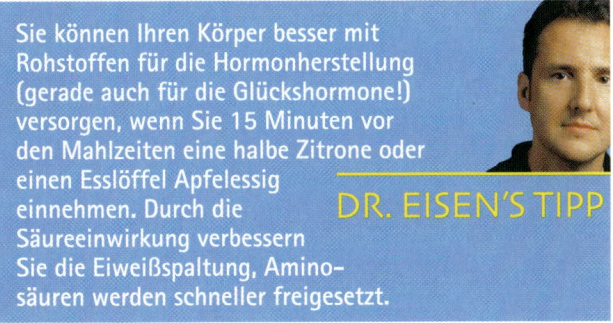

Sie können Ihren Körper besser mit Rohstoffen für die Hormonherstellung (gerade auch für die Glückshormone!) versorgen, wenn Sie 15 Minuten vor den Mahlzeiten eine halbe Zitrone oder einen Esslöffel Apfelessig einnehmen. Durch die Säureeinwirkung verbessern Sie die Eiweißspaltung, Aminosäuren werden schneller freigesetzt.

DR. EISEN'S TIPP

2. Antioxidantien – So stoppen Sie freie Radikale

Um Energie aus der Nahrung zu gewinnen, brauchen unsere Zellen Sauerstoff. Während der Energiegewinnung kann es dazu kommen, dass sich ein Sauerstoffmolekül verändert und zu einer sehr aggressiv reaktiven Form wird -> **einem freien Radikal.**
Freie Radikale reagieren aufgrund ihrer Reaktionsfreude wiederum mit anderen Verbindungen und zerstören auf diesem Wege Zellstrukturen. Sie haben einen bedeutenden Einfluss auf die Entstehung von Krankheiten. Der Alterungsprozess, der Einfluss von Umweltgiften und verschiedene pathologische Veränderungen sind durch die Anwesenheit von freien Radikalen erklärbar.

Antioxidantien – Rostschutzfaktoren in unserem Körper
Sie haben bereits mehrfach gehört, dass Antioxidantien wichtige Bestandteile unserer körpereigenen Lebensversicherung sind. Sie können nämlich freie Radikale neutralisieren und somit unseren Organismus vor verschiedenen Schädigungen und Erkrankungen schützen. Zu den Antioxidantien gehören Vitalstoffe aus verschiedenen Substanzgruppen. Bei den Vitaminen sind es besonders **Vitamin A** (und seine Vorstufe Beta-Karotin), **Vitamin C** und **Vitamin E**. Unter den Enzymen sind besonders **Glutathionperoxidase, Katalase** und **Superoxiddismutase** wirksame Antioxidantien. Mineralstoffe selbst haben keine antioxidativen Wirkungen. Einige sind aber essenzielle Bestandteile von antioxidativen Enzymen, sodass man sie quasi dazurechnen kann. Zu ihnen gehören **Selen, Zink, Mangan** und **Kupfer**. Auch **Aminosäuren** beteiligen sich an der Abwehr feindlicher Radikale. Zystein beispielsweise hat wertvolle Abwehraufgaben in dieser Armee. Weitere Antioxidantien sind neben **Koenzym Q 10** die Mitglieder der großen Gruppe der **bioaktiven Pflanzeninhaltsstoffe**.

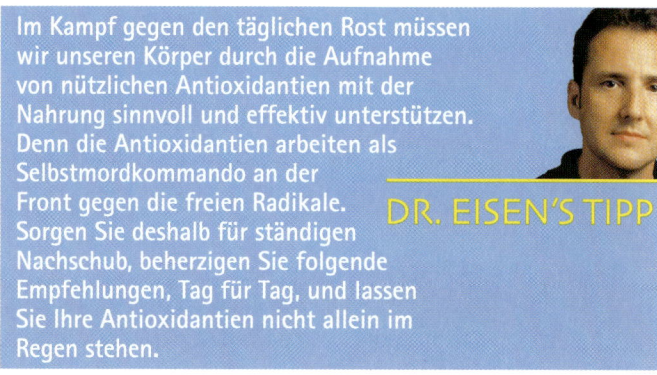

Im Kampf gegen den täglichen Rost müssen wir unseren Körper durch die Aufnahme von nützlichen Antioxidantien mit der Nahrung sinnvoll und effektiv unterstützen. Denn die Antioxidantien arbeiten als Selbstmordkommando an der Front gegen die freien Radikale. Sorgen Sie deshalb für ständigen Nachschub, beherzigen Sie folgende Empfehlungen, Tag für Tag, und lassen Sie Ihre Antioxidantien nicht allein im Regen stehen.

DR. EISEN'S TIPP

1. Stufe: Obst und Gemüse

Die wichtigste natürliche Quelle für Antioxidantien bilden, wie erwartet, Obst und Gemüse. Essen Sie diese Nahrungsmittel möglichst dann, wenn die Natur sie liefert, nicht wenn sie im Tiefkühlregal des Supermarkts liegen. Bei Obst und Gemüse der Saison ist der Vitamin- und Nährstoffgehalt am höchsten. Achten Sie auf schonende Zubereitung.

2. Stufe: Natürliche Konzentrate aus Obst und Gemüse

Gute Konzentrate enthalten alle wichtigen Bestandteile, die wir auch in Obst und Gemüse finden, da sie besonders schonend im Niedrigtemperatur-Vakuumverfahren hergestellt werden. Sie decken damit den Grundbedarf an Nährstoffen (nicht nur an Antioxidantien!). Alternativ können Sie auch als Basis ein gut zusammengestelltes Multivitaminpräparat nehmen, dem aber die sehr wichtigen sekundären Pflanzeninhaltsstoffe als Zusatz nicht fehlen sollten.

3. Stufe: Zellschutzfaktoren

Zu den typischen Zellschutzfaktoren zählt man die Vitamine A (als Beta-Karotin), E und C, Selen und Koenzym Q 10. Die Dosierung richtet sich nach der Belastung. Mit der drei- bis zehnfachen Dosis der Empfehlungen der Deutschen Gesellschaft für Ernährung liegt man meist richtig.

4. Stufe: Fischölkapseln

Wer nicht mindestens zweimal pro Woche Fisch konsumiert, sollte, um den Bedarf an Omega-3-Fettsäuren zu decken, regelmäßig gute Fischölkapseln aus der Apotheke einnehmen.

5. Stufe: Magnesium

Bei der heutigen magnesiumarmen Ernährung und der besonderen Bedeutung im Stoffwechsel ist eine zusätzliche Einnahme von mindestens 300 mg pro Tag kein Fehler.

6. Stufe: Probionten für den Darm

Machen Sie mindestens einmal, besser zweimal jährlich eine Aufbaukur für den Darm mit einem guten Präparat, das Laktobazillen, Bifidobakterien und Algen enthält.

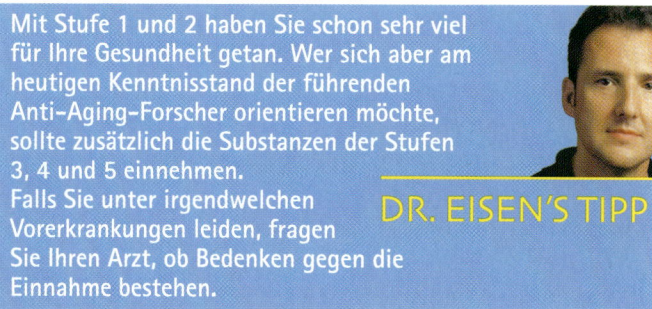

Mit Stufe 1 und 2 haben Sie schon sehr viel für Ihre Gesundheit getan. Wer sich aber am heutigen Kenntnisstand der führenden Anti-Aging-Forscher orientieren möchte, sollte zusätzlich die Substanzen der Stufen 3, 4 und 5 einnehmen.
Falls Sie unter irgendwelchen Vorerkrankungen leiden, fragen Sie Ihren Arzt, ob Bedenken gegen die Einnahme bestehen.

DR. EISEN'S TIPP

3. Thymuskur – Die Altersbremse

Wichtigstes Organ unseres Immunsystems ist die Thymusdrüse. Sie ist etwa kirschgroß und sitzt hinter dem Brustbein. Ihr Höchstgewicht von etwa 20 g erreicht sie kurz vor der Pubertät; nach dem 30. Lebensjahr bildet sie sich rasch zurück.

Die Funktion der Thymusdrüse besteht vor allem in der Unterstützung der Immunabwehr gegen Viren, Bakterien, Fremdstoffe und sich im Körper entwickelnde Fehlbildungen (Tumoren) sowie Stoffwechselentgleisungen.

Man bezeichnet deshalb die Thymusdrüse auch als Gehirn der Abwehr. Schult sie doch mit Ihren freigesetzten Stoffen, den so genannten Thymuspeptiden, die weißen Blutkörperchen während der Jugendzeit zu abwehrfähigen Zellen. Diese sind dann in der Lage, körpereigene Zellen zu erkennen und unangetastet zu lassen, während fremde Zellen identifiziert und bekämpft oder Abwehrmechanismen aktiviert werden.

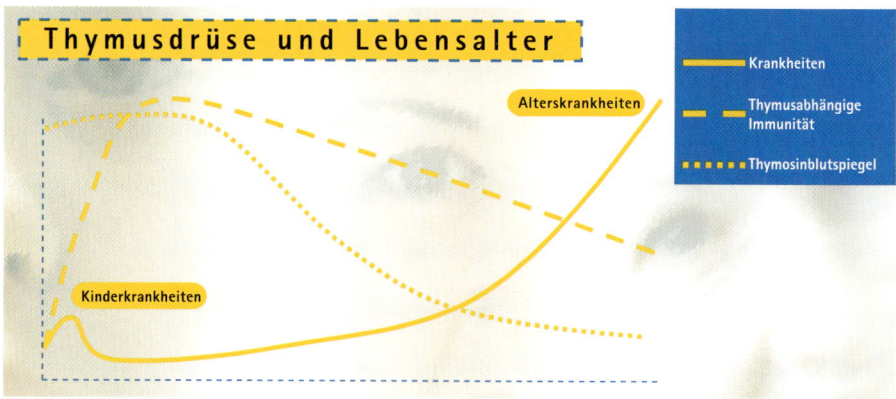

Thymusdrüse und Lebensalter

Krankheiten
Thymusabhängige Immunität
Thymosinblutspiegel

Alterskrankheiten

Kinderkrankheiten

Es leuchtet ein, dass die Anfälligkeit des Organismus gegenüber Krankheiten zunimmt, wenn durch verschiedene Einflüsse die Abwehrkraft im Erwachsenenalter geschwächt wird. Gerade jetzt, wo die Thymusfaktoren dringend gebraucht würden, fällt die nachlassende Wirkung der Thymusdrüse besonders ins Gewicht. Chronische Krankheiten und Veränderungen nehmen ihren Lauf.

Neuere Studien haben die enorme Bedeutung der Thymusdrüse für die Regeneration und Altersvorbeugung bestätigt. In aufwändigen immunologischen Untersuchungen kann man die umfangreichen Wirkungen der Thymuspeptide erkennen.

Man bezeichnet die Thymusdrüse auch als Altersbremse, da so genannte Alterserkrankungen, wie körperliche und geistige Erschöpfung, Immunschwäche, Verschleißerkrankungen der Gelenke und der Wirbelsäule, Allergien und Krebserkrankungen, mit der nachlassenden Thymusleistung stark zunehmen.

Da nach dem 30. Lebensjahr praktisch keine körpereigenen Thymuswirkstoffe mehr gebildet werden, muss der Mensch mit der in der Kindheit geschulten Immunabwehr sein restliches Leben zurechtkommen. Und genau hier liegt das Problem. Unsere heutige Zeit ist geprägt von zahlreichen ungünstigen Einflüssen auf unser Immunsystem: Umweltverschmutzung, Elektrosmog, vitaminarme Ernährung, negativer Stress ..., um nur einiges aufzuzählen. Dadurch ist unser Abwehrsystem heute viel stärkeren Belastungen ausgesetzt als früher.

Durch die Quervernetzungen der Thymusdrüse mit anderen Organsystemen wie Gehirn, Knochen, Innere Drüsen etc. wird klar, warum die Thymustherapie so gute Erfolge zeigt.

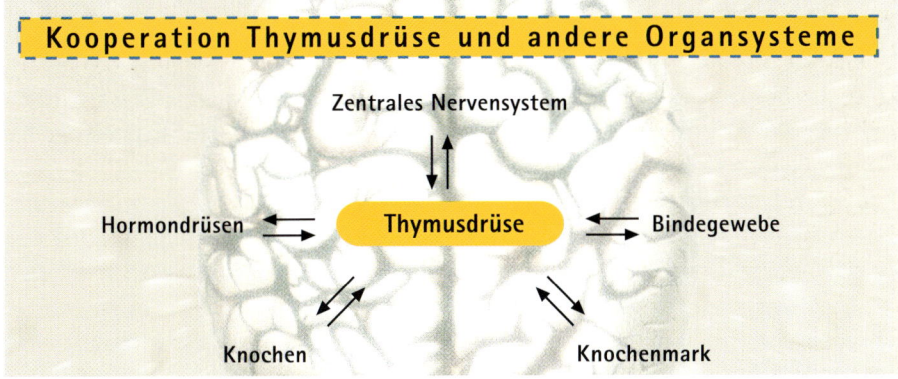

Die große Bedeutung dieser Therapie liegt darin, dass die Wirkstoffe der Thymusdrüse verabreicht werden, die unser Körper im Kindesalter selbst produziert hat. Damit ist das Immunsystem wieder in der Lage, neue Kräfte zu entwickeln und im Kampf gegen Erkrankungen und Störungen wie die folgenden einzusetzen:

- **Regeneration und Vitalisierung bei allgemeiner Erschöpfung**
- **Behandlung von psychophysischen Erschöpfungszuständen**
- **Steigerung der Abwehrkraft bei chronischen Infektionen und Infektanfälligkeit**
- **Prophylaxe und Mitbehandlung von Krebserkrankungen**
- **Bekämpfung vorzeitiger Alterungsprozesse bei erhöhter Belastung im Alltag (Anti-Aging)**
- **degenerative und rheumatische Erkrankungen des Bewegungsapparates**
- **Durchblutungsstörungen**
- **nachlassende sexuelle Leistungsfähigkeit**
- **immunologische Erkrankungen (Multiple Sklerose, Morbus Bechterew, chronische Polyarthritis)**
- **allergische Erkrankungen**
- **längere Cortison- und Antibiotikatherapie**

Ein interessanter Aspekt ist die Tatsache, dass der Abfall der Thymusleistung individuell sehr unterschiedlich ist und stark von beruflicher Belastung, Alltagsstress und Erkrankungen abhängt. So gibt es nicht wenige 30-Jährige, die bereits unter Thymusmangelerscheinungen leiden.

Die oben erwähnten neuen Untersuchungen bestätigen immer mehr die überaus positiven Erfahrungen, die viele Anwender mit der Thymuskur schon seit Jahrzehnten machen konnten, und immer mehr Kritiker verstummen angesichts der guten Erfolge.

Bei der Thymuspeptidkur werden nämlich nur die Thymuswirkstoffe gespritzt, die der Mensch durch den Abbau verloren hat und dringend benötigt, um wieder vital und gesund zu werden bzw. zu bleiben. Im Gegensatz zu früher verwendet man heute Thymuspeptide und keine Thymusfrischextrakte mehr. Man hat damit gleich bleibende Qualität, und die Übertragung von Tiererkrankungen (BSE) ist ausgeschlossen.

Eine optimale Therapie setzt eine kurmäßige Behandlung mit 10–15 Injektionen voraus. Die Injektion ist fast schmerzlos. Eine leichte lokale Reaktion mit Rötung, Juckreiz und kurzfristigem Temperaturanstieg ist extrem selten. Schwerwiegendere Reaktionen treten praktisch nicht auf. Um die Wirksamkeit noch etwas zu erhöhen, kombiniere ich die Thymusspritzen gerne mit einem speziellen Vitalstoffpräparat, das alle wichtigen Vitamine, Spurenelemente, Enzyme etc. enthält.

Die positive Wirkung setzt spätestens nach wenigen Wochen ein und hält bei über 90 % der Patienten bis zu einem Jahr an. Die Kur kann dann wiederholt werden. Die Thymuskur lässt sich auch ideal mit anderen bewährten Naturheilverfahren wie Ozontherapie und Sauerstoff-Mehrschritt-Therapie kombinieren, wodurch sich die Wirkung noch verstärkt.

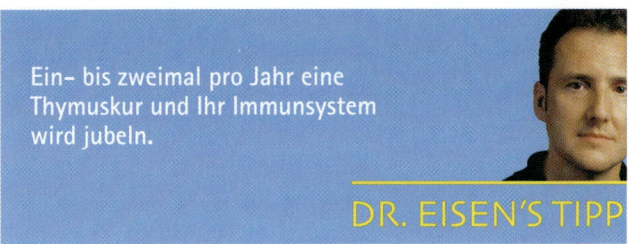

Ein- bis zweimal pro Jahr eine Thymuskur und Ihr Immunsystem wird jubeln.

DR. EISEN'S TIPP

4. Sauerstoff-Therapien

Sauerstoff ist der Grundstoff des Lebens. Nach rund fünf Minuten ohne Sauerstoff ist unser Gehirn unwiederbringlich geschädigt. An sämtlichen Stoffwechselvorgängen in unserem Körper ist Sauerstoff maßgeblich beteiligt. Schon allein aufgrund dieser Informationen dürfte es nicht verwundern, dass mit der Gabe von Sauerstoff gute Effekte erzielt werden können.

I. Die Sauerstoff-Mehrschritt-Therapie nach Professor von Ardenne
Manfred von Ardenne hat in über 20-jähriger Arbeit die besonderen Wirkungen von Sauerstoff herausgearbeitet und die nach ihm benannte Sauerstoff-Mehrschritt-Therapie (SMT) entdeckt und weiterentwickelt. Er war der Meinung, dass durch regelmäßige Anwendung dieser Methode das Leben um mindestens zehn Jahre verlängert werden könne. Auch wenn man die Sache nicht ganz so euphorisch betrachtet, kommt man doch nach Studium der wissenschaftlichen Untersuchungen zu dem Ergebnis, dass die SMT in der Lage ist, Krankheiten zu verhindern, vorhandene Beschwerden zu lindern, das Immunsystem zu stärken sowie Leistungsfähigkeit und Vitalität zu verbessern.
Alterungsvorgänge und Krankheitsbereitschaft hängen eng mit der abnehmenden Sauerstoffkonzentration im Blut zusammen. Nährstoffe, Vitamine und Mineralstoffe können nur wirken, wenn ausreichend Sauerstoff in den Zellen vorhanden ist.
Der Sauerstoffmangel, messbar mithilfe des Sauerstoffpartial-Drucks im arteriellen Blut, beginnt schleichend bereits im dritten Lebensjahrzehnt und erreicht mit zunehmendem Alter die Toleranzgrenze von 70 mmHg.

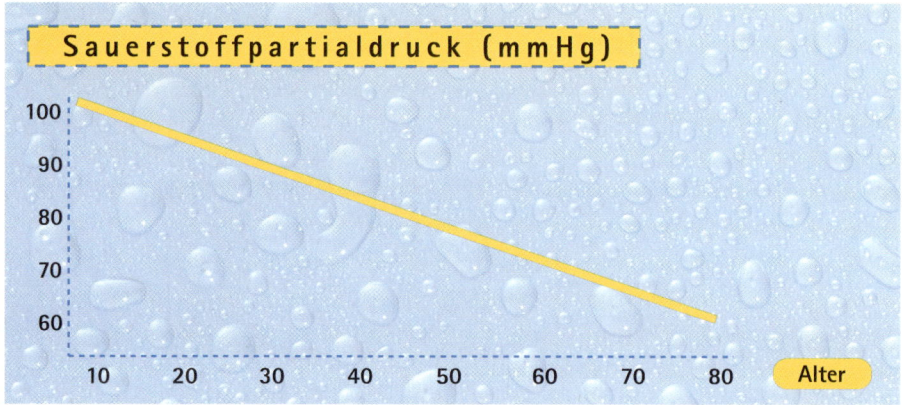

Professor von Ardenne hat postuliert, dass durch die SMT in allen Kapillaren (kleinste Blutgefäße) ein so genannter Schalt-Effekt ausgelöst wird, der zu einer länger anhaltenden Erweiterung der zuvor verengten Kapillaren führt. Damit ist der anhaltende Effekt einer Kur mit SMT zu erklären.

Der Blutfluss wird dadurch in Richtung auf jugendliche Werte erhöht. In der Lunge kommt es zu einer Steigerung der Sauerstoffaufnahme und in allen Geweben zu einer besseren Ausnutzung des Sauerstoffs. Diese Auswirkungen ergeben eine länger anhaltende Erhöhung der körperlichen, geistigen und immunologischen Kräfte.

Positive Behandlungsergebnisse sind u. a. eine Verbesserung der Leistungsfähigkeit, eine Beschleunigung der Rehabilitation und Regeneration nach schweren Krankheiten, eine Stärkung der Lungen- und Herzfunktion, eine Erhöhung der Durchblutung des Gehirns und der Extremitäten, Linderung von Kreislaufbeschwerden und Dauerschwindel, Hilfe bei der Bekämpfung von Hörstürzen und Ohrgeräuschen, eine Zunahme der Beweglichkeit bei Arthrosen und rheumatischen Erkrankungen sowie eine allgemeine Revitalisierung und Unterstützung bei der Bekämpfung von Stressfolgen. Im Leistungssport wird Sauerstoff schon seit längerer Zeit zur Erhöhung der Leistungsfähigkeit und Förderung der Erholung eingesetzt.

Ein entscheidender Schritt für die Steigerung der Wirkung von Sauerstofftherapien war die Einführung von Geräten, die den Sauerstoff, bevor er inhaliert wird, elektrisch aufladen, d. h. ionisieren. Man nutzte dabei die Erkenntnis, dass ionisierter Sauerstoff für den menschlichen Organismus eine besondere Rolle spielt. Der Übergang des Sauerstoffs von der Lunge ins Blut wird beschleunigt, die Sauerstoffanbindung an die roten Blutkörperchen verbessert und der Übertritt von Sauerstoff aus dem Blut ins Gewebe erleichtert. Man kann damit die Wirkung der SMT noch einmal um ein Vielfaches steigern und optimieren. Eine gleichzeitige geistige (Lesen) oder körperliche (Radfahren) Betätigung steigert zusätzlich die Wirksamkeit dieser Methode. Zur Verbesserung der Sauerstoffaufnahme und des Sauerstofftransportes im Körper wird vor der Inhalation ein spezielles Vitalstoffpräparat kombiniert.

II. Ozon-Sauerstoff-Therapie

Man nennt diese Behandlungsform auch große Eigenblutbehandlung. Ozon stellt eine energiereiche Form des normalen, atmosphärischen Sauerstoffs dar. Es handelt sich hierbei um ein farbloses Gas von charakteristischem Geruch, das in erdnahen Schichten nur in minimalen Konzentrationen vorkommt. Es wird weltweit aufgrund seiner Oxidationskraft und der ausgeprägten desinfizierenden Eigenschaften zur Wasserentkeimung und Aufbereitung von Trinkwasser genutzt.

Das medizinische Ozon ist immer ein Gemisch aus reinstem Ozon und reinem Sauerstoff und muss in speziellen Geräten kurz vor der Verabreichung hergestellt werden, da es schnell wieder zerfällt. Ozon hat eine ausgeprägte Bakterien und Pilz tötende sowie Viren inaktivierende Wirkung und findet daher einen breiten Anwendungsbereich zur Behandlung infizierter Wunden, aber auch bei bakteriell- und virusbedingten Erkrankungen (z. B. Leberentzündungen und Herpesinfektionen).

Die durchblutungsfördernde Eigenschaft nutzt man zur Behandlung von peripheren und zentralen arteriellen Durchblutungsstörungen und zur allgemeinen Regeneration und Revitalisierung.

Neuere Studien haben gezeigt, dass Ozon den Sauerstofftransport auf den roten Blutkörperchen erhöht und zusätzlich die Sauerstofffreisetzung im Gewebe deutlich steigert, sodass die Sauerstoffversorgung in den Zellen verbessert wird. Eine Erhöhung des Zellstoffwechsels mit verstärkter Regeneration und Vitalisierung ist die Folge.

Durch die immunaktivierende Wirkung werden körpereigene Abwehrkräfte mobilisiert. Dies lässt sich vor allem in einer Aktivierung von Lymphozyten und Freisetzung von Helferstoffen, z. B. Interferon, feststellen. Von großer Bedeutung ist auch die vermehrte Freisetzung von Tumornekrosefaktoren, die bei der Bekämpfung von Krebszellen enorm wichtig sind.

Aus den beschriebenen Wirkungen ergeben sich folgende Indikationsbereiche:
- arterielle Durchblutungsstörungen (Extremitäten, Gehirn, Ohr)
- nachlassende Leistungsfähigkeit mit Vergesslichkeit und Konzentrationsstörungen
- allgemeine Regeneration und Revitalisierung sowie Stärkung des Immunsystems
- Erkrankungen des rheumatischen Formenkreises
- allergische Erkrankungen
- Viruserkrankungen (Herpes, Hepatitis)
- externe Hauterkrankungen (offene Beine, Dekubitus)

Die Ozontherapie kann auf verschiedene Weise angewendet werden. Eine der effektivsten Methoden ist die intravenöse Anwendung, im Volksmund auch Blutwäsche genannt. Hierbei werden mit einer Vakuumflasche etwa 50–100 ml Blut aus einer Vene entnommen, mit dem frisch hergestellten Sauerstoff-Ozon-Gemisch angereichert und sofort wieder steril in die Vene zurück transfundiert.

Interessanterweise gelangt hierbei kein einziges Molekül Ozon in den Körper. Dieses reagiert vielmehr in Sekundenbruchteilen zu so genannten Peroxiden, bei denen es sich um reaktive Vorstufen von Sauerstoff handelt, die die eigentlichen Wirkungen im Körper vermitteln.

III. Oxithermie®

Eine der effektivsten Sauerstoff-Therapien stellt die Oxithermie dar, die es erst seit etwa einem Jahr gibt. Überwärmungsbehandlungen (Hyperthermie) gehören zu den Wärme-Anwendungen im weitesten Sinn. Wärmezufuhr von außen ist seit Jahrhunderten nicht nur eine geschätzte Methode, Wohlbefinden und Behaglichkeit zu erzeugen, sondern auch Schmerzen zu lindern, Krankheitsverläufe zu beeinflussen und die Abwehrkräfte des Organismus zu unterstützen.

Lange Zeit mangelte es an einer wirksamen technischen Lösung für den ambulanten Einsatz, sodass die Hyperthermie auf die klinische Tumortherapie beschränkt blieb. Jetzt endlich steht mit der Oxithermie über die Tumorbehandlung hinaus ein breites Anwendungs-Spektrum für den ambulanten Therapie-Einsatz zur Verfügung.

Mit der Oxithermie erlebt die klassische Hyperthermie aktuell nicht nur eine Renaissance, sondern sie steht mehr noch am Beginn einer neuen Blüte, begründet durch das hohe Entwicklungsniveau der Oxithermie und ihrer klinisch nachgewiesenen breit gefächerten Wirksamkeit.

Die Oxithermie ist ein risikoarmes und dabei hoch entwickeltes Therapieverfahren, dessen Wirksamkeit aus der Kombination von Ganzkörperüberwärmung (Hyperthermie) und Sauerstoff-Inhalation nach dem Professor-von-Ardenne-Konzept resultiert. Dadurch werden die bekannten guten Ergebnisse der Sauerstoff-Mehrschritt-Anwendungen nicht nur intensiviert bzw. verbessert, sondern zusätzliche Indikationsgebiete erschlossen. Dies gilt in besonderem Maße für Erkrankungen und Schmerzzustände des Stütz- und Bewegungsapparates. Auf diese Indikationen, für die die Oxithermie primär konzipiert wurde, möchte ich in diesem Zusammenhang jedoch nicht eingehen, sondern mich auf die regenerativen Möglichkeiten beschränken. Ziel der Oxithermie ist es, schmerzfrei und ohne operative Eingriffe körpereigene Reparatur- und Regenerationsprozesse zu aktivieren.

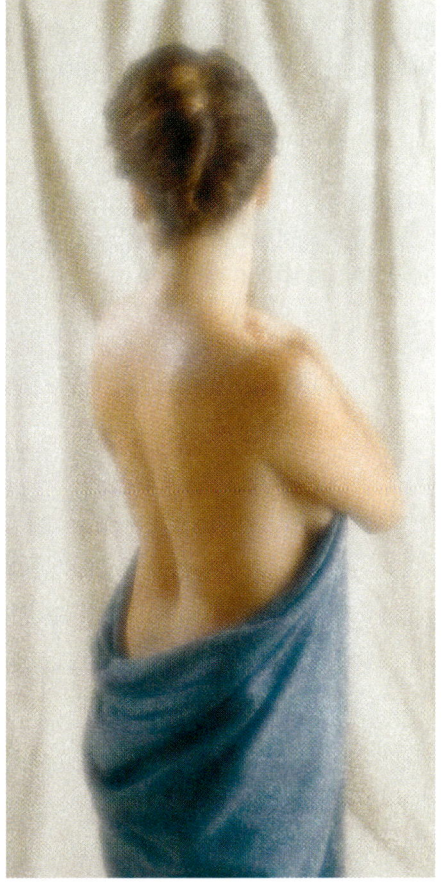

So erleben Sie die Oxithermie:
Die Infrarot-A-Strahlung, die bei der Oxithermie zur Anwendung kommt, entstammt dem energetischen Spektrum der Sonne. Sie hat den Vorteil, dass sie durch die Haut dringt und in tiefer liegenden Schichten zu einer Durchblutungssteigerung und damit Erwärmung führt. Bei weiterer Temperaturerhöhung steigt die Durchblutung im gesamten Organismus, und es kommt zur gewünschten Erhöhung der Kerntemperatur.
Neben den thermoregulatorischen Wirkungen verbessert die körperweite Durchblutungserhöhung den Transport von Sauerstoff und Nährstoffen bzw. den Abtransport von Stoffwechselendprodukten. Stoffwechselvorgänge und Ausscheidungsfunktionen werden mit zunehmender Gewebstemperatur beschleunigt (Entgiftungsfunktion).

Die gleichzeitige Inhalation von konzentriertem Sauerstoff während der Infrarot-A-Einwirkung ist die zweite wesentliche Säule des Oxithermie-Prozesses. Sie erfolgt nach dem bekannten Mehrschritt-Therapie-Konzept. Grundlage dieser Kombination ist die Erkenntnis, dass Sauerstoff in der Medizin eine unumstritten große Bedeutung und Wirksamkeit hat. Gerade die Kombination aus Wärme und Sauerstoff macht die Oxithermie zu einem hervorragenden Verfahren zur allgemeinen Regeneration und Vitalisierung im Rahmen eines Anti-Aging-Konzeptes.

Sie kommen in den Genuss eines gut verträglichen und risikoarmen Therapieverfahrens mit einem breiten Wirkspektrum. Es kann entscheidend dazu beitragen, Ihre wichtigen individuellen Lebens- und Berufskonzepte zu fördern bzw. zu sichern, indem störende, den gesunden Lebensrhythmus unterbrechende Krankheits- und Beschwerdezustände verkürzt, gemildert oder sogar vollständig zum Abklingen gebracht wird. Dies gilt nicht nur für die Therapie akuter Krankheitsbilder, sondern ebenso für chronische Krankheiten und solche Beschwerden – wie beispielsweise Durchblutungsstörungen – die in der Regel vielfache und gravierende Folgewirkungen haben, wenn sie untherapiert bleiben.

Fazit

Klinische Erfahrungen und wissenschaftliche Untersuchungen lassen den Schluss zu, dass Sauerstoffkuren zu den effektivsten naturheilkundlichen Verfahren gehören.

5. Vermeiden Sie Süßes

Ich darf hier auf das Kapitel Ernährung verweisen, das sich um die Kernthemen Hyperinsulinismus und Hyperglykämie dreht. Auf einen kurzen Nenner gebracht:
Vermeiden Sie zu viel Süßes sowie zuckerhaltige Nahrungsmittel, und kombinieren Sie keine Fette mit Nahrungsmitteln, die einen hohen glykämischen Index haben (siehe S. 94).

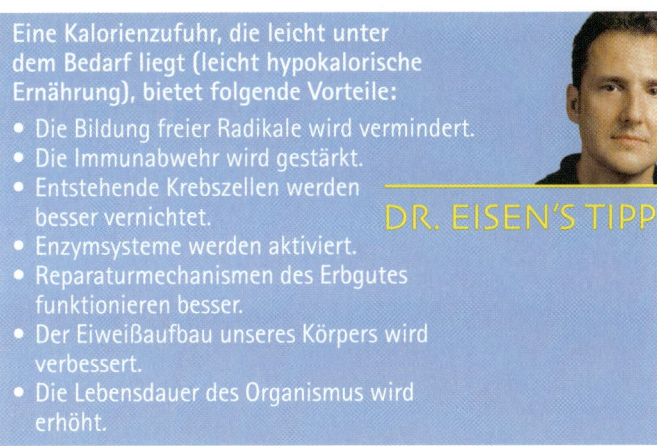

Eine Kalorienzufuhr, die leicht unter dem Bedarf liegt (leicht hypokalorische Ernährung), bietet folgende Vorteile:
- Die Bildung freier Radikale wird vermindert.
- Die Immunabwehr wird gestärkt.
- Entstehende Krebszellen werden besser vernichtet.
- Enzymsysteme werden aktiviert.
- Reparaturmechanismen des Erbgutes funktionieren besser.
- Der Eiweißaufbau unseres Körpers wird verbessert.
- Die Lebensdauer des Organismus wird erhöht.

DR. EISEN'S TIPP

Weitere Methoden zur Verjüngung

Original Gero-H3-Kur nach Prof. Aslan
Zahlreiche medizinische Untersuchungen, besonders von Dr. Good und Fr. Prof. Aslan, haben die günstigen Wirkungen des Procains nachgewiesen. Procain ist ein Lokalanästhetikum, das seit langer Zeit eingesetzt wird. Sein revitalisierender Effekt beruht auf der Tatsache, dass seine biologische Wirksamkeit der von Vitaminen der H-Gruppe sehr ähnlich ist. Es kommt zu einer Steigerung der Enzymaktivität in Hirn- und Muskelzellen, verbunden mit einem Anstieg der Eiweißbildung. Neben dem Einsatz in der Geriatrie bei den so genannten Alterskrankheiten wird die Aslan-Kur bei der prophylaktischen Behandlung von Alterungsprozessen ab dem 40. Lebensjahr eingesetzt. Es kommt zu einer allgemeinen Durchblutungssteigerung der Organe, insbesondere der Haut und des Gehirns. Steigerung der Vitalität, Zunahme der Konzentrationsfähigkeit und Besserung des allgemeinen Wohlbefindens sind die Folgen.

Durch die Kombination mit Vitaminen aus der B-Gruppe (so genannten Nervenvitaminen) wird die positive Wirkung des Procains erhöht.

Anwendungsgebiete:
- zerebrale und periphere Durchblutungsstörungen
- Arteriosklerose und ihre Folgeerkrankungen
- allgemeine Regeneration und Revitalisierung
- geriatrischer Symptomenkomplex (Alterserkrankungen)

Das Procain wird als intramuskuläre Injektion verabreicht. Es wird eine kurmäßige Anwendung von 10 bis 15 Injektionen empfohlen. Eine Kombination mit anderen revitalisierenden Therapien (Thymus-, Sauerstoff- und Ozon-Therapie) ist sinnvoll.

Enzymtherapie

Enzyme werden im Kapitel „Enzyme" bzw „Ernährung" ab Seite 190 dieses Buches ausführlich beschrieben.

Magnetfeldtherapie – Hausputz für den Körper

Was ist ein Magnetfeld?

Magnetfelder sind Träger bestimmter Energien, die entweder durch Magnete (z. B. natürliche Magnete) oder von Strom durchflossenen Leiter erzeugt werden. Sie kennen bestimmt das natürliche Magnetfeld der Erde, auf dem viele physikalische Phänomene beruhen. Erzeugt werden Magnetfelder im atomaren Bereich zwischen Atomkern und Elektronen. Die Magnetfelder vieler Atome addieren sich zu einem großen Magnetfeld. Jeder Magnet hat zwei Pole, den Nordpol und den Südpol. Gleiche Pole stoßen sich ab, ungleiche Pole ziehen sich an. Natürliche Magnete finden sich in bestimmten Eisenerzen, künstliche Magnete werden durch Einwirkung eines starken Magnetfeldes auf bestimmte metallhaltige Stoffe hergestellt.

Jedes elektrische Feld ist ebenfalls von einem Magnetfeld umgeben (Elektromagnete). Elektrisch erzeugte Magnetfelder können durch Änderung der elektrischen Felder in Form, Verteilung und Stärke beliebig verändert werden. Das natürliche Magnetfeld unserer Erde hat eine Eigenschwingung von 7,8 Hz. Mit der gleichen Frequenz schwingt interessanterweise auch das Magnetfeld unseres Hypothalamus, des Cheforgans der Hormone.

Unser Organismus reagiert äußerst sensibel auf externe Magnetfelder. Leider ist die Umwelt heute geradezu „verseucht" mit elektromagnetischen Wellen. Eine Unzahl von Elektromotoren, Hochspannungsleitungen, Sendeanlagen, Handys etc., um nur einige zu nennen, erzeugt jede Menge Störfelder, die man auch als Elektrosmog bezeichnet.

Kein Wunder, wenn unser Körper, der mit einer definierten Eigenfrequenz vor sich hinschwingt, dadurch beeinflusst und geschädigt werden kann. Denn die körpereigenen Schwingungen brauchen typische Magnetfelder, die ihrerseits die Zellen aufladen. Durch viel Bewegung in der Natur und die Aufnahme naturbelassener, energiereicher Nahrung werden in der Regel diese elektrischen Kräfte ausreichend unserem Organismus zugeführt bzw. gebildet.

Die Folgen von Elektrosmog sind Störungen der Zellfunktionen mit einer Schwächung von Gewebe und Organen bis hin zur Entstehung von Krankheiten. Energetische Defizite zeigen sich in Erschöpfungssymptomen, Müdigkeit, Immunschwäche und vorzeitiger Alterung. Womit wir wieder beim Thema wären!

Führend in der therapeutischen Anwendung bei Mensch und Tier sind pulsierende Magnetfelder, die sich je nach Indikation in der sie erzeugenden Energie (Gleich- oder Wechselstrom), in Frequenz, in Intensität und Behandlungsdauer unterscheiden. Zahlreiche wissenschaftliche Untersuchungen und Studien haben die positiven Wirkungen bewiesen. Die Magnetfeldtherapie vitalisiert den Zell-Energie-Haushalt und fördert damit in entscheidender Weise die Selbstheilungskräfte des Körpers.

Gerne und mit sehr gutem Erfolg wird die Magnetfeldtherapie bei Schmerzen und Verschleißerscheinungen des Bewegungsapparates, Rückenschmerzen, muskulären Verspannungen und Kopfschmerzen (Migräne) eingesetzt. Bemerkenswert ist dabei die Tatsache, dass neben der Schmerzlinderung auch reparative und heilende Prozesse in Strukturen wie z. B. Gelenkknorpeln auftreten.

Ein großes Einsatzgebiet für die Magnetfeldtherapie liegt in der Vorbeugung und Prophylaxe. Nachweislich führt Magnetfeldtherapie zu erhöhter Sauerstoffversorgung der Zellen und Gewebe, Verbesserung des Zellstoffwechsels sowie besserer Entgiftung und Entschlackung. Durch positive Beeinflussung des vegetativen Nervensystems kommt es zu einer allgemeinen Regeneration und Erhöhung der Stresstoleranz. Die generalisierte Durchblutungssteigerung führt darüber hinaus zu gesteigerter körperlicher und geistiger Leistungsfähigkeit.

Magnetfeldtherapien sollten dem Arzt vorenthalten bleiben, da unseriöse Anbieter mit billigen, minderwertigen Geräten das Verfahren völlig zu Unrecht in Misskredit gebracht haben. Sehr viel versprechend ist ein neuer Therapieansatz, bei dem zuerst mit einem Profigerät mit denkbar vielen Einstellungsmöglichkeiten und höheren Intensitäten in der Praxis gezielt behandelt wird, um anschließend zu Hause längerfristig mit einem hochwertigen Heimgerät unter Kontrolle des Arztes weiterzubehandeln. So können die Langzeiterfolge entscheidend verbessert werden. Denn wer die positiven Auswirkungen auf das eigene Wohlbefinden schon einmal erlebt hat, der möchte die Magnetfeldtherapie nicht mehr missen.

Zusammenfassend kann man die Magnetfeldtherapie als unentbehrliches Verfahren zur Bekämpfung und Prophylaxe von Alterserscheinungen und Alterserkrankungen ansehen, das bei optimaler Anwendungsform und -dauer höchste Wirksamkeit besitzt.

Darmsanierung

Der Darm ist eines unser größten Immunsysteme, für dessen optimales Funktionieren das Vorhandensein bestimmter Keime unbedingt erforderlich ist. Zu ihnen gehören Laktobazillen und Bifidobakterien. Ein bekannter Vertreter der Laktobazillen ist der Lactobacillus acidophilus, der eine große Bedeutung für die Gesunderhaltung unseres Darms hat. Manche Hersteller von Milchprodukten mischen bereits ab Werk diesen Keim unter die Nahrungsmittel. Leider reichen für einen angeschlagenen Darm diese Mengen nicht aus, und es ist besser, höhere Dosierungen in Form von Kapseln einzunehmen. Laktobazillen sind die eigentlichen Gegenspieler von Candida albicans, einem lästigen Pilz, der bei Überhandnehmen für eine Menge chronischer Erkrankungen und Befindlichkeitsstörungen verantwortlich ist. Am besten Sie nehmen ein Kombinationspräparat aus Laktobazillen und Bifidobakterien, das zusätzlich Algenpräparate zur Entgiftung enthält.

Die erste Darmkur sollte über drei Monate durchgeführt werden, danach reicht bei fehlender Symptomatik eine ein- bis zweimalige Auffrischung für einen Monat Dauer pro Jahr.

Biomolekulare Organtherapie

Die meisten Krankheiten des Menschen sind von charakteristischen morphologischen und molekularen Zellveränderungen begleitet. Auch die klinisch-chemischen Untersuchungen weisen auf ganz bestimmte biochemische Defekte der Zellen hin. Es liegt nahe, derartige zelluläre Defekte durch Zufuhr von Bestandteilen aus gesunden Zellen rückgängig zu machen, sodass erkrankte Organe wieder funktionstüchtig werden. Dies geht mit Reparatur und Erneuerung einher.

Die Idee, kranken Organen zur Heilung Faktoren aus gleichartigen gesunden Organen zuzuführen, ist nicht neu. Sie lässt sich bis ins Altertum zurückverfolgen und schließt auch die Frischzellentherapie nach Niehans sowie die Therapie mit Organlysaten ein.

Die so genannte biomolekulare Therapie, auch zytoplasmatische Therapie genannt, unterscheidet sich von anderen Organextrakten und der Zellulartherapie jedoch durch die Art des international patentierten Bearbeitungsverfahrens der Organpräparate, der ganzheitsmedizinischen Anwendung und der individuellen stufenweisen Dosierung. Es ist das Verdienst Theurers, dieses Prinzip bereits in den 50er-Jahren therapeutisch sicher gemacht zu haben. Er erkannte schon damals, dass die Wirksamkeit von Organpräparaten nur an deren molekulare Bestandteile gebunden sein kann.

Die biomolekulare Organtherapie verwendet natürliche Regulationsstoffe und Stoffwechselprodukte. Gestörte Regulationsvorgänge werden auf physiologische Weise wieder normalisiert, und so bekommt der Heilungsprozess kausale Unterstützung. Es liegen darüber umfangreiche experimentelle Beweise aus führenden Universitätsinstituten und Kliniken im In- und Ausland vor, ebenso positive Erfahrungsberichte aus der Praxis der Human-, aber auch der Veterinärmedizin.

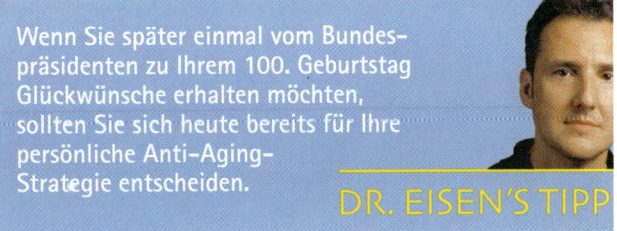

Wenn Sie später einmal vom Bundespräsidenten zu Ihrem 100. Geburtstag Glückwünsche erhalten möchten, sollten Sie sich heute bereits für Ihre persönliche Anti-Aging-Strategie entscheiden.

DR. EISEN'S TIPP

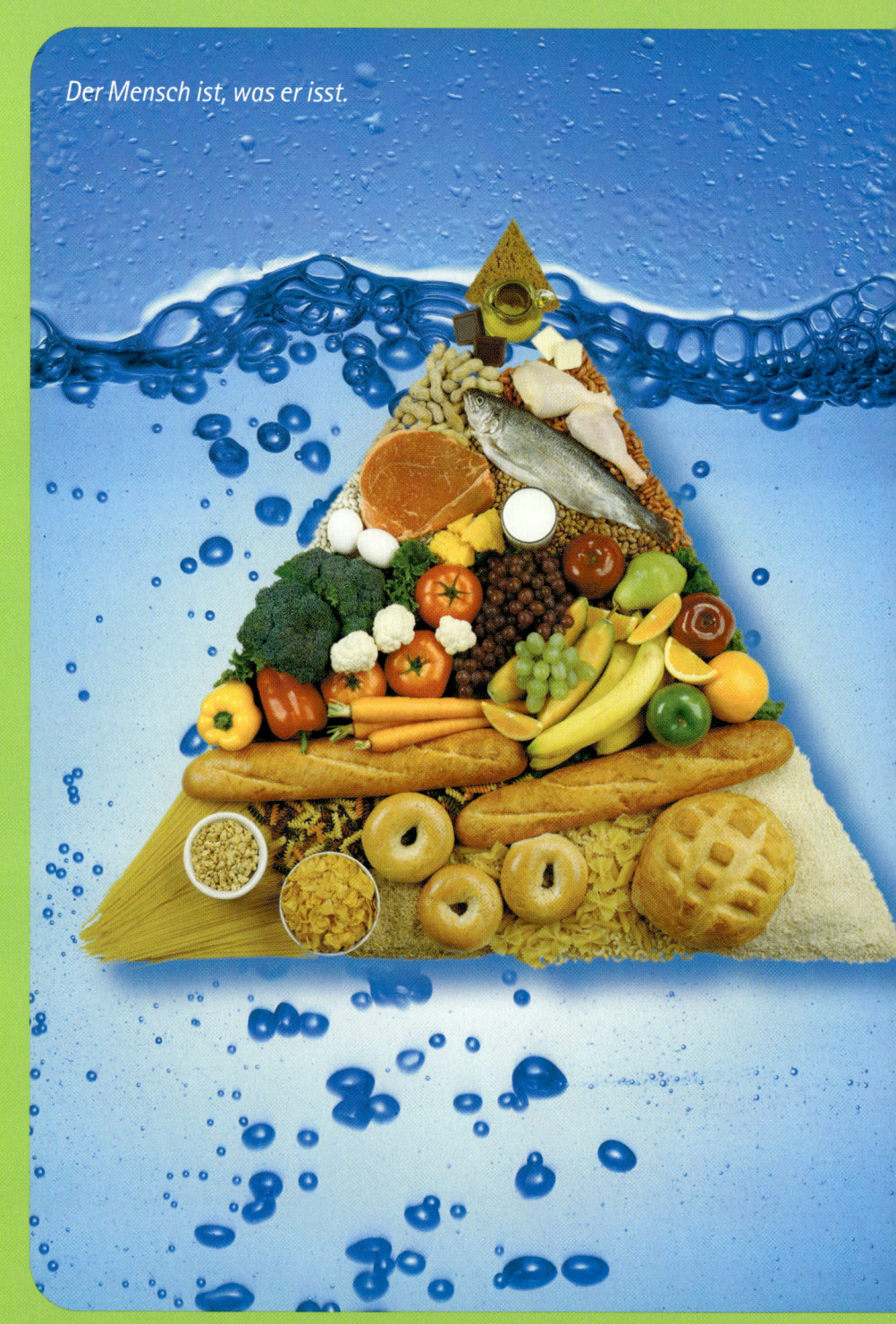

Der Mensch ist, was er isst.

Die Ernährung

Haben Sie sich schon einmal gefragt, was mit all den Nahrungsmitteln, die Sie im Laufe Ihres Lebens gegessen oder getrunken haben, im Körper eigentlich passiert ist?

Die Ernährung ist ein ebenso faszinierendes wie schwieriges Thema, bei dem ich Ihnen im Folgenden einige grundlegende Einsichten vermitteln möchte. Nur wenn Sie bestimmte Basiskenntnisse über die Zusammensetzung der Nahrung und die Verstoffwechslung im Körper haben, können Sie die Notwendigkeit einer optimalen Ernährungsweise verstehen und nachvollziehen. Sie werden schnell erkennen, dass das Know-how einer modernen Ernährung neben der Bewegung die wichtigste Säule in unserem Kampf gegen die Alterung darstellt.

Prinzipiell lassen sich alle unsere Nahrungsmittel in kleinste Bausteine aufschlüsseln, deren wichtigste **Eiweiße**, **Kohlenhydrate** und **Fette** sind. Sie kennen sicher auch **Vitamine**, **Mineralstoffe** und **Spurenelemente**. Ich werde aber noch auf einige weitere, zunächst vielleicht unbedeutend erscheinende Nahrungsbestandteile eingehen, die jedoch eine enorme Bedeutung für die Ernährungsoptimierung haben.

Bekanntlich **ist der Mensch, was er isst**, und trotzdem belasten wir unseren Körper täglich mit einer Fülle von zumeist leeren und damit unsinnigen Kalorien bei einem Mangel an Nähr- und Vitalstoffen. Während wir bei unserem Auto im Regelfall peinlichst darauf achten, den richtigen Sprit zu tanken – d. h., einem Motor, der auf Superbenzin ausgelegt ist, keinen Normaltreibstoff zu geben –, beachten die wenigsten von uns die Grundzüge einer vernünftigen Ernährung.

Als es noch keine Apotheken mit ihrer Überfülle an Arzneimitteln und Vitaminpillen gab, hatten die Menschen nur die Nahrungsmittel aus der Natur, die alles Lebenswichtige lieferten. Leider haben wir in den letzten 100 Jahren der Natur zu sehr ins Handwerk gepfuscht und durch die Industrialisierung der Nahrungsgewinnung, -herstellung und -weiterverarbeitung das kaputtgemacht, was die Natur eigentlich auszeichnet: der hohe Gehalt an Nährstoffen im Vergleich zum Energiegehalt. Deswegen setzen wir uns in diesem Kapitel ausführlich mit dem Thema Ernährung auseinander. Die richtige Ernährung sorgt dafür, dass die richtigen Nährstoffe in den richtigen Mengen den richtigen Zellen zur Verfügung stehen.

Wenn Sie selbst ernannte Ernährungsexperten oder Ärzte, die sich damit *nicht* auskennen, befragen, wie es denn um unsere Ernährung bestellt ist, werden Sie meist die beruhigende

Auskunft erhalten, dass eine ausgewogene Mischkost alles enthält, was der Mensch braucht. Auch unser oberstes Beratungsorgan, die Deutsche Gesellschaft für Ernährung (DGE), erklärt, die Nährstoffversorgung der Deutschen sei gut.

Wenn das wirklich so ist, frage ich mich, warum die Zahl ernährungsabhängiger Erkrankungen wie Herzinfarkt, Rheuma, Allergien, Bluthochdruck, Krebs etc. in den letzten Jahrzehnten geradezu explosionsartig zugenommen hat. Warum raten führende Anti-Aging-Wissenschaftler auf der ganzen Welt zu einer wesentlich höheren Nährstoffaufnahme? **Warum blockiert und sabotiert manche Pharmafirma Studienergebnisse, die beweisen, dass durch die Einnahme des Vitamins X die Krankheit Y in über 70 % aller Fälle nicht mehr auftreten würde?**

Machen Sie sich am besten Ihr eigenes Bild und erfahren Sie am eigenen Körper, wie unglaublich positiv sich eine moderne und gesunde Ernährung auf Sie auswirkt. Wie heißt es so schön in einem chinesischen Sprichwort:

Was immer der Vater einer Krankheit gewesen ist –
die Mutter war eine schlechte Ernährung.

Apropos ausgewogene Ernährung der Deutschen: 75 % der Nahrungsmittel, die der Durchschnittsbürger aufnimmt, sind industriell verändert, d. h. aus Geschmacks- oder Haltbarkeitsgründen weiter verarbeitet, mit der Folge eines höheren Kalorienreichtums bei verminderter Nährstoffkonzentration, von den fehlenden Ballaststoffen ganz zu schweigen. Damit enthält die heutige Ernährung ungefähr doppelt so viele Kalorien wie die Küche vor 50 bis 100 Jahren!

Wussten Sie, dass rund drei Viertel unserer Nahrungsenergie aus Fetten, Zucker und Weißmehlprodukten aufgenommen wird? Das sind leere Kalorien ohne Nährstoffe! Wir müssen also unsere Nährstoffe aus den restlichen 25 % Nahrung holen, die im Regelfall je zur Hälfte aus Fleisch (Fisch) sowie Obst und Gemüse bestehen. Viel Spaß und viel Erfolg bei diesem Versuch! Wenn Sie jetzt noch wüssten, dass das meiste Obst und Gemüse durch schlechte Bodenqualität, unreife Ernte, lange Transportwege und falsche Zubereitung teilweise kaum noch Vitamine enthält, dann könnten Sie gleich das Essen sein lassen.

Glauben Sie jetzt immer noch, dass unsere Nahrung ausreichend Vitamine enthält?

Um die Ernährung besser zu verstehen, ist es gut, sich einen Überblick über die wichtigsten Stoffwechselleistungen und Verdauungsvorgänge in unserem Körper zu verschaffen. Schauen wir uns zuerst den Aufbau unseres Verdauungssystems an, und gehen wir anschließend etwas in die Details des Stoffwechsels der einzelnen Nahrungsbestandteile. Doch keine Angst, dies ist kein Lehrbuch für Ernährungswissenschaftler oder Ärzte, sondern eine Hilfestellung für gesundheitsbewusste Menschen wie Sie. Sie alleine bestimmen, was Sie zu sich nehmen. Nutzen Sie diese einmalige Chance.

Der Verdauungsapparat

Unser Verdauungsapparat beginnt mit dem Mund und endet mit dem Anus. Er ist im Prinzip nichts anderes als ein langer, meist muskulärer Schlauch, in den die Nahrung oben hineingeschüttet wird, um anschließend in einem stundenlangen Prozess zunächst mechanisch zerkleinert und dann durch chemische Aufbereitung in die eigentlichen Nährstoffe aufgeschlossen zu werden. Diese Nährstoffe dienen unserem Körper als Bausteine für alle Lebensvorgänge.

Nährstoffe können im Körper also erst dann wirken, wenn sie durch unsere Verdauung in kleinere Einheiten zerlegt worden sind. Ein ständiger physikalischer und chemischer Prozess führt dazu, dass aus großen Bausteinen unserer Nahrung immer kleinere abgespalten werden, bis zum Schluss die Mikronährstoffe übrig bleiben. Sie können sich das Ganze auch als etwa zehn Meter langes Fließband vorstellen, an dem Millionen von kleinen Helferchen die Aufbereitung der Nahrung bis zur Ausscheidung über den Enddarm bewerkstelligen.

1. Mund und Speiseröhre

Der Mund mit den Beißwerkzeugen (Zähne) dient vor allem dazu, den angebotenen Speisebrei physikalisch zu zerkleinern und bereits durch ein Enzym, das *Alpha-Amylase* heißt, die Stärkeverdauung zu beginnen. Hierbei wird Stärke in einfachen Zucker gespalten. Es ist eminent wichtig, den Speisebrei ausreichend zu kauen, da vor allem durch die physikalische Zerkleinerung eine Oberflächenvergrößerung der Nahrung für angreifende Enzyme in tieferen Darmabschnitten gut gelingen kann. Die Speiseröhre transportiert durch aktive Muskelkraft den Speisebrei in den Magen.

Wussten Sie, dass Sie auch im Kopfstand ein Glas Wasser trinken könnten?

2. Magen

Der Magen ist ein muskelumgebener Sack, der zur Anreicherung des Nahrungsbreies mit verschiedenen Stoffen dient. Außer Alkohol wird praktisch nichts von den Magenwänden direkt aufgenommen. Wässrige Substanzen wie Suppe oder Getränke verlassen den Magen ziemlich schnell. Eine normale Mahlzeit aus Mischkost verlässt den Magen nach etwa drei bis fünf Stunden (!). Stark fetthaltige Speisen verlängern die Passagezeit erheblich. Spezialisierte Drüsen und Zellen des Magens produzieren verschiedene Stoffe wie Schleim, Enzyme, Magensaft und den so genannten „Intrinsic factor", der die Aufnahme von Vitamin B 12 ermöglicht. Die Belegzellen des Magens produzieren Salzsäure, die für den sauren ph-Wert im Magen verantwortlich ist. Weitere wichtige Stoffe sind Pepsin für die Eiweißverdauung und das so genannte Labferment, das Milcheiweiß gerinnen lässt. Wie Sie sicher von magenentfernten Patienten wissen, ist der Magen nicht absolut notwendig für die Verdauung, da der größte Teil des Verdauungsprozesses im Dünndarm stattfindet.

3. Dünndarm
Hier wird die im Magen begonnene Verdauung abgeschlossen, es werden praktisch alle Nährstoffe aufgenommen. Der pH-Wert des Dünndarms ist durch die von der Gallenblase ausgeschüttete Galle und durch das Sekret der Bauchspeicheldrüse nicht mehr sauer, sondern basisch.

4. Dickdarm und Enddarm
Nachdem die meisten Nährstoffe aufgenommen worden sind, gelangt der stark wässrige Nahrungsbrei in den Dickdarm. Hier findet die Aufnahme überschüssigen Wassers statt, sodass der Stuhl zuletzt geformt werden kann. Die Passagezeit beträgt etwa 12 bis 14 Stunden. Durch den starken Bakterienreichtum stellt der Dickdarm einen großen und wichtigen Teil des Immunsystems dar.

5. Leber und Gallenblase
Dieses größte Organ unseres Körpers wiegt fast zwei Kilogramm und stellt gleichzeitig die größte Drüse unseres Körpers dar. Die Leber ist quasi eine große Chemiefabrik, die für die Herstellung vieler Stoffe und für die Entgiftung verantwortlich ist. Sie speichert die Vitamine A und D sowie verdaute Kohlenhydrate in Form von Glykogen. In der Leber entstehen viele Enzyme, Proteine und Blutgerinnungsfaktoren. Der von ihr produzierte Gallensaft enthält zahlreiche Enzyme für die Fettverdauung. Die Gallenblase ist ein wichtiges Reservoir für den Gallensaft, der von ihr kontrolliert an den Darm abgegeben wird.

6. Bauchspeicheldrüse
Diese im mittleren Oberbauch gelegene Drüse hat eine Länge von knapp 20 cm und mündet mit ihrem Ausführungsgang in den Zwölffingerdarm. Sie ist die wichtigste Drüse für die Bildung von Verdauungsenzymen (Lipasen für die Fettverdauung, Trypsine für die Eiweißverdauung und Amylasen für die Kohlenhydratverdauung). Das von ihr gebildete Insulin spielt eine Schlüsselrolle im Zuckerstoffwechsel.

Die Körperzusammensetzung

Die Beurteilung des Ernährungszustandes eines Menschen ist immer mehr von Interesse für die Wissenschaft, nachdem man erkannt hat, dass erhöhte Körperfettwerte (und nicht primär das Körpergewicht) vermehrt mit metabolischen Erkrankungen (= Stoffwechselerkrankungen) wie Diabetes mellitus und Hyperlipidämien (erhöhte Blutfette) einhergehen sowie mit Herz-Kreislauf-Erkrankungen wie Arteriosklerose und Bluthochdruck bis hin zu Herzinfarkt und Schlaganfall. Problematisch ist die alleinige Beurteilung von Gewicht und Größe, da individuelle Konstitutionstypen unberücksichtigt bleiben.

Weil direkte chemische Analysen nur an Leichen durchgeführt werden können, bedient man sich indirekter Methoden. Die meisten Methoden sind leider ungenau oder so aufwändig, dass sie in der Praxis nicht infrage kommen. Zur Vereinfachung arbeitet man mit so genannten Kompartimentmodellen. Hierbei wird der Körper in verschiedene Teilkompartimente aufgeteilt, um seine Zusammensetzung besser verstehen zu können. Die wichtigsten Anteile sind das **Körperfett** und die **fettfreie Masse (Magermasse)**. Die fettfreie Masse wird weiter unterteilt in **Extrazellulärmasse (ECM)** und **Körperzellmasse (BCM)**. Die Körperzellmasse ist definiert als die Summe aller Sauerstoff verbrauchenden, kaliumreichen, Glukose oxidierenden und Arbeit leistenden Zellen. Ihr kommt deshalb besondere Bedeutung zu, da sie alleine für die Stoffwechselleistungen verantwortlich ist.

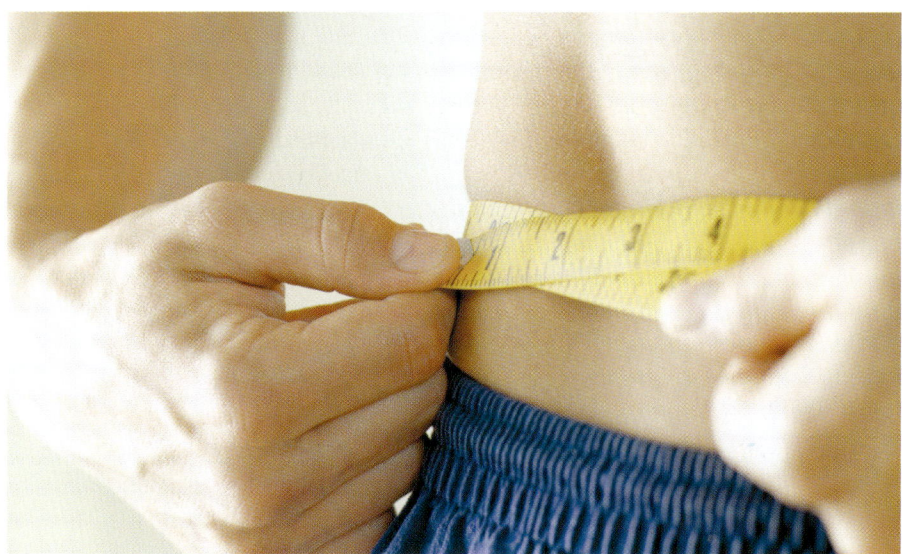

Körperzellverluste stellen immer eine Gefahr für den Körper dar und sind besonders bei ungünstigen Diäten gefürchtet.

Vereinfacht dargestellt und mit einem Auto verglichen, besteht unser Körper im Wesentlichen aus drei Bestandteilen:
Der Motor wird repräsentiert durch unsere **Magermasse**, die vor allem aus Muskulatur, Knochen und Organen besteht und verantwortlich ist für Vitalität und Leistungsfähigkeit. Die Karosserie lässt sich vergleichen mit unserem **Fettgewebe**, wobei hier das Speicherfett an unseren Problemzonen gemeint ist. Den dritten Bestandteil stellt **Wasser** dar, das sich zu über 70 % in unserer Magermasse befindet, wohingegen Fettgewebe nur etwa 13 % Wasser enthält. Während jeder weiß, dass ein Auto flott und leistungsstark ist, wenn es eine leichte Karosserie und einen großen Motor besitzt, geraten viele von uns durch eine falsche Ernährung in genau die gegenteilige Situation: Sie haben eine schwere Karosserie und einen kleinen Motor, und bereits kleinste Steigungen werden so zur Tortur.

Ernährungsberater und Mediziner können aufgrund des Ernährungszustandes eines Menschen Aussagen über mögliche Essstörungen und notwendige Ernährungsumstellungen treffen. Der Körperfettanteil als Risikofaktor für bestimmte Krankheiten korreliert außerdem mit den Problemzonen (kosmetischer Aspekt!). Verdammen Sie Ihre Fettpolster aber deshalb nicht gleich! Sie sind auch heute noch wichtig, wenn auch nicht mehr in dem Maße wie früher, als es immer wieder Hungerphasen zu überstehen galt.
Fettzellen sind normalerweise zwischen 0,3 und 0,9 mcg schwer, können aber bis zum 200-fachen ihrer ursprünglichen Größe aufquellen. Ist die Endgröße erreicht, bildet auch der erwachsene Mensch neue Fettzellen. Während ein schlanker Mensch etwa 35 Milliarden Fettzellen hat, kann ein übergewichtiger Mensch über 160 Milliarden besitzen. Im Kindesalter werden übrigens unter einer kalorienreichen Ernährung mehr Fettzellen gebildet, die nie wieder verschwinden, sondern nur kleiner oder größer werden können.

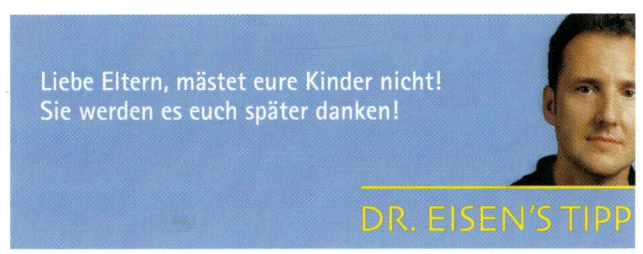

Liebe Eltern, mästet eure Kinder nicht! Sie werden es euch später danken!

DR. EISEN'S TIPP

Wussten Sie, dass es keineswegs egal ist, wo Sie Ihre Fettpolster sitzen haben? Ich meine jetzt nicht den kosmetischen Aspekt, sondern einen in medizinischer Hinsicht sehr bedeutsamen: Nicht alle Problemzonen sind grundsätzlich für Herz und Gefäße gefährlich. Während Fettpolster an Hüften und Oberschenkeln kaum ein erhöhtes Risiko darstellen, kommt dem **Bauchfett** eine besondere Bedeutung zu. Da Bauchfett wesentlich mehr am Stoffwechsel teilnimmt als Hüft- und Oberschenkelfett, stellt es einen größeren Risikofaktor für Herzinfarkt und Schlaganfall dar. Vielleicht ein kleiner Trost für Leserinnen, die sich über ihre breiten Hüften ärgern.

Personen mit ausgeprägtem Bauchfett werden auch dem Apfel-Typ und Personen mit Hüft- und Oberschenkelfett dem Birnen-Typ zugeordnet. Sie können genau ermitteln, zu welchem Typ Sie gehören: Die **Waist–Hip–Ratio** (WHR) misst Ihr Risiko und erfasst das Verhältnis zwischen Taillen(= Waist)- und Hüft(= Hip)-Umfang.

$$WHR = \frac{Taillenumfang}{Hüftumfang}$$

Idealerweise sollte die WHR bei Frauen kleiner als 0,85 und bei Männern kleiner als 1,0 sein.

Ich muss wohl nicht betonen, dass sich der Apfeltyp meist bei Männern findet, während Frauen eher dem Birnen-Typ angehören. **Frauen mit Bauch haben somit das höchste kardiovaskuläre Risiko!**

Möglichkeiten zur Bestimmung des Ernährungszustandes

1. Waage, Broca-Index und BMI

Die **Waage** stellt die einfachste und am häufigsten gebrauchte, gleichzeitig aber auch die ungeeignetste Methode dar. Millionen von Deutschen stellen sich jeden Morgen auf die Waage, um wahrscheinlich jedes Mal aufs Neue einen Schrecken zu bekommen. Die Waage kann nämlich nur das Gewicht als solches erfassen und unterscheidet nicht zwischen Muskulatur und Fett. Der vom Gewicht abgeleitete

> **Broca-Index** ist definiert als Körpergröße in cm minus 100 beim Mann; bei der Frau werden davon zusätzlich noch 5 bis 10 % abgezogen.

Ein 180 cm großer Mann hätte damit ein Normalgewicht von 80 kg. Jetzt gibt es aber Männer mit 180 cm Körpergröße, die extrem muskelkräftig sind (Arnold Schwarzenegger) und mit 110 kg kein Gramm Fett zu viel haben. Andererseits können 180 cm große Männer mit 75 kg Gewicht noch 10 kg zu viel Fett auf die Waage bringen.

Die Waage und der Broca-Index sind für die Kontrolle des Ernährungszustandes ungeeignet.

Um die Formel nach Broca etwas genauer zu machen, hat man den **Body Mass Index (BMI)** entwickelt. Da hierbei das Volumen des Menschen einbezogen wird, ist die Aussagekraft wesentlich verbessert worden.

$$BMI = \frac{\text{Körpergewicht in kg}}{(\text{Körpergröße in m})^2}$$

Eine Frau mit 170 cm Größe und 60 kg Gewicht hat einen BMI von:
60 : (1,7 x 1,7) = 20,8

Einteilung	BMI (kg/m^2)
Untergewicht	< 18,5
Normalgewicht	18,5–24,9
Übergewicht	25,0–29,9
Adipositas	≥ 30,0
Klasse I	30,0–34,9
Klasse II	35,0–39,9
Klasse III	≥ 40,0

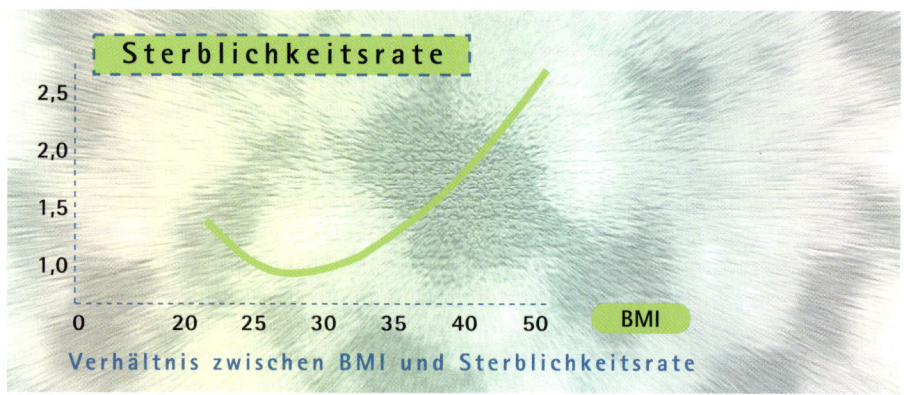

Verhältnis zwischen BMI und Sterblichkeitsrate

2. Hautfaltendicke

Eine sehr einfache Methode zur Bestimmung des Körperfettanteils ist die vor über 40 Jahren entwickelte **Messung der Hautfaltendicke**. Mittels eines speziellen Messzirkels, eines so genannten Calipers, oder mit Infrarotmessgeräten wird an definierten Stellen die Hautfaltendicke gemessen und dadurch der Gesamtkörperfettanteil berechnet. Leider ist die Korrelation der ermittelten Hautfaltendicke mit dem Körperfettanteil bei einigen Personen nicht sehr genau.

3. Dilutionsmethoden und Densitometrische Messungen

Weitere Messverfahren zur Bestimmung von einzelnen Kompartimenten sind beispielsweise **Dilutionsmethoden** mit radioaktiv markierten Isotopen. So lässt sich die Körperzellmasse mit radioaktivem Kalium bestimmen, der Gesamtwassergehalt des Körpers mit Deuterium.

Densitometrische Messungen des Körpers (hydrostatisches Wiegen), bei denen der gesamte Mensch in ein Wasserbad getaucht und die Dichte ermittelt wird, sind so aufwändig, dass sie nur wissenschaftlichen Labors vorbehalten bleiben.

4. Bioelektrische Impedanz Analyse (BIA)

Eine elegante und dazu sehr genaue Methode zur Bestimmung der Magermasse, der Fettmasse und des Körperwassers stellt die **Bioelektrische Impedanz Analyse** dar. Diese Methode wurde in den 40er-Jahren in Amerika entwickelt und wird seit ungefähr 15 Jahren in Deutschland, besonders in der Ernährungs- und Sportmedizin, aber auch auf Intensivstationen, regelmäßig eingesetzt. Mithilfe von jeweils zwei Elektroden am rechten Fuß und am rechten Arm wird ein hochfrequenter Wechselstrom mit sehr niedriger Stromstärke durch den Körper geschickt.

Nur für Interessierte: Dabei entsteht ein homogenes Feld mit konstanter Stromstärke und hoher Frequenz. Mit dem Messgerät werden dann Wechselstromwiderstand (Impedanz) und Phasenverschiebung mit dem Winkel Alpha ermittelt. Aus diesen beiden Messgrößen werden die Teilkomponenten der Impedanz, nämlich die Resistanz (= induktiver Anteil) und die Reaktanz (= kapazitiver Anteil) ermittelt. Die Resistanz ist umgekehrt proportional zum Gesamtkörperwassergehalt und liegt meist zwischen 300 und 680 Ohm (bei Männern aufgrund ihres höheren Muskelanteils meist zwischen 300 und 500 Ohm und bei Frauen zwischen 500 und 680 Ohm).

Falsche oder zu hohe Werte können bei sehr schlanken Menschen und Wasserverlusten (Schwitzen, Erbrechen, Durchfälle etc.), falsche oder zu niedrige Werte oft bei inaktiven und sehr übergewichtigen Personen mit Wassereinlagerungen vorkommen.

Mithilfe von Alter, Geschlecht, Größe und Gewicht lassen sich fettfreie Masse (Magermasse), Körperfettanteil, extrazelluläre Masse (Blut- und Gewebeflüssigkeit) sowie Körperwasser berechnen. Aus der Magermasse bestimmt das zugehörige Computerprogramm gleich noch den Grundumsatz und den Leistungsumsatz, sodass der Proband weiß, wie viel er an Kalorien pro Tag zu sich nehmen darf, ohne an Gewicht zuzulegen. Mithilfe der BIA lassen sich auch Gewichtsverläufe im Rahmen einer Diät optimal verfolgen.

Bei vielen Diätprogrammen wird aus guten Gründen auf ein objektives Kontrollinstrument wie die BIA verzichtet, da ansonsten die Teilnehmer rasch erkennen könnten, dass die teilweise hohen Gewichtsverluste leider nur Wasser und Magermasse sind.

Die Messung selbst ist schnell erledigt, völlig schmerzlos und ungefährlich und jederzeit reproduzierbar. Für Vergleichsmessungen ist es wichtig, dass möglichst zur gleichen Tageszeit gemessen und die Platzierung der Elektroden sehr exakt durchgeführt wird.

Normalwerte für junge Erwachsene:

	weiblich	männlich
Normalbereich	20–30 %	10–20 %
grenzwertig	30–35 %	20–25 %
Adipositas	35–45 %	25–35 %
extreme Adipositas	größer 45 %	größer 35 %

Die Bioelektrische Impedanzanalyse stellt die geeignetste Methode zur Ermittlung des Ernährungszustandes dar: schnell, einfach und sicher.

5. Der Energieverbrauch

Auch wenn Sie 24 Stunden im Bett liegen und nichts tun außer leben, verbrauchen Sie etwa 50 bis 80 kcal pro Stunde. Diese Energie, die wir verbrauchen, um die lebensnotwendigen Körperfunktionen aufrechtzuerhalten, nennen wir den **Grundumsatz**, der von Geschlecht, Größe und Gewicht abhängt. Den Grundumsatz können Sie nach folgenden Formeln näherungsweise berechnen:

> **Männer:** Gewicht x 21,6 = Kalorien-Grundumsatz
> **Frauen:** Gewicht x 19,2 = Kalorien-Grundumsatz

Das Alter spielt dabei ebenfalls eine Rolle, denn mit zunehmendem Alter sinkt der Grundumsatz, und zwar pro Jahrzehnt ungefähr um 5 %.

Mit dem Grundumsatz alleine ist natürlich keine Leistung möglich. Der tägliche Gesamtkalorienverbrauch richtet sich nach der Art der körperlichen Betätigung. Schwer Arbeitende brauchen mehr Energie als Schreibtischtäter. Der Energiebedarf lässt sich aus dem Grundumsatz ermitteln:

> **körperlich eher passiv:** Grundumsatz x 1,4
> **körperlich eher aktiv:** Grundumsatz x 1,7
> **körperlich sehr aktiv:** Grundumsatz x 2,0

Übrigens hängt der Kalorienverbrauch auch von der Umgebungstemperatur ab. Bei Kälte muss der Körper mehr Energie in die Wärmeproduktion stecken, Sie dürfen mehr essen. Im Sommer brauchen Sie weniger Energie, Sie dürfen weniger essen.

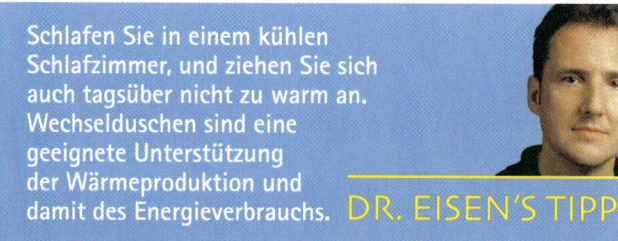

Schlafen Sie in einem kühlen Schlafzimmer, und ziehen Sie sich auch tagsüber nicht zu warm an. Wechselduschen sind eine geeignete Unterstützung der Wärmeproduktion und damit des Energieverbrauchs.

DR. EISEN'S TIPP

Bausteine der Ernährung

Zu den Grundbausteinen der Ernährung zählen Fett, Eiweiß und Kohlenhydrate, die unterstützt werden durch Mineralstoffe, Spurenelemente, Vitamine und weitere Stoffe. Diese Bausteine liefern uns nicht nur die Rohstoffe für unser Bauwerk Mensch, das ständig bis ins hohe Alter an- und umgebaut wird, sondern auch die dazu notwendige Energie. Weiterhin werden durch diese Bausteine Substanzen aufgebaut, die in der Lage sind, als Kommandozentralen die Funktionen unseres Körpers zu lenken und zu regulieren.

Erhält unser Körper durch eine ausgewogenen Kost alle Vitalstoffe in optimaler Dosierung, kann er diese Lebensvorgänge gut bewerkstelligen, und wir erfreuen uns bester Vitalität und Gesundheit.

Es gibt tausende Krankheiten, aber nur eine Gesundheit.
(Arthur Schopenhauer)

Kohlenhydrate

Kohlenhydrate – potenzielle Fettmacher

Schauen wir uns zunächst den Kohlenhydratstoffwechsel an, da Kohlenhydrate mengenmäßig den größten Prozentsatz unserer Nahrung ausmachen. Sie kennen sicher die gängige Einteilung, nach der die Kohlenhydrate etwa 55–60 % der gesamten Energiezufuhr, Eiweiß 15–20 % und Fett 20 % der gesamten Energiezufuhr ausmachen sollten. Aber diese Faustregel ist Schnee von gestern – vergessen Sie sie gleich wieder, wenn Sie schlank bleiben bzw. werden und lange in Gesundheit leben wollen.

Kohlenhydrate sind Zuckerbausteine, bei denen es sich entweder um einfache Zucker handelt oder um Verbindungen, die aus einfachen Zuckern aufgebaut sind.

Man unterscheidet Monosaccharide (z. B. Glukose = Traubenzucker, Fruktose = Fruchtzucker), Disaccharide (z. B. Saccharose = unser Haushaltszucker, Maltose = Malzzucker, Laktose = Milchzucker) sowie komplexe Zucker, die Polysaccharide (Stärke, Zellulose und Glykogen, das Speicherkohlenhydrat des Organismus).

Kohlenhydrate werden in der Natur von Pflanzen durch die Photosynthese aus Kohlendioxid und Wasser gebildet. Sie sind wie Fette für unseren Körper ganz wichtige Energielieferanten. Das Gehirn, die Erythrozyten (rote Blutkörperchen) und das Nebennierenmark sind zur Energiegewinnung ausschließlich auf Glukose angewiesen. Glukose wird deshalb im

Darm schnell aufgenommen und genauso schnell verstoffwechselt. Als Speicher stehen etwa 70 g in der Leber und 300–400 g in der Muskulatur zur Verfügung.

Eine sehr konstante Größe im Zuckerstoffwechsel ist der Blutzuckerspiegel, der durch hormonelle Regulationsmechanismen kontrolliert wird. Jede Abweichung vom Normalbereich löst im Körper Sofortreaktionen aus, um den Zuckerspiegel wieder zu normalisieren. Essen Sie süße, zuckerhaltige Sachen, wird der Blutzuckerspiegel kurze Zeit später steil ansteigen. Das entscheidende Signal für den Einsatz der Bauchspeicheldrüse, unser wichtigstes Anti-Blutzucker-Hormon auf den Weg zu schicken: **Insulin**.

Die Besonderheiten der Kohlenhydratverdauung

Endziel der Kohlenhydratverdauung ist die Aufnahme von Glukose ins Blut. Die Blutzuckerkonzentration beträgt normalerweise 75–115 mg pro Deziliter. Während man früher glaubte, dass es einen zeitlichen Unterschied in der Resorption verschiedener Kohlenhydratmoleküle gebe (Einteilung in schnell und langsam resorbierbare), stellt man heute fest, dass alle Kohlenhydrate nach der Aufnahme auf nüchternen Magen etwa 30 Minuten benötigen, um im Blut den maximalen Zuckeranstieg erreicht zu haben.

> Die Kohlenhydrate unterscheiden sich nicht wesentlich in der Zeit der Blutzuckerspitze, sondern in der Höhe der Blutzuckerkonzentration.
>
> MERKE

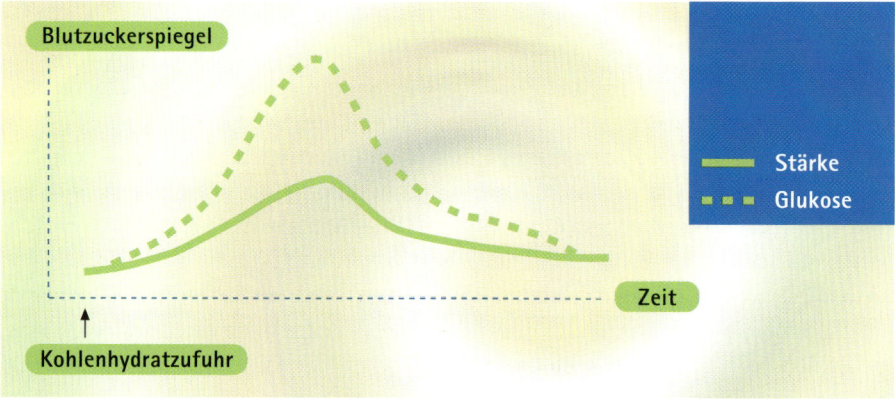

Als direkte Folge dieser Blutzuckerspitzen wird aus der Bauchspeicheldrüse Insulin freigesetzt, dessen Konzentration direkt von der Höhe des Blutzuckerspiegels abhängt. Insulin dient dazu, die überschüssige Glukose aus dem Blut in die Zellen zu leiten und damit den Blutzuckerspiegel zu senken.

Der glykämische Index beschreibt die Höhe der Blutzuckerkonzentration und stellt eine unentbehrliche Hilfe für den mündigen Genießer dar. Ich darf Sie auf das nächste Kapitel verweisen, wo der glykämische Index ausführlich beschrieben wird.

> Es gibt keine langsamen oder schnellen Kohlenhydrate. Es gibt nur Kohlenhydrate mit geringer oder hoher Insulinfreisetzung, und damit gute und schlechte Kohlenhydrate.
>
> MERKE

Insulin – das Dickmacherhormon

Insulin ist eminent wichtig für die Glukoseverbrennung. Nur unter Einfluss eines erhöhten Insulinspiegels können Glukosemoleküle aus dem Blut in die Zellen aufgenommen werden und zu einer Senkung des Blutzuckerspiegels führen. Gleichzeitig wird dem Appetitzentrum im Hypothalamus gemeldet: „Hungergefühl bremsen, Sättigungsgefühl einleiten!" Meistens wird auf eine stark zuckerhaltige Mahlzeit hin etwas zu viel Insulin freigesetzt, sodass es als Folge davon zu einer leichten Unterzuckerung kommen kann. Insulin ist zwar lebensnotwendig, aber zu viel Insulinfreisetzung über viele Jahre hinweg stellt ein großes gesundheitliches Problem dar, denn die zunehmende Bedeutung eines erhöhten Insulinspiegels als Risikofaktor ist bekannt. Es ist deshalb wichtig, den Insulinspiegel bei der täglichen Nahrungsaufnahme möglichst gering zu halten, um ernährungsbedingte Folgeerkrankungen zu minimieren. Im Sinne einer Vollwerternährung müssen vor allen Dingen Kohlenhydrate verringert werden, die zu einem hohen Anfluten von Glukose im Blut führen.

Während Stärke beispielsweise aus aneinander geketteten Glukosemolekülen besteht und erst langsam im Verdauungstrakt in Glukose aufgespalten wird, bevor es aufgenommen werden kann, ergeben schnell resorbierbare Kohlenhydrate wie Rohrzucker oder auch Honig ein schnelles Anfluten von Glukose im Blut, was zu einer raschen und sehr starken Erhöhung des Insulinspiegels führt.

Chronisch übergewichtige Menschen leiden unter einem ständig erhöhten Insulinspiegel (Hyperinsulinismus), der für die so genannten Risikokrankheiten wie Arteriosklerose, Bluthochdruck und Diabetes mellitus (Blutzuckererkrankung) verantwortlich ist.

Wie kommt es zu Hyperinsulinismus? Nach jeder Kohlenhydrataufnahme mit anschließender Blutzuckererhöhung wird Insulin freigesetzt. Je nach Höhe der Glukosekonzentration im Blut fällt die Dosis an Insulin mehr oder minder groß aus. Begünstigt wird der erhöhte Insulinspiegel durch die schlechten Kohlenhydrate und häufige kohlenhydratreiche Mahlzeiten.

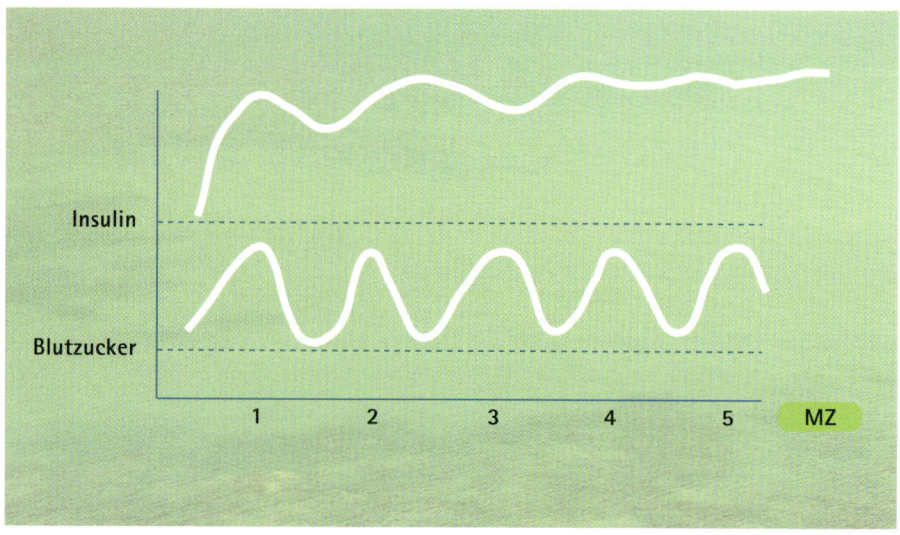

Insulin hat die Eigenschaft, träger, also langsamer zu reagieren als der Blutzuckerspiegel, und bleibt längere Zeit nach einer Kohlenhydratmahlzeit im Blut erhöht vorhanden. Kommt es bei Übergewicht und falscher Ernährung immer wieder zu einem erhöhten Insulinspiegel, führt dies zu Hyperinsulinismus. Dass mittelfristig auch die Insulinrezeptoren immer unempfindlicher auf die Wirkung des Insulin werden, tritt erschwerend hinzu. Aufgrund dieser **Insulinresistenz** muss der Körper immer mehr Insulin produzieren, um eine vergleichbare Blutzuckersenkung zu erreichen. Hyperinsulinismus bedeutet, dass entsprechend disponierte Leute im Kohlenhydratbereich viel zu viel Insulin freisetzen. Ein erhöhter Insulinspiegel hat zwei wichtige Nebenwirkungen zur Folge:

1. Hemmung der Fettverbrennung

Insulin hemmt die Aufspaltung von Speicherfett in Fettsäuren zur Energiegewinnung und damit den Fettabbau. Dies spielt besonders im Rahmen von Diäten eine außerordentliche Rolle, da bei gleichzeitig reduzierter Nahrungszufuhr leider Magermasse (v. a. Muskulatur und Organmasse) abgebaut wird, während gerade die Fettpolster durch den erhöhten Insulinspiegel vor dem Abbau geschützt werden.

2. Auslösung des Hungergefühls

Insulin macht durch die anschließende Unterzuckerung hungrig. Das können Sie ganz einfach daran erkennen, dass sich nach einer Mahlzeit mit schnell aufschließbaren Kohlenhydraten, oder anders gesagt Kohlenhydraten mit einem hohen glykämischen Index, wie Süßigkeiten, nach kurzer Zeit Heißhunger auf mehr von diesen Süßigkeiten einstellt.

Das gemeinsame Auftreten von Übergewicht, Bluthochdruck, Gefäßverkalkung und Blutzuckerkrankheit nennt man auch metabolisches Syndrom, Syndrom X oder Wohlstandssyndrom.

Ein großes Problem unserer heutigen Ernährungsgewohnheiten stellt deshalb die überreichliche Zufuhr von Zucker in einfachen, süß schmeckenden Speisen dar. In den letzten 100 Jahren ist der Prokopfverbrauch von Zucker um das Fünffache von etwa 30 g pro Tag auf über 150 g pro Tag (!) gestiegen. Kein Problem, wenn Sie sich auch fünfmal so viel bewegen wie Ihre Urgroßeltern. Aber tun Sie das?

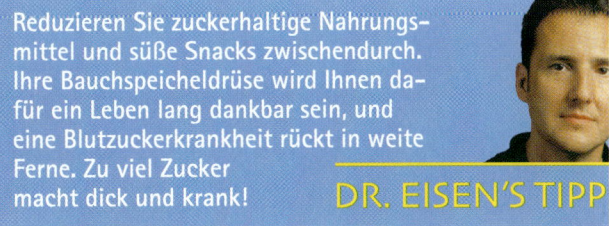

Reduzieren Sie zuckerhaltige Nahrungsmittel und süße Snacks zwischendurch. Ihre Bauchspeicheldrüse wird Ihnen dafür ein Leben lang dankbar sein, und eine Blutzuckerkrankheit rückt in weite Ferne. Zu viel Zucker macht dick und krank!

DR. EISEN'S TIPP

Der glykämische Index

Sie wissen bereits, dass es Kohlenhydrate gibt, die, nachdem sie ins Blut übergegangen sind, einen hohen Insulinspiegel verursachen. Sie sind auch schon über die damit verbundenen gesundheitlichen Risiken im Bilde. Es wäre für uns alle von großer Bedeutung, wenn wir ein Maß dafür hätten, welche Nahrungsmittel günstiger und welche problematischer sind. Und Gott sei Dank gibt es hierfür den **glykämischen Index**.

Dieser Index stellt einen wichtigen Wert für die Beurteilung der Höhe der Zuckeraufnahme und der daraus resultierenden Insulinfreisetzung im Körper dar. Genau genommen versteht man darunter die Fläche der Blutzuckerkurve des jeweiligen Kohlenhydrates. Glukose erhält willkürlich den Wert 100, mit dem die anderen Kohlenhydrate verglichen werden. Berechnen kann man den glykämischen Index durch folgende Formel:

$$\frac{\text{Fläche der Kurve des gewünschten Kohlenhydrates x 100}}{\text{Fläche der Kurve von Glukose}}$$

Der glykämische Index ist umso höher und damit ungünstiger, je stärker das entsprechende Kohlenhydrat den Blutzucker erhöht.

MERKE

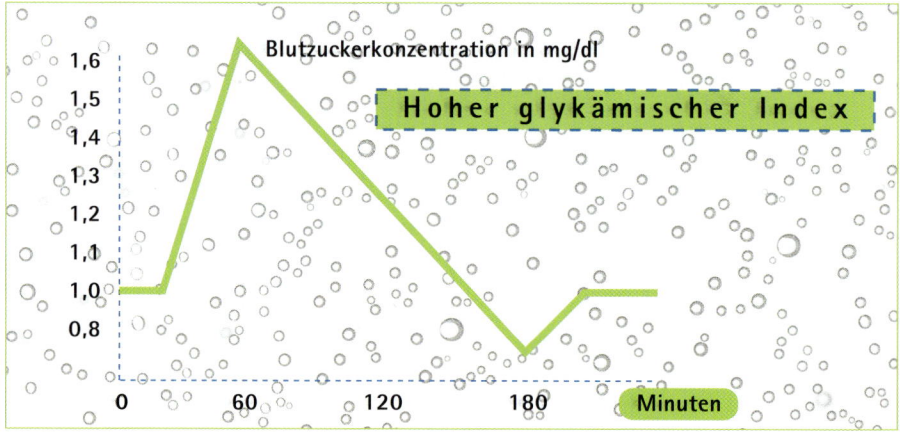

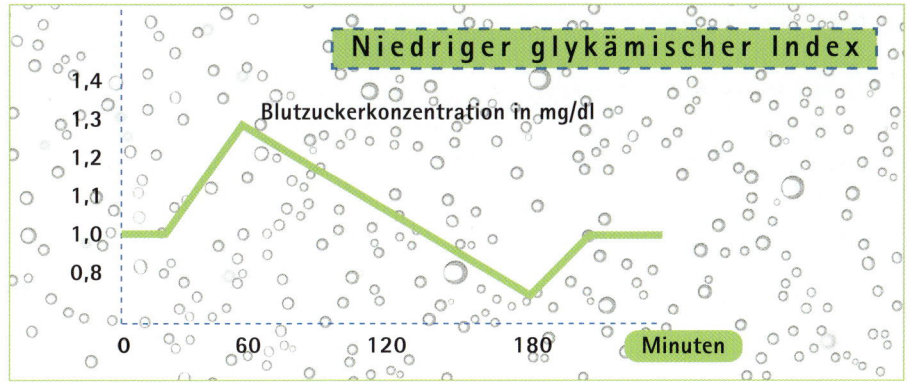

Prinzipiell sollte man Nahrungsmittel mit hohem glykämischem Index möglichst selten zu sich nehmen. Leider steigt der glykämische Index von an sich günstigen Nahrungsmitteln, wenn sie industriell verarbeitet oder aber ungünstig zubereitet werden (z. B. Salzkartoffeln: 70; Instant-Kartoffelpüree: 95).

Kohlenhydrate mit einem niedrigen glykämischen Index befinden sich vor allen Dingen in Vollkornprodukten (Vollkornnudeln), Getreideflocken, ungeschältem Reis, Gemüse sowie Hülsenfrüchten (Linsen!) und führen zu einem lang anhaltenden Sättigungsgefühl.

Glukagon – das Schlankmacherhormon

Eigentlich besitzt jeder von uns einen wirkungsvollen Fatburner als Helfer im täglichen Kampf gegen Übergewicht und Fettbauch. Die *Bauchspeicheldrüse* stellt nämlich ein weiteres wichtiges Hormon zur Regulierung des Blutzuckerspiegels her: **Glukagon**.
Es fungiert quasi als Gegenspieler des Insulins und bremst dessen Aktivität, indem es im Laufe einer Mahlzeit dafür sorgt, dass die Leber vermehrt Glukose aus Fetten bildet. Glukagon hat darüber hinaus einen stark sättigenden Effekt. Leider kann Glukagon seine Aufgabe nur optimal erfüllen, wenn nicht zuvor schlechte Kohlenhydrate den Insulinspiegel nach oben getrieben haben.

> Erhöhte Zufuhr ungünstiger Kohlenhydrate führt nicht nur auf direktem Wege zu Übergewicht, sondern auch indirekt durch Hemmung des Glukagon.
>
> MERKE

Glykämischer Index wichtiger Nahrungsmittel

KH mit hohem glykämischem Index = Dickmacher		KH mit niedrigem glykämischem Index = Schlankmacher	
Maltose (Malzzucker)	110	Vollkornbrot	50
Glukose (Traubenzucker)	100	Vollkornreis	50
Bratkartoffeln	95	Basmatireis	50
Pommes frites	95	Erbsen aus der Dose	50
Reismehl	95	Süßkartoffeln	50
modifizierte Stärke	95	Vollkornteigwaren aus Weizen	50
Kartoffelpüreepulver	90	Vollkornspaghetti	45
Chips	90	frische Erbsen	40
Honig	85	Vollgetreideflocken	40
sehr weißes Brot (Hamburger)	85	Haferflocken	40
gekochte Kartoffeln	85	rote Bohnen	40
Cornflakes, Popcorn	85	frischer Fruchtsaft ohne Zucker	40
Schnellkochreis	85	Pumpernickel	40
Reispudding	85	reines Vollkornbrot	40
Puffreis	85	Eis	40
gekochte Saubohnen	80	Vollkornteigwaren (al dente)	40
Wassermelone	75	Feigen, getrocknete Aprikosen	35
Riesenkürbis	75	indianischer Mais	35
Saccharose (Haushaltszucker)	70	Quinoa	35
Weißbrot (Baguette)	70	rohe Karotten	30
gezuckerte, raffin. Getreideflocken	70	Milchprodukte	30
Schokoladenriegel	70	Trockenbohnen	30
Salzkartoffeln	70	braune/gelbe Linsen	30
Coca-Cola, Limonaden, Softdrinks	70	Kichererbsen	30
Kekse	70	frische Früchte	30
Mais	70	grüne Bohnen	30
weißer Reis	70	Glasnudeln (Soja)	30
Teigwaren, Ravioli	70	Fruchtaufstrich (ohne Zucker)	22
Rosinen	65	grüne Linsen	22
Mischbrot	65	Trockenerbsen	22
Pellkartoffeln	65	schwarze Schokolade (>70 % Kakao)	22
Rüben	65	Fruktose (Fruchtzucker)	20
gezuckerte Konfitüre	65	Soja, Erdnüsse	15
weißer Grieß	60	frische Aprikosen	15
Langkornreis	60	grünes Gemüse	<15
Banane, Melone	60	Tomaten	<15
weiße Spaghetti (weichgekocht)	55	Auberginen, Zucchini ...	<15
Sandgebäck	55	Knoblauch, Zwicbcln ...	<15

Je heller das Brot, desto schneller der Tod!

MERKE

Dickmacher geordnet nach Gruppen

Getränke	Bier	– 110
	Cola, Limonaden	– 100
	gezuckerte Fruchtsäfte	– 80

Getreideprodukte	Cornflakes, Popcorn	– 85
	Reis-Crispies	– 80
	Mais und Mais-Chips	– 80
	Kräcker	– 75
	gezuckertes Müsli	– 70
	Croissant	– 70
	Maismehl, Weizenmehl	– 70

Kartoffeln	Bratkartoffeln	– 95
	Kartoffelpüree	– 90
	Pommes frites	– 80
	Pellkartoffeln	– 65

Beilagen	Instant-Reis	– 90
	weißer Reis	– 70
	Couscous	– 60
	Basmatireis	– 60
	Nudeln, Spätzle	– 60

Brot	Fastfood-Weißbrot	– 95
	Brezeln	– 85
	Weißbrot, weiße Semmel	– 70

Obst und Gemüse	Kürbis	– 75
	Mais	– 70
	Wassermelone	– 70
	Ananas	– 65
	Rosinen	– 65
	reife Bananen	– 60
	Honigmelone	– 60

Süßigkeiten	Traubenzucker	– 100
	Honig	– 75
	Haushaltszucker	– 75
	Vollmilchschokolade	– 75
	Kekse	– 70
	Marmelade	– 60

Schlankmacher geordnet nach Gruppen

Getränke	frische Fruchtsäfte	- 40
	frische Gemüsesäfte	- 15
Getreideprodukte	Roggen	- 35
	Haferflocken	- 40
	ungezuckertes Vollkornmüsli	- 40
	Vollkorngetreide	- 40
Beilagen	Vollkornnudeln	- 30
	Vollkornreis	- 50
Brot	Pumpernickel	- 40
	Roggenvollkornbrot	- 40
	Schrotbrot	- 35
	Vollkornbrot	- 50
Obst und Gemüse	frisches Gemüse	- 15
	frisches Obst	- 10 bis 30
	Pilze	- 15
	Soja	- 15
	Bohnen, Linsen, Erbsen	- 30 bis 40
Süßigkeiten	Fruchtaufstrich ohne Zucker	- 30
	Fruchteis	- 35
	Bitterschokolade	- 20
Milchprodukte	Naturjoghurt	- 15
	Magermilch	- 30
	Milchprodukte	- 30 bis 40
Nüsse	Nüsse, Erdnüsse	- 15 bis 30

Hyperglykämie – Alterungsgrund Nr. 1

Die chronische Erhöhung der Blutzuckerkonzentration im Körper gilt als eine der Hauptursachen für die Alterung. Glukose kann in alle Zellen des Körpers mit Ausnahme der insulinabhängigen inaktiven (!) Muskelzellen über die Zellmembranen eindringen. Bei hohem Zuckerspiegel im Blut wird in der Zelle vermehrt Glykogen aufgebaut und gespeichert. Außerdem wird in großen Mengen aus Glukose Sorbit und aus Sorbit wiederum Fruktose hergestellt.

Aufgrund der Wasser anziehenden Eigenschaft bewirken diese beiden Stoffe eine Wassereinlagerung und damit anschwellende Zellen. Durch diese Wassereinlagerung wird die Zellfunktion beeinträchtigt und im Falle von Kapillarzellen die Durchblutung merklich reduziert. Eine chronische Minderversorgung mit Sauerstoff ist die unmittelbare Folge, eine Verfettung von Organen eine weitere.

Ein dramatisches Problem von wiederholt zu hoher Zuckerkonzentration im Blut ist die Glukoseanlagerung an alle Proteine im Blut, die so genannte Glykosylierung. Dies führt zu einer Beeinträchtigung der entsprechenden Zellfunktionen. Zurzeit wird in Fachkreisen lebhaft diskutiert, inwieweit diese Glykosylierung für eine Reihe von Alterungsfolgen mitverantwortlich ist, beispielsweise für die Zunahme einer Arterienverkalkung.

> **Wir altern, weil wir innerlich verzuckern!**
>
> MERKE

Im Bereich der Nervenmembranen kommt es zu Verschleißreaktionen, die den Nervenstoffwechsel beeinträchtigen. Symptome wie Herzrhythmusstörungen, Gleichgewichtsprobleme, Erbrechen und Verstopfung sind möglich. Die Verzuckerung von Insulinrezeptoren bedingt eine erhöhte Rate von Zuckererkrankungen. Verzuckerte Immunglobuline schränken die Immunabwehr ein. Im Bereich des genetischen Materials stört die Verzuckerung Reparaturvorgänge und erhöht durch Mutationen die Krebsrate.

Höhere Zuckerkonzentrationen im Darm bewirken eine stärkere Gärung mit Blähungen und Völlegefühl. Der Transport des Nahrungsbreies verlängert sich von normalerweise drei bis sechs Stunden auf 24 bis 36 Stunden! Die Störung der Darmflora und der normalen Darm-ph-Werte führt zu Problemen im Bereich der Verdauung und der Darmabwehr.

Bei übermäßiger Zuckerzufuhr treten vermehrt chronische bakterielle Erkrankungen und Pilzinfektionen auf. Erhöhte Blutzuckerwerte führen außerdem zu einer chronischen Übersäuerung des Körpers durch vermehrte Laktatbildung.

Spätestens jetzt müssen Sie einsehen, dass der von uns allen so geliebte Zucker eine potenzielle Bedrohung darstellt. Ich gehe sogar so weit, zu behaupten, dass eine überwiegende Ernährung mit Kohlenhydraten mit hohem glykämischen Index gefährlicher einzustufen ist als eine fettreiche Ernährung in Kombination mit Kohlenhydraten mit niedrigem glykämischen Index.

Wir sollten in Zukunft nicht nur von guten und schlechten Fetten (die wir später noch genauer kennen lernen werden), sondern auch von guten und schlechten Kohlenhydraten sprechen.

Hyperinsulinismus

Unsere Ernährungsgewohnheiten mit der raschen Aufeinanderfolge kohlenhydratreicher Nahrung (Zwischenmahlzeiten!) führen bei gleichzeitig mangelnder Bewegung zu Hyperinsulinismus, einer ständigen Erhöhung des Insulinspiegels mit starker Belastung für die Bauchspeicheldrüse.

Sie wissen, dass zur Energiespeicherung besonders die beiden größten im Organismus vorhandenen Gewebe, Muskulatur und Fettgewebe, Insulin benötigen. Die Anwesenheit von Insulin kann jedoch die Aufnahme von Energie nur verbessern. Wenn die Muskulatur Arbeit leistet, nimmt sie auch ohne Hilfe von Insulin Zucker auf und stellt Energie bereit. Nur die ruhende Muskulatur, die wenig verbrennt, braucht zur Unterstützung Insulin.

Normalerweise nimmt die Muskulatur sowieso lieber Glukose als Fettsäuren zur Verbrennung, da deren Brennwert höher ist. Hinzu kommt, dass einmal aufgenommene Glukose von der ruhenden Muskulatur nicht mehr ans Blut zurückgegeben werden kann. Die Glukose muss deshalb wieder als Glykogen abgelagert werden. Da diese Ablagerung nicht beliebig gesteigert werden kann, strömt bei gesteigerter Insulinbildung ohne gleichzeitige körperliche Arbeit ein großer Teil der angebotenen Glukose ins Fettgewebe.

> **Eine übermäßige Zufuhr an Zucker (Glukose) führt zu gesteigerter Speicherung als Körperfett.**
>
> MERKE

Machen Sie sich aber klar: Körperliche Bewegung reguliert die Insulinbildung und mindert die Gefahr von Fettspeicherung, Stoffwechselerkrankungen und anderen Risikofaktoren. Dagegen kann ohne entsprechende körperliche Betätigung allein durch erhöhte Kohlenhydratzufuhr ein Organismus verfetten, selbst wenn kein einziges Molekül Fett aufgenommen wurde. Für unsere Vorfahren war dieser Mechanismus einst lebenswichtig, um in schlechten Zeiten gespeicherte Energie zur Verfügung zu haben. Unser heutiges Überangebot an Zucker führt jedoch zu einer starken Erhöhung der Risikofaktoren und damit zu einer Verkürzung der Lebensspanne.

Die einzige Rettung ist körperliche Aktivität, um Glukose in der Muskulatur abzubauen und den Körper vom Zucker zu befreien: Laufen Sie Ihrem Alter davon!

Eine interessante, erst kürzlich abgeschlossene Studie am Rande:
Gut trainierte Langstreckenläufer erhielten einen Monat lang
fettarme Kost mit einem Fettanteil von 18 %. Nach einer einmonatigen Phase mit normaler Ernährung nahmen die Läufer dann im dritten Monat eine fettreiche Diät mit 40 % Fettanteil zu sich. Der Eiweißgehalt betrug jeweils konstant 15 %. Unter der fettreichen Ernährung stieg die Zeitdauer bis zur Erschöpfung um 21 %! Also lieber Pommes statt Spaghetti?

Ein Glukosestau im Blut entsteht auch immer dann, wenn zu viele Fettsäuren und Zucker gleichzeitig im Blut schwimmen. Dieser Fall tritt gerade bei erhöhtem Stress auf, da hier durch Hormonstimulation ein Glykogenabbau mit Anhäufung von Glukose sowie ein Fettabbau mit Anhäufung von Fettsäuren erfolgen.

Ursprünglich diente dieser Mechanismus zur Energiebereitstellung im Notfall, auf der Jagd, bei der Flucht oder im Kampf. Durch körperliche Aktivität konnte das Blut schnell wieder gereinigt werden, da der hohe Energiebedarf der Muskulatur erst die Glukose und dann die Fettsäuren verbrauchte. Aber in psychischen Stresssituationen, wie wir sie heute kennen, bleibt die erhöhte Energie vorhanden, unterstützt noch durch die Aufnahme übermäßiger Mengen an leicht resorbierbaren

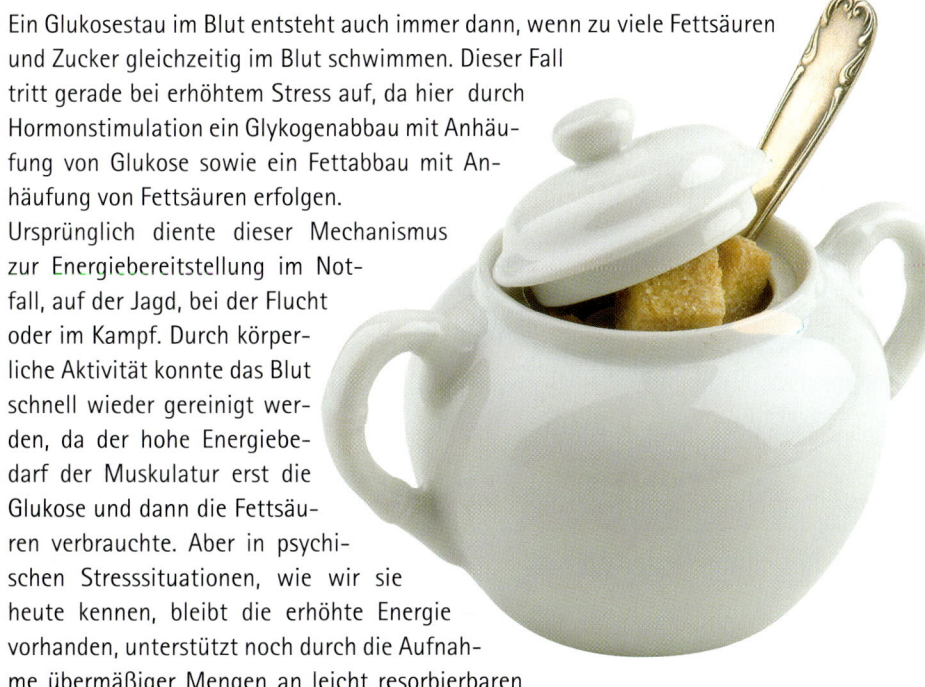

Kohlenhydraten (Süßigkeiten, Dessert, Kuchen, Weißmehlprodukte etc.). Auch hier ist die unmittelbare Folge ein erhöhter Insulinspiegel.

Bei häufigem Stress wird auch vermehrt das Stresshormon Cortisol in der Nebenhirnrinde gebildet, das dazu führt, dass zusätzlich Glukose aus Eiweißbausteinen (Aminosäuren) gebildet wird.

Weitere begünstigende Mechanismen für eine chronische Insulinerhöhung stellen Magnesiummangel, einige Schwermetalle und regelmäßiger Alkoholkonsum dar. Übermäßiger Stress führt zusätzlich zu einer starken Aktivierung der Schilddrüse mit übermäßiger Bildung von Schilddrüsenhormonen. Auch diese Hormone sorgen für eine erhöhte Bildung von Glukose beispielsweise aus Aminosäuren und gleichzeitig für eine Glykogenspeicherung. In letzter Zeit wird auch vermehrt ein Einfluss freier Radikale auf die Insulinfreisetzung diskutiert. Dies wäre ein Argument mehr für die regelmäßige Zufuhr von Zellschutzvitaminen.

Aufgrund der enormen Bedeutung für Gesundheit und Wohlbefinden möchte ich im Folgenden noch einmal kurz erläutern, warum Hyperinsulinismus eine so große Gefahr darstellt.

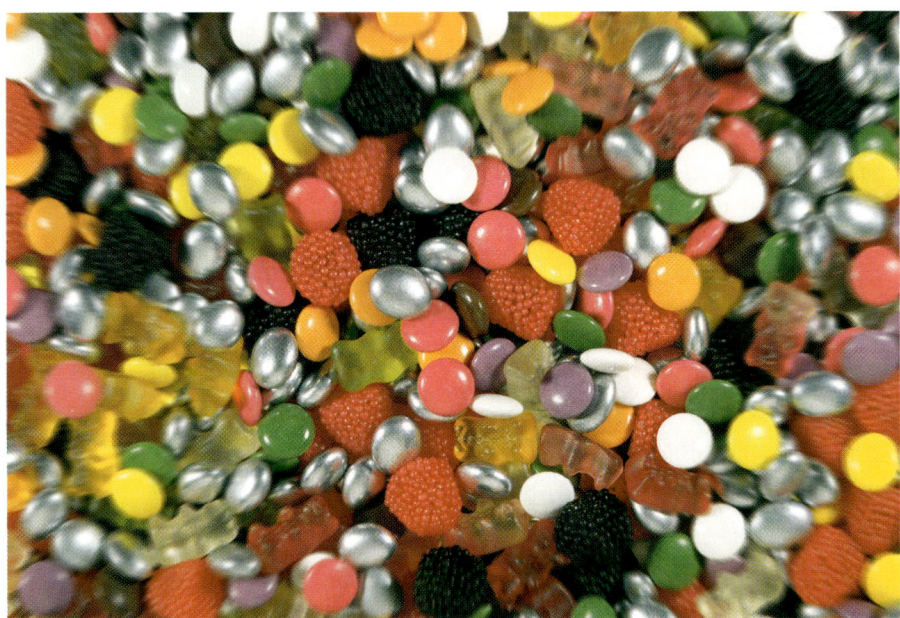

Chronisch erhöhter Insulinspiegel ist eine der Hauptursachen der Altersdiabetes. Durch die relativ lange Wirksamkeit des Insulinspiegels im Blut wird oftmals durch unseren Körper beim Zuckerabbau etwas zu viel des Guten getan, und eine Unterzuckung ist die Folge. Da aber Unterzuckerung ein Alarmsymptom für den Körper darstellt, wird durch die Ausschüttung von Stresshormonen unser Herz-Kreislauf-System belastet und durch Cortisol unser Immunsystem beeinträchtigt. Sie kennen bereits den Einfluss eines erhöhten Insulinspiegels auf die Auslösung des Hungergefühls und auf die Hemmung der Fettverbrennung. Insulin führt weiterhin zu einer Erhöhung des Gesamtcholesterinspiegels und gleichzeitig zu einer Senkung des guten Cholesterins (HDL).

Ein wichtiger Schutzmechanismus unseres Körpers im Sinne von körpereigenen Anti-Aging-Maßnahmen wird durch erhöhten Insulinspiegel vor allem in den Abendstunden behindert. Späte Mahlzeiten mit den dadurch ausgelöstem hohem Insulinspiegel verhindern die Ausschüttung des Wachstumshormons (somatotropes Hormon). Von Geburt an stellt dieses aber eines der wichtigsten Hormone dar, um unseren Körper zu regenerieren, Muskulatur auf- und Fett abzubauen. Wachstumshormonmangel erhöht auch die Arteriosklerosegefahr und führt zu Störungen unseres Immunsystems.
Erhöhter Insulinspiegel bewirkt eine Senkung des Kalium- und Magnesiumspiegels. Durch ein Zurückhalten von Natrium im Körper begünstigt Insulin die Ausbildung von Bluthochdruck. Wichtig im Hinblick auf Diäten mit erwünschtem Fettabbau ist die Tatsache, dass Insulin als einziges Hormon in der Lage ist, abgelagertes Fett in den Speichern zu halten.
Brechen Sie aus dem Teufelskreis Zucker-Insulin aus: Achten Sie auf ausreichende Bewegung und treiben Sie regelmäßigen Sport. Reduzieren Sie die Aufnahme von Zucker und Weißmehlprodukten. Ohne Wenn und Aber.

Das wichtigste einfache Kohlenhydrat stellt unser Haushaltszucker dar, der aufgrund seines hohen glykämischen Index sofort ins Blut aufgenommen werden kann und eine besonders starke und lang anhaltende Insulinfreisetzung provoziert. Es erscheint logisch, dass erhöhte Insulinwerte nicht beliebig lange von unserer Bauchspeicheldrüse produziert werden können. Durch die ständige Anforderung tritt hier eine zunehmende Ermüdung ein, und die Gefahr steigt, irgendwann an Blutzucker zu erkranken.
Haben Sie bemerkt, dass fast alle Altersdiabetiker übergewichtig sind und ihre Bauchspeicheldrüse lange Zeit einfach missbraucht und überfordert haben? Erinnern Sie sich bitte: Durch ein ständiges Überangebot an Zucker werden auch die Insulinrezeptoren zunehmend unempfindlich, und es muss immer mehr Insulin zur Verfügung gestellt werden (Insulinresistenz).

Das Zehn-Uhr-Loch

Ich möchte auf ein interessantes Syndrom hinweisen, das ich gerne als Zehn-Uhr-Loch bezeichne: Es befällt vor allem Personen, die gewöhnlich morgens zu viele schnell resorbierbare Kohlenhydrate mit hohem glykämischem Index zu sich nehmen (weiße Semmel mit Marmelade oder Honig), und betrifft vorrangig junge Leute bis zu einem Alter von etwa 45 Jahren, deren Hormone und Hormonrezeptoren noch einigermaßen gut funktionieren.

Das Zehn-Uhr-Loch beruht auf einer massiven Unterzuckerung (Hypoglykämie) und setzt sich aus folgenden Einzelfaktoren zusammen: Nach der Nacht ist die Geschwindigkeit der Zuckeraufnahme im Magen-Darm-Trakt besonders hoch. Die Frühstückssemmel mit Marmelade wird deshalb sehr rasch resorbiert, und viel Glukose gelangt vom Darm ins Blut. Entsprechend steil und hoch ist der Blutzuckeranstieg und die darauf folgende Insulinausschüttung.

Ursache für die schnelle Glukoseaufnahme ist der morgendlich hohe Spiegel von Cortisol und Sexualhormonen, besonders bei Männern. Als Folge stellt sich zunächst logischerweise eine Überzuckerung im Blut ein, noch unterstützt durch den Morgenkaffee, der mithilfe eines bestimmten Enzyms (Phosphorylase) in Leber und Muskulatur zusätzliche Glukosereserven mobilisiert. Dieser freigesetzte Zucker kommt zum Nahrungszucker hinzu und verstärkt die Überzuckerung. Bedingt durch den hohen Blutzuckerspiegel schüttet die Bauchspeicheldrüse eine besonders große Menge an Insulin aus, da sie nach der nächtlichen Ruheperiode außerordentlich aktiv und empfindlich ist. Der ebenfalls morgens besonders aktive Parasympathikus unseres vegetativen Nervensystems fördert zusätzlich diese Insulinsekretion.

Durch die im Gegenzug massive Unterzuckerungsgefahr kommt es zu einer enormen Stresssituation im Körper mit der Ausschüttung von so genannten Katecholaminen. Der Hauptvertreter, Adrenalin, führt dazu, dass der Puls anfängt zu rasen, der Blutdruck in die Höhe schnellt und Herzrhythmusstörungen auftreten können. Die Herzproblematik wird dadurch verstärkt, dass morgens vermehrt Beta-Thromboglobulin entsteht, ein Stoff, der wiederum die Verklumpung des Blutes und damit die Gefahr eines Blutgerinnsels erhöht. **Deshalb werden Herzinfarkte meist vormittags ausgelöst, was viele Studien belegen und Notärzte leider aus täglicher Erfahrung kennen.**

Glücklicherweise bekommt nicht jeder, der ein Marmeladenbrötchen zum Frühstück isst, einen Herzinfarkt, aber man spürt den Leistungsknick mit Hungergefühl und versucht dies mit den bekannten Strategien aus der Werbung (... bringt verbrauchte Energie zurück, das kleine Frühstückchen ..., morgens zehn Uhr in Deutschland ... etc.) zu überbrücken. Merken Sie, warum die Nahrungsmittelindustrie ein großes Interesse an Zwischenmahlzeiten hat? Neueste Studien haben gezeigt, dass der alte Satz: „Frühstücken wie ein Kaiser" im Sinne eines langen, gesunden Lebens keine Bedeutung mehr hat.

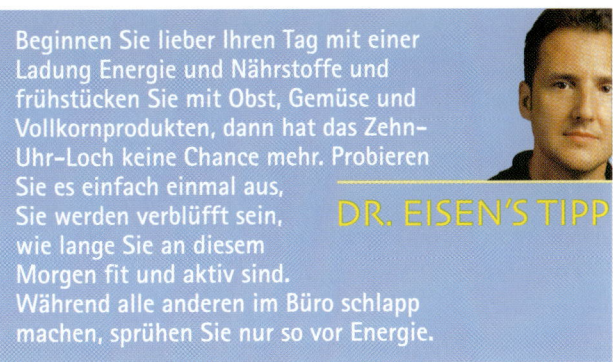

Beginnen Sie lieber Ihren Tag mit einer Ladung Energie und Nährstoffe und frühstücken Sie mit Obst, Gemüse und Vollkornprodukten, dann hat das Zehn-Uhr-Loch keine Chance mehr. Probieren Sie es einfach einmal aus, Sie werden verblüfft sein, wie lange Sie an diesem Morgen fit und aktiv sind. Während alle anderen im Büro schlapp machen, sprühen Sie nur so vor Energie.

DR. EISEN'S TIPP

Fette

Fette stellen für unseren Organismus die wichtigsten Energiespeicher dar. Während Kohlenhydrate und Eiweiße einen Energiegehalt von 4 kcal/g haben, liefern Fette satte 9 kcal/g. Alkohol liegt übrigens mit 7 kcal/g dazwischen.

Fette sind chemisch aus dem Grundgerüst Glyzerin und drei, meist unterschiedlichen Fettsäuren aufgebaut. Je nachdem, ob zwischen den Kohlenstoffatomen der Fettsäure nur Einfach- oder zum Teil Mehrfachbindungen bestehen, spricht man von **gesättigten**, **einfach ungesättigten** oder **mehrfach ungesättigten Fettsäuren**. Der menschliche Organismus kann sowohl Glyzerin als auch die meisten Fettsäuren selbst herstellen.

Die mehrfach ungesättigten Fettsäuren Linol-, Linolen-, Arachidon-, Eicosapentaen- und Docosahexaensäure kann der Körper jedoch nicht oder nicht in ausreichender Menge bilden. Sie sind so genannte essenzielle (lebensnotwendige) Fettsäuren, die wir dem Organismus täglich mit der Nahrung zuführen müssen. Eicosapentaensäure (EPA) und Docosahexaensäure (DHA) werden auch als antisklerotisch wirksame Fettsäuren bezeichnet und sind aus Linolensäure produzierbar. Alle drei zählen zu den äußerst wichtigen Omega-3-Fettsäuren. Doch dazu später mehr.

Fette sind den meisten Menschen als Energiespeicher bekannt und werden für die Entwicklung von Übergewicht und Fettsucht verantwortlich gemacht. Es ist zwar richtig, dass der Körper aus Fett zwei- bis dreimal so viel Energie wie aus der gleichen Menge Eiweiß oder Kohlenhydrate bilden kann, aber wie Sie bereits aus dem Kapitel über Kohlenhydrate wissen, besteht das Hauptproblem im gleichzeitigen Überangebot an Glukose. Gleichwohl trifft es zu, dass ein Überangebot an Fetten durch die hohe Kalorienzufuhr zu Übergewicht führen kann, wenn der individuelle Energiebedarf überschritten wird.

Bei übermäßiger Fettaufnahme werden die Energiespeicher aufgefüllt, was zu einer sichtbaren Zunahme an den Problemzonen (Oberschenkel, Bauch und Hintern!) führt.
Für Erwachsene sind 60–70 g Fett pro Tag völlig ausreichend, damit dieses neben seiner Aufgabe als Energiequelle die als Trägersubstanz für die fettlöslichen Vitamine erfüllen kann. Leider beträgt die heute übliche Fettaufnahme täglich etwa 130–140 g.

Fette sind für den Geschmack einer Speise sehr wichtig. Fettarmer Käse schmeckt meist fader als Käse mit höherem Fettanteil, und das Marmeladenbrot mundet mit Butter als Unterlage besonders. Sie müssen auch nicht völlig auf Fette verzichten, es kommt nur auf die richtige Dosis an.

Genau wie Kohlenhydrat nicht gleich Kohlenhydrat ist, gibt es auch gute und schlechte Fette. Gesättigte Fettsäuren (in Fleisch, Wurst, Schmalz, Butter, Käse etc.) sind die eigentlichen Dickmacher. Sie fördern zudem Arteriosklerose und steigern dadurch das Risiko für Herzinfarkt, Schlaganfall und Durchblutungsstörungen.

> Gesättigte Fette verstecken sich gerne in unseren Nahrungsmitteln und sind bei Zimmertemperatur hart. Ungesättigte Fettsäuren haben meist eine flüssige Konsistenz.
>
> **MERKE**

Die essenziellen, einfach und mehrfach ungesättigten Fettsäuren, die in pflanzlichen Ölen und besonders in Meeresfischen vorkommen, sind hingegen an wichtigen Stoffwechsel-vorgängen beteiligt. Durch ihre Eigenschaft, erhöhten Cholesterinspiegel zu senken, vermindern ungesättigte Fettsäuren das Risiko für Herzinfarkt, Schlaganfall und Durchblutungsstörungen.

Wer jetzt denkt, ungesättigte Fettsäuren sind das Maß einer guten Gesundheit, der täuscht sich leider. Denn es gibt auch hier wieder bessere und schlechtere Vertreter. Man unterscheidet einerseits die **Omega-6-Fettsäuren**, die pflanzlicher Herkunft sind, und die **Omega-3-Fettsäuren** meist tierischer Herkunft, vor allem aus Fischen. Eine pflanzliche Quelle ist z. B. Leinöl.

Während ein Zuviel an Omega-6-Fettsäuren – und ein halber Teelöffel Soja- oder Maisöl reicht als Tagesbedarf bereits aus! – geradezu toxische Wirkungen in unserem Körper hat, sind Omega-3-Fettsäuren für eine optimale Stoffwechselleistung eminent wichtig. Zu den Omega-6-Fettsäuren zählen übrigens die Linolsäure (reichlich vorhanden in Distel-, Sonnenblumen-, Soja- und Maiskeimöl) und die Gamma-Linolensäure (wichtigste Quelle ist das Nachtkerzenöl).

Achtung

Ein Mangel an Omega-3-Fettsäuren macht sich zuerst in einer verminderten Hirnleistung bemerkbar. Später drohen dann Arterienverkalkung, entzündliche Erkrankungen und Immunschwäche.

Besonders wichtig ist ein optimales Verhältnis von Omega-6-FS zu Omega-3-FS von etwa 2 bis maximal 5 : 1. Bei durchschnittlicher Ernährung entspricht jedoch das Verhältnis 15 bis 20 : 1 (!). Im Idealfall sollten wir ein Drittel gesättigte, ein Drittel einfach ungesättigte und ein Drittel mehrfach ungesättigte Fettsäuren (Omega-6-FS zu Omega-3-FS im Verhältnis 2 : 1) aufnehmen.

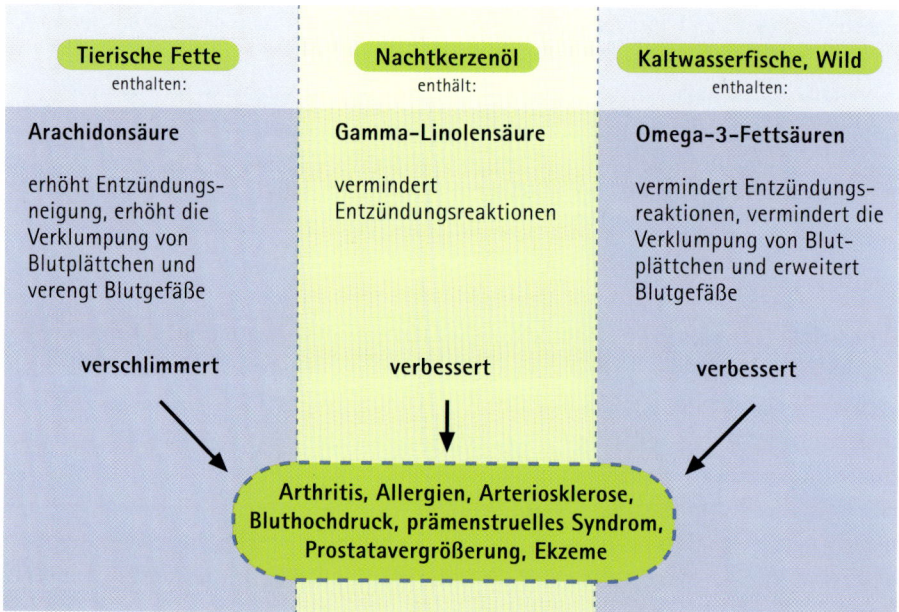

Für einen modernen Haushalt mit gesundheitsbewussten Essern empfehlen sich folgende Fette:

Butter als typisches Streichfett (Margarine ist industriell raffiniert und deshalb prinzipiell ungünstiger).

Ein sparsam verwendetes raffiniertes *Kokos- oder Palmfett* zum Braten (keinesfalls ungesättigte Fette zum Braten nehmen, da hierbei besonders ungünstige trans-Fettsäuren entstehen).

Ein hochwertiges kaltgepresstes *Olivenöl* für Salate und Gemüse, das durch andere hochwertige Pflanzenöle vorzugsweise aus biologischem Anbau wie *Rapsöl, Leinsamenöl, Maiskeimöl, Sonnenblumenöl* etc. unterstützt wird.

Essen Sie zwei- bis dreimal pro Woche hochwertigen Fisch (keine Fischstäbchen), und ergänzen Sie regelmäßig Ihre Fettzufuhr durch Fischölkapseln, wenn Sie nicht auf diese Fischmenge kommen.

Fettsäuren in der Nahrung

Linolsäure
Pflanzenöle (Mais-, Distel-, Sojabohnen-, Sesam-, Sonnenblumenöl)

Linolensäure
Sojabohnen, Walnüsse, Weizenkeime, Leinsamen

Gamma-Linolensäure
Nachtkerzenöl, Borretschöl, Öl aus schwarzen Johannisbeeren

Omega-3-Fettsäuren:

	EPA	DHA
Hering	2700	450 mg/100 g
Thunfisch	1070	2280 mg/100 g
Lachs	700	2140 mg/100 g
Makrele	690	1300 mg/100 g
Heilbutt	190	500 mg/100 g
Bachforelle	150	335 mg/100 g
Hummer	280	130 mg/100 g
Garnele	215	150 mg/100 g
Hecht	65	175 mg/100 g
Miesmuscheln	50	100 mg/100 g

Omega-3-Fettsäuren in Seefischöl

Die beste natürliche Quelle von Omega-3-Fettsäuren sind Meeres-Kaltwasserfische. Aufgrund ihrer essenziellen Bedeutung für unseren Organismus bezeichnet man diese Fettsäuren auch als Vitamin F. Omega-3-Fettsäuren

- verbessern die Fließfähigkeit des Blutes,
- verhindern Blutplättchenklumpen,
- wirken gefäßerweiternd und blutdrucksenkend,
- senken den Spiegel von Cholesterin und Triglyzerid,
- wirken antientzündlich und immunstimulierend,
- liefern Bausteine für Gehirn, Augen und Keimdrüsen (besonders bei Kindern),
- verbessern Hirnleistung und Lernfähigkeit,
- verzögern Arteriosklerose,
- schützen vor Herzinfarkt und Schlaganfall,
- sind wichtig für Haut, Haare und Nägel,
- beugen Depressionen vor,
- lindern rheumatische Beschwerden.

Die empfohlene Menge liegt bei Erwachsenen bei 1.000 bis 5.000 mg Seefischöl pro Tag. Am besten nehmen Sie es zusammen mit Vitamin E ein wegen dessen antioxidativer Funktion. Die Vitamine F und E ergänzen sich darüber hinaus gegenseitig in ihrer Wirkung. Nach den Ergebnissen einer US-Studie an 79.839 Frauen sinkt bei fünf Fischmahlzeiten pro Woche das Risiko, einen Schlaganfall zu erleiden um 52 %. Bei Männern dürften die Zahlen nicht viel anders aussehen.

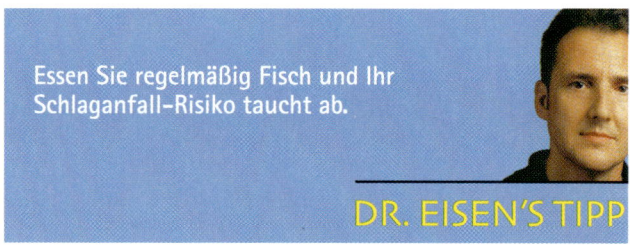

Essen Sie regelmäßig Fisch und Ihr Schlaganfall-Risiko taucht ab.

DR. EISEN'S TIPP

Die Blutfette – Cholesterin und Triglyzeride

Während Triglyzeride bei den meisten Patienten gar nicht so bekannt sind, ist der Begriff Cholesterin heutzutage in aller Munde. Es gehört zu den Sterinen und kommt fast ausschließlich in tierischen Fetten vor. Als lebenswichtiger Stoff ist Cholesterin für die Bildung von Sexualhormonen, Gallensalzen und Vitamin D im menschlichen Körper unbedingt erforderlich. Außerdem ist es wichtiger Bestandteil zahlreicher Membranen und der Nervenscheiden. Cholesterin kann im Körper in der Leber produziert werden. Sinkt die über die Nahrung aufgenommene Menge, lässt sich diese Synthese steigern.
Nur 25 bis 30 % aller Patienten können ihren Cholesterinspiegel über eine cholesterinarme Diät senken! Einen Versuch ist es aber alle Mal wert.

Neben einer vermehrten Aufnahme von Cholesterin über die Nahrung führen auch zwei Genussmittel zu erhöhten Blutfettwerten:
Alkohol erhöht die Bildung von Fettsäuren in Leber und Darm und stimuliert die Fettsäurenfreisetzung aus dem Fettgewebe. Übermäßiger **Kaffeegenuss**, besonders in Stresssituationen, führt zu einer Erhöhung der Lipase, die eine Freisetzung von Fettsäuren im Blut zur Folge haben.

Im Körper wird Cholesterin an Transportproteine (Lipoproteine) gebunden und verhält sich ganz unterschiedlich, je nachdem, an welches Lipoprotein es gerade gebunden ist. Lipoproteine von geringer Dichte **(Low densitiy lipoproteins = LDL)** sind die „Bösen", die Cholesterin in die Gefäße einlagern und Arteriosklerose, Herzinfarkt und Hirnschlag auslösen (= sog. schlechtes Cholesterin).

Lipoproteine von hoher Dichte **(High density lipoproteins = HDL)** sind die „Guten", die Cholesterin im Blut transportieren und verhindern, dass es in die Gefäße eingebaut wird (= sog. gutes Cholesterin – transportiert Cholesterin und Triglyzeride aus den Geweben zur Leber, wo beide als Gallensalze ausgeschieden werden). Sie schützen vor Herzinfarkt und Schlaganfall.

Der Gesamtcholesterinspiegel sagt somit gar nichts aus, eine Bestimmung beider Werte ist zur Beurteilung des Risikos unbedingt notwendig. Sie können übrigens mithilfe der Friedewald-Formel das LDL aus Gesamtcholesterin, HDL und Triglyzeriden berechnen:

$$\text{LDL} = \text{Gesamtcholesterin minus HDL minus} \frac{\text{Triglyzeride}}{5} \quad \text{in mg/dl}$$

Das kardiovaskuläre Risiko lässt sich aus dem Quotienten aus LDL und HDL ablesen.

$$\frac{\text{LDL}}{\text{HDL}} > 2,5 \quad \text{bedeutet ein erhöhtes Risiko.}$$

Warum ist ein erhöhter Triglyzeridspiegel im Blut gefährlich?

Ein Überangebot an Triglyzeriden im Blut beeinflusst maßgeblich die Lipoproteine, mit denen die Fette im Blut transportiert werden. Unter dieser Bedingung werden die LDL-Partikel noch gefährlicher in ihrer Wirkung auf die Blutgefäße, während die normalerweise schützenden HDL ihre Funktion nicht mehr ausreichend erfüllen können. Ein erhöhter Triglyzeridspiegel im Blut entsteht vor allem durch erhöhte Kohlenhydratzufuhr (!) über die Nahrung (dadurch werden besonders große Mengen an Triglyzeriden aufgebaut).

Die übermäßige Aufnahme von Fetten über die Nahrung führt zu einer vermehrten Freisetzung freier Fettsäuren aus der Leber, aus denen wiederum Triglyzeride aufgebaut werden. Bewegungsmangel hemmt Enzyme, die für die Lipoproteinaktivität verantwortlich sind. Weitere begünstigende Faktoren sind Alkohol, Rauchen, psychischer Stress.

Aufgrund der großen Bedeutung sollte ein Triglyzeridspiegel von unter 200 mg/dl im Blut angestrebt werden.

Maßnahmen bei erhöhten Cholesterinwerten

- bei Übergewichtigen Gewichtsoptimierung (wichtigste Maßnahme!!!)
- Verminderung der Fettzufuhr auf 30 % der Nahrungsenergie durch Reduzierung des Anteils an gesättigten Fettsäuren auf max. 10 % der zugeführten Energie
- Erhöhung des Anteils an einfach und mehrfach ungesättigten Fettsäuren: Oliven-, Sonnenblumen-, Rapsöl
- Steigerung der Zufuhr von komplexen Kohlenhydraten und Ballaststoffen
- Verminderung des Cholesteringehaltes der Kost auf unter 300 mg pro Tag
- dreimal pro Woche hochwertigen Fisch oder alternativ Fischölkapseln wegen der Omega-3-Fettsäuren
- regelmäßige Einnahme von Antioxidantien und Knoblauch
- regelmäßige sportliche Betätigung (mind. 3 x pro Woche) im Fettverbrennungsbereich

Maßnahmen bei erhöhten Triglyzeridwerten

Häufigste Ursachen von Hypertriglyzeridämien sind Übergewicht, Alkohol und Diabetes mellitus. Werden diese Ursachen erfolgreich behandelt, normalisiert sich in den meisten Fällen der erhöhte Triglyzeridspiegel. Der Konsum zuckerhaltiger Nahrungsmittel ist drastisch einzuschränken, Zuckeraustauschstoffe erhöhen ebenfalls die Triglyzeride. Erlaubt sind Süßstoffe, da sie keinen negativen Einfluss haben. Wichtig ist die Zufuhr von Ballaststoffen und eine regelmäßige körperliche Betätigung.

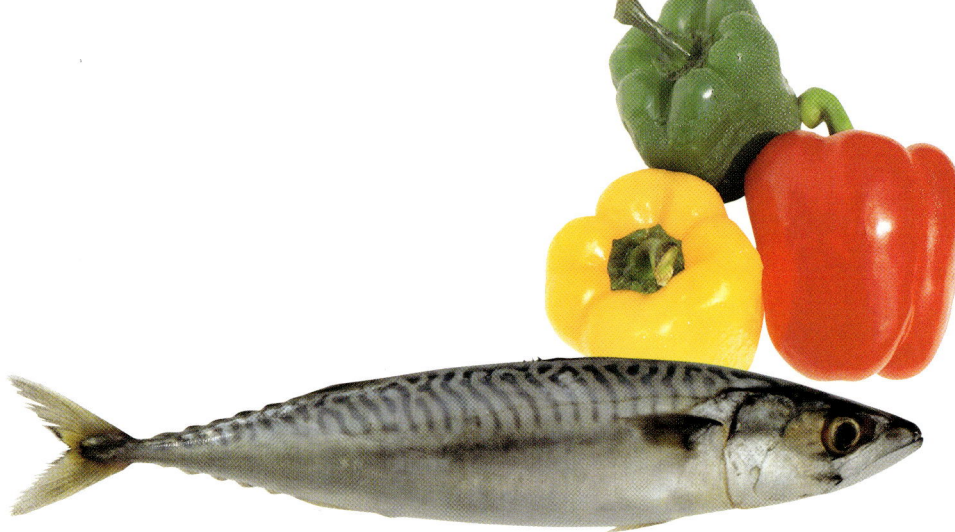

Cholesteringehalt einiger Nahrungsmittel

Hühnerei	400 mg/100 g
Rinderleber	250 mg/100 g
Butter	240 mg/100 g
Hartkäse	100 mg/100 g
Schlagsahne	100 mg/100 g
Wurst	100 mg/100 g
Putenfleisch	75 mg/100 g
Muskelfleisch (Rind, Schwein)	70 mg/100 g
Vollmilch	12 mg/100 g

Cholesterinsenker

- Artischocken
- Auberginen
- Ballaststoffe (ca. 30 g pro Tag)
- einfach ungesättigte Öle (Oliven-, Erdnuss-, Rapsöl)
- Fischöle
- Flohsamen
- Gerste
- Haferkleie
- Hülsenfrüchte (Bohnen)
- fettarmer Joghurt
- rohe Karotten
- Knoblauch
- Kohlgemüse (Brokkoli, Blumenkohl)
- Maiskleie
- mehrfach ungesättigte Öle (Sonnenblumen-, Maiskeim-, Distelöl)
- Nachtkerzenöl
- Niacin
- rote Paprika
- Pektin (Apfel, Grapefruit)
- Reiskleie
- Sojabohnen
- Vitamin C
- Vitamin E
- Zitronengrasöl
- Zwiebeln

Cholesterinerhöher

- Rauchen
- Koffein
- Stress
- Antibabypille
- weißer Zucker
- Lebensmittelzusätze
- Umweltschadstoffe
- gehärtete Fette

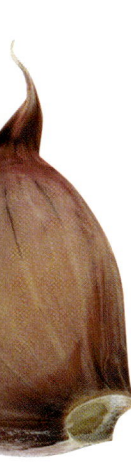

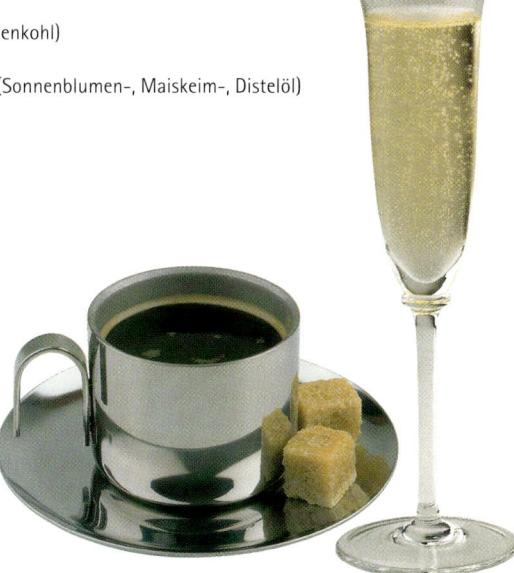

Homozystein – Gefahr für das Herz

Ein noch größerer Feind für unser Gefäßsystem und die Ausbildung einer Arteriosklerose ist nach neuesten Untersuchungen das **Homozystein**. Es handelt sich hierbei um eine Aminosäure, die aus Methionin entsteht. Hauptursache erhöhter Homozysteinwerte ist ein Mangel an Folsäure und B-Vitaminen, bedingt durch die heutige Ernährungsweise. Eine Erhöhung der Zufuhr an diesen Vitaminen mit geeigneten Präparaten kann binnen kürzester Zeit dieses Risiko minimieren. Sind genügend Folsäure, Vitamin B 6 und B 12 vorhanden, wird dieser gefährliche Stoff rasch zu Zystein abgebaut oder aber wieder in Methionin zurückverwandelt.

Die Gefährlichkeit von Homozystein besteht darin, dass schon kleinste Mengen eine deutliche Erhöhung der Arteriosklerosegefahr nach sich ziehen. Man diskutiert eine direkte Schädigung der Zellwände, eine verstärkte Thromboseneigung des Blutes und eine Erhöhung des besonders gefährlichen oxidierten LDL-Cholesterins.

Homozystein gilt heute bei den meisten Fachleuten als noch gefährlicher als LDL-Cholesterin, sodass jeder gesundheitsbewusste Mensch diesen Wert kennen sollte.

„15.000 Todesfälle in Deutschland und 50.000 in den USA könnten jedes Jahr vermieden werden, wenn unsere Nahrung mit den B-Vitaminen B 6, B 12 und Folsäure angereichert würde", sagte Prof. Klaus Pietrzik von der Universität Bonn auf einer Fortbildungsveranstaltung zum Thema Vitamine. „In Ungarn tut man dies seit Jahren. In Deutschland hat die Regierung diesen Erkenntnissen leider noch keine Rechnung getragen", so der Experte. Große Medizinerorganisationen wie die American Heart Association haben die Gefahr eines hohen Homozysteinspiegels im Blut erkannt und beurteilen die bisher als normal geltenden Werte als gefährlich. Nach der neuen Definition hat jeder zweite über 50-Jährige einen erhöhten Blutspiegel und damit ein um 60 bis 80 (!) % höheres Risiko für eine Herzerkrankung.

Erst in jüngster Zeit ist bekannt geworden, dass Homozystein wohl eine der häufigsten Ursachen für Gehirnversagen ist. Die Eigenschaft, Gefäße zu verstopfen, betrifft natürlich nicht nur die Herzkranzgefäße, sondern auch in besonderem Maße die Hirngefäße. Gerade die zuführenden Gefäße sind in höherem Umfang betroffen als die ableitenden, sodass erhöhte Homozysteinwerte sich sehr negativ auf Ihre Hirnleistung auswirken können. Universitäre Tests haben ergeben, dass Männer mittleren Alters mit einem erhöhten Homozysteinwert im Blut bei Hirnleistungstests ähnlich schlechte Testergebnisse lieferten wie Alzheimer-Patienten. Bis zu 40 % aller Hirninfarkte sind das Resultat erhöhter Homozysteinwerte. Erschreckend, nicht wahr?

Eine schwedische Studie von 1992 zeigte bei einem Viertel der Patienten mit zerebrovaskulären Erkrankungen erhöhte Homozysteinwerte. Patienten, die einen leichten Schlaganfall bzw. die Vorstufe (TIA) erlitten hatten und bei denen verengte Halsschlagadern diagnostiziert wurden, zeigten in 85 % erhöhte Homozysteinwerte.

Homozystein gilt deswegen auch als stärkeres Warnsymptom für einen Schlaganfall als Rauchen, Bluthochdruck oder erhöhtes Cholesterin. In einer britischen Studie an über 7.700 Männern über einen Beobachtungszeitraum von 13 Jahren konnte ermittelt werden, dass das Schlaganfallrisiko stieg, je höher das Homozystein war, und dies unabhängig von Körpergewicht, Diabetes mellitus, Cholesterin, Blutdruck oder Rauchen. Männer mit den höchsten Homozysteinwerten waren einem dreifach höheren Schlaganfallrisiko ausgesetzt als die Männer mit den niedrigsten Werten.

Eine weitere beunruhigende Tatsache ist, dass Menschen mit erhöhtem Homozystein auf eine Alzheimer-Krankheit hinsteuern. Dr. Robert Clarke von der Oxford University in England konnte zeigen, dass hohe Homozysteinwerte das Risiko für Alzheimer um 450 % erhöhen. Interessant ist dabei, dass die Schnelligkeit des Krankheitsverlaufs mit der Höhe der Homozysteinwerte korreliert.

Es ist mehr als erstaunlich, dass angesichts dieser erdrückenden Befunde nicht routinemäßig der Homozysteinwert bestimmt wird. Denn die Therapie ist so einfach und kostengünstig zugleich.

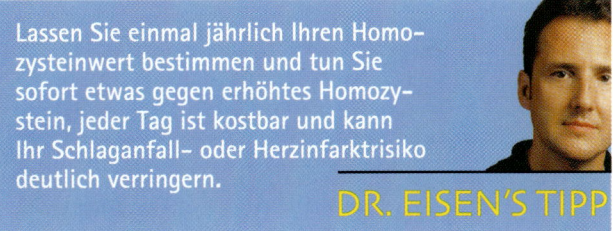

Lassen Sie einmal jährlich Ihren Homozysteinwert bestimmen und tun Sie sofort etwas gegen erhöhtes Homozystein, jeder Tag ist kostbar und kann Ihr Schlaganfall- oder Herzinfarktrisiko deutlich verringern.

DR. EISEN'S TIPP

Maßnahmen bei erhöhtem Homozystein

• Essen Sie ausreichend folsäurehaltige Nahrungsmittel wie Gemüse, Obst, Vollkornflocken, Mandeln, Avocados.
• Nehmen Sie zusätzlich jeden Tag Nahrungsergänzungsmittel mit Folsäure und B-Komplex in höherer Dosierung (siehe auch Kapitel Vitamine).
• Achten Sie darauf, diese Vitamine ununterbrochen einzunehmen, da nach Absetzen des Präparates Homozystein innerhalb von 4 Monaten wieder ansteigt.
• Schränken Sie Ihren Kaffeegenuss auf höchstens 5 Tassen pro Tag ein.
• Vermindern Sie Ihren Fleisch- und Wurstkonsum, da der Körper aus tierischem Eiweiß Homozystein herstellen kann. Pflanzliches Protein ist ungefährlich.
• Rauchen Sie nicht! Zigaretten sind Folsäurekiller.

Das Dickmacherduo: Zucker kombiniert mit Fetten

Unsere Nahrung stellt häufig eine Mischung aus Zucker und Fetten dar (typisch: Leberkässemmel oder Bratwurst mit Pommes etc.). Die konsequente Trennung dieser Nährstoffe hat mit der bekannten **Trennkost** gar nichts zu tun. Diese verbietet die gleichzeitige Aufnahme von Kohlenhydraten und Eiweißen. Aus ernährungsmedizinischer Sicht ist dies obsolet und durch viele Studien widerlegt. Gleichwohl empfiehlt sich die Trennkost aufgrund

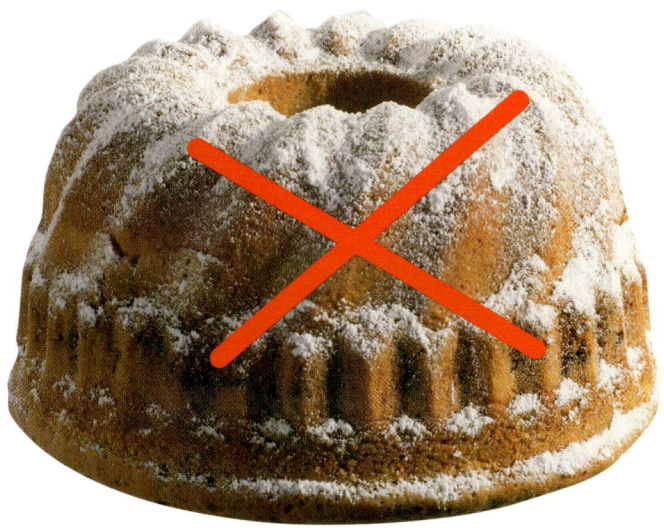

ihrer Betonung von Obst und Gemüse und der Einschränkung von einfachen Zuckern. Die wirkliche Gefahr unserer heutigen Mischkost liegt vielmehr in der Kombination und gleichzeitigen Aufnahme von Fetten und schnell aufschließbaren, sprich schlechten Kohlenhydraten.

Wir stellen uns ein schönes Stück Schwarzwälder Torte vor. Diese soll vereinfacht aus je 50 % Fett und schnell aufschließbaren Kohlenhydraten (Haushaltszucker) bestehen. Was passiert? Die Muskulatur nimmt zur Energiebereitstellung lieber Fettsäuren als Zucker auf. Gibt es also ein großes Angebot an freien Fettsäuren im Blut, vermindert sich die Glukoseaufnahme der Muskulatur auf etwa ein Drittel. Diese Glukose staut sich im Blut an, es kommt zu einer Überzuckerung.

Die Folgen kennen Sie: Insulin wird in die Schlacht geschickt, hemmt die Fettverbrennung und schickt die Fettmoleküle aus der Torte gleich in die Problemzonen. Im Nu ist die Torte an den Oberschenkeln. **Gemein, oder?** (Die einzige Chance auf Genuss ohne Reue wäre eine anschließende ausreichende Körperbewegung, aber wer joggt schon nach einem Kaffeekränzchen sofort los!)

Schauen wir uns zum Vergleich wieder unsere Vorfahren an, die entweder nach erfolgreicher Jagd größere Mengen Fleisch ohne zusätzliche Kohlenhydrate zu sich genommen oder aber bei Fleischmangel Kohlenhydrate in Form von Früchten, Wurzeln und Gemüse gegessen haben. Eine Fett-Fleisch-Kost war also zeitlich immer getrennt von einer Kohlenhydratkost. Eine typische Mahlzeit heute kombiniert jedoch ständig Fleisch mit Kohlenhydraten (z. B. Schnitzel mit Kartoffeln und Gemüse).

Scheinbar weiß die Natur, dass es gefährlich ist, gleichzeitig Glukose und Fettsäuren im Blut zu haben. So hemmen bereits geringste Mengen an Insulin, die noch keine Wirkung auf den Glukosestoffwechsel haben, das Enzym Triglyzerid-Lipase, das Fettsäuren freisetzen kann. Der Organismus versucht mit Nachdruck, keine freien Fettsäuren aus der Zelle ins Blut gelangen zu lassen, wenn bereits kleine Mengen an Glukose im Blut schwimmen. Die Natur konnte nicht voraussehen, dass es einmal Zeiten geben würde, in denen wir große Mengen reinen Zuckers zu uns nehmen, denn erst in den letzten 100 bis 150 Jahren wurde Zucker für den Menschen allgemein verfügbar.

Sie haben nur eine Chance: Vermeiden Sie die gleichzeitige Aufnahme von Fetten und einfachen Zuckern so oft wie möglich!

Dick machende Kombinationen

- Fleisch mit Knödel oder Kartoffeln, weißen Nudeln oder weißem Reis
- Nudeln mit Sahnesoße
- Weißbrot mit Wurst, Käse oder Streichfetten
- Pizza
- Pommes frites (Kartoffeln und Fett)
- Torten und Kuchen
- Buttersemmel mit Honig oder Marmelade
- Eis mit Sahne
- Limonaden, Cola oder andere zuckerhaltige Getränke zum Essen trinken
- süße Desserts

Schlank machende Kombinationen

- Fleisch mit Vollkornnudeln oder Vollkornreis
- Fleisch mit Gemüse oder Salaten
- Nudeln mit Gemüse
- fettarmer Joghurt mit Früchten
- Mozzarella mit Tomaten
- Vollkornmüsli mit Früchten
- Vollkornbrot mit Käse

Haben Sie das Geheimnis verstanden? Sich figurfreundlicher zu ernähren ist ebenso einfach wie effektiv, denn jetzt wissen Sie, warum ein süßer Nachtisch nach einem opulenten Mahl ernährungsphysiologisch betrachtet ein Wahnsinn ist!

Ähnlich wie die ungesunde Mischkost aus Fett und Kohlenhydraten wirken **Stresssituationen**. Auch hier kommt es zu einem erhöhten Zuckerabbau, Glukose wird verstärkt aus der Leber ins Blut freigesetzt, der Blutzuckerspiegel steigt an. Gleichzeitig wird auch die Fettsäurefreisetzung stimuliert, freigesetzte Stresshormone hemmen Insulin und minimieren dadurch auch die Glukoseverarbeitung. Cortisol und zusätzlich aus Aminosäuren neu gebildete Glukose werden ins Blut ausgeschüttet. Die Folge ist ein erhöhter Blutzuckerspiegel mit allen Nebenerscheinungen, die Sie bereits kennen. Um diesem Teufelskreis zu entrinnen, sollten gerade stressgeplagte Menschen auf regelmäßige und ausreichende körperliche Betätigung achten.

Strategien für einen schlanken Körper

• Verringern Sie die Aufnahme einfacher, sprich ungesunder Kohlenhydrate mit der Nahrung (Weißbrot, Weißmehlprodukte, Süßigkeiten etc.).

• Treiben Sie regelmäßig Sport (täglich eine halbe Stunde), damit der Zucker im Blut und im Körper abgebaut werden kann.

• Nehmen Sie ausreichend Ballaststoffe zu sich, die die Aufnahme von Zucker bremsen.

• Vermeiden Sie das typische deutsche Frühstück mit Marmeladenbrot und Honigsemmel und ziehen Sie Müsli, Früchte, Obst und Gemüse mit komplexen Kohlenhydraten vor.

• Vermeiden Sie Nahrungsmittel mit großen Mengen an Fett und Kohlenhydraten.

• Genießen Sie nur selten Kombinationsfallen wie Pizza und Torten.

• Panade enthält Weißbrot und Fett. Weg damit!

• Reduzieren Sie Wurst und fette Käsesorten auf Ihrem Speiseplan.

• Verwenden Sie fettreduzierte Milchprodukte.

• Sparen Sie mit Fett beim Kochen.

Eiweiße – Bausteine des Lebens

Eiweiße bedeuten Leben! Egal ob die Zellen unseres Körpers, wichtige Hormone oder Enzyme – alles besteht aus Eiweißen (Proteinen). Die kleinsten Bausteine von Proteinen sind die Aminosäuren. Es sind heute 23 Aminosäuren bekannt, von denen acht für Erwachsene und zehn für Kinder essenziell sind, d. h., sie müssen mit der Nahrung zugeführt werden, da der Körper sie nicht selbst herstellen kann.

Essenzielle Aminosäuren

- Histidin
- Isoleucin
- Leucin
- Lysin
- Methionin
- Phenylalanin
- Threonin
- Tryptophan
- Valin

Bei den Proteinen unterscheidet man Struktureiweiße, die den Zellmembranen, Zellorganellen und dem Zellkern Stabilität verleihen, und Funktionseiweiße, zu denen man Enzyme, Hormone und Botenstoffe zählt. Bei den Enzymen handelt es sich um so genannte Stoffwechselbeschleuniger (Katalysatoren), ohne die in unserem Körper nicht diese enorme Vielzahl an biochemischen Reaktionen ausgelöst werden könnte. Alle Stoffwechselvorgänge zur Energiegewinnung und Entgiftung wären ohne Enzyme undenkbar. Ich habe aufgrund ihrer Wichtigkeit den Enzymen ein eigenes Kapitel gewidmet.

Der Eiweißbedarf eines gesunden Erwachsenen beträgt zwischen 0,8 und 1,2 g pro kg Körpergewicht, d. h., eine 70 kg schwere Person benötigt etwa 70 g Eiweiß pro Tag.

Bei Leistungssportlern und schwer Arbeitenden steigt der Bedarf noch. Zwei Drittel des täglichen Nahrungseiweißes sollten pflanzlichen, ein Drittel tierischen Ursprungs sein. Da der Körper aber nicht in der Lage ist, übermäßige Eiweißmengen zu speichern, wird der Überschuss in Depotfett umgewandelt und führt zu Übergewicht. Hochwertige pflanzliche Eiweißquellen sind z. B. Hülsenfrüchte (Erbsen, Linsen, Bohnen), Vollkorn- und Sojaprodukte sowie Mais. Ideale tierische Eiweißquellen stellen fettarme Milch und Milchprodukte dar, wie Käse, Kefir, Butter- und Sauermilch, Quark, Joghurt. Auch Fisch und kleinere Mengen Fleisch kommen infrage.

Für optimale Eiweißaufnahme und -verwertung braucht der Körper Helfer in Form von Vitalstoffen, vor allem Vitamine. Ohne ausreichende Nährstoffversorgung kann sich trotz eiweißreicher Nahrung Eiweißmangel einstellen. Da zu ihrem Abbau Energie benötigt wird, gelten Eiweiße als Fatburner, vorausgesetzt, Sie verwenden magere Eiweißquellen, da ansonsten die Energie nicht aus den Fettspeichern geholt wird. Wenn Sie jetzt meinen, man könne einfach reines Eiweiß zu sich nehmen, um schnell Fett abzubauen, muss ich Sie enttäuschen. Eiweiße brauchen zur Verstoffwechslung die Hilfe von Kohlenhydraten (bevorzugt aus Quellen mit niedrigem glykämischen Index), da sonst so genannte Ketonkörper entstehen, die durch die begleitenden Wasserverluste hohen Gewichtsverlust nur vortäuschen. Das Fett bleibt größtenteils dort, wo Sie es nicht haben wollen: in den Fettpölsterchen.

Fakt ist aber, dass wir wahrscheinlich mehr Eiweiß brauchen als die empfohlenen 15 bis 20 % der aufgenommenen Energie. Viele Patienten, die zur Laboruntersuchung kommen, haben einen sehr niedrigen Gesamteiweißgehalt im Blut. Man kann postulieren, dass dadurch die Bildung von Hormonen und Enzymen sowie die Reparaturmechanismen der Zellen nicht optimal funktionieren. Eiweißmangel zeigt sich oft in Müdigkeit, Muskelschwäche, Immunschwäche, Haarausfall etc.

Der Gesamteiweißspiegel sollte im oberen Normbereich zwischen 7 und 8 mg/dl liegen. Nur dann haben Sie ausreichend Proteine für kräftige Strukturen, eine gute Abwehrfunktion, einen optimalen Hormonspiegel und aktive Hirnzellen. Da Eiweiße die Bausteine unserer Überträgerstoffe im Gehirn sind, gelten sie als wahre Muntermacher. Sie sind geistig und körperlich leistungsfähiger.

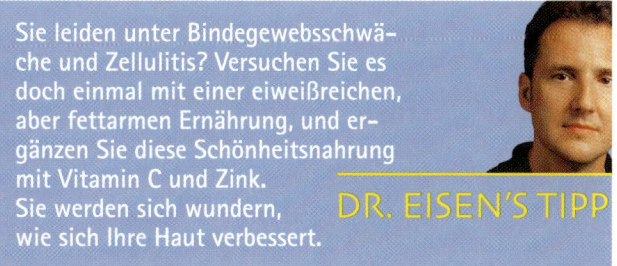

Sie leiden unter Bindegewebsschwäche und Zellulitis? Versuchen Sie es doch einmal mit einer eiweißreichen, aber fettarmen Ernährung, und ergänzen Sie diese Schönheitsnahrung mit Vitamin C und Zink. Sie werden sich wundern, wie sich Ihre Haut verbessert.

DR. EISEN'S TIPP

Damit der Körper Eiweiße richtig verwerten und synthetisieren kann, müssen alle essenziellen Aminosäuren vorhanden sein, und zwar im richtigen Verhältnis zueinander. Selbst das vorübergehende Fehlen auch nur einer einzigen essenziellen Aminosäure kann die Eiweißsynthese negativ beeinflussen. Um den Eiweißpool im Körper zu erhöhen, sind einige Regeln zu beachten:

- Große Mengen an Eiweiß auf einmal bringen nur wenig, da nur ein kleiner Teil davon aufgenommen werden kann und der Rest einfach wieder ausgeschieden wird.
- Achten Sie unbedingt auf die biologische Wertigkeit der zugeführten Proteine. Diese richtet sich nach der Aminosäure, die in geringster Konzentration in dem Nahrungsmittel vorliegt. Durch Kombination passender Nahrungsmittel lässt sich die biologische Wertigkeit erhöhen (Brot mit Sonnenblumenkernen, Bohnen mit Reis, Gemüse mit Brot).
- Die hochwertigsten Proteine finden sich in tierischen Nahrungsmitteln. Vollei ist das Nahrungsmittel mit der höchsten biologischen Wertigkeit. Darauf folgen Fleisch, Fisch, Geflügel und Milchprodukte.
- Die Kombination pflanzlicher und tierischer Eiweiße ergibt besonders hohe biologische Wertigkeiten (Kartoffel mit Ei).
- Die Aufnahme von Proteinen wird durch die gleichzeitige Einnahme von komplexen Kohlenhydraten entscheidend verbessert, da diese die Energie liefern können, um die Proteine abzubauen. Die Eiweiße verbrennen im Feuer der Kohlenhydrate!
- Möglichst keine Kombination von Eiweißen mit Fetten, da hierbei die Resorption um Stunden verzögert wird.

Eiweißquellen
mit einem Gehalt von etwa 10 g Eiweiß:

2 kleine Hühnereier	300 g Joghurt 1,5 %
40 g Schnittkäse	75 g Magerquark
80 g Haferflocken	130 g Naturreis
100 g Knäckebrot	60 g Fisch
40 g mageres Hühner-, Puten-, Lamm- oder Schweinefleisch	
50 g mageres Rind- oder Kalbfleisch	
0,3 l fettarme Milch, Buttermilch	

Eiweißkonzentrate als Lösung?
Eiweißkonzentrate oder auch spezielle Aminosäurenlösungen können dann sinnvoll sein, wenn der Eiweißspiegel im Blut sehr niedrig ist und schnell angehoben werden soll. Fettarme, eiweißreiche Shakes sind eine ideale Zwischenmahlzeit und bestimmt besser als eine fette Bratwurst. Zwei Esslöffel eines guten Eiweißpräparates liefern in etwa so viel Eiweiß wie 100 g Steak. Speziell zusammengesetzte Diät-Shakes helfen im Rahmen einer Reduktionskost Muskelmasse zu schonen und vorrangig Fettpolster abzubauen.
Der Vorteil bilanzierter Aminosäurenlösungen in Ampullen- oder Kapselform ist die

raschere und vollständigere Resorption im Vergleich zu Proteinpulver oder Lebensmitteln. Achten Sie dabei aber unbedingt auf eine gute Qualität des Produkts. Die einzelnen Aminosäuren müssen optimal zubereitet und aufeinander abgestimmt sein.

Es lohnt sich sehr, die einzelnen Aminosäuren ausführlicher zu betrachten, denn: **Die regelmäßige optimale Eiweißzufuhr ist wesentlicher Bestandteil eines langen Lebens in Gesundheit und Vitalität.**

Die wichtigsten Aminosäuren

Alanin

Alanin ist in unserem Körper an der Energiebereitstellung durch Glukose beteiligt und hilft dadurch bei der Regulierung des Blutzuckerspiegels. Es kann aus den verzweigtkettigen Aminosäuren hergestellt werden. Bei absinkendem Blutzuckerspiegel und gleichzeitigem Kohlenhydratmangel greift der Körper auf Muskelgewebe zurück, um Aminosäuren wie Alanin in der Leber in Glukose umzuwandeln und so den Blutzuckerspiegel zu erhöhen. Jetzt können Sie auch verstehen, warum eine Fastenkur nicht dazu geeignet ist, Fett abzubauen, da meist wesentlich mehr Muskulatur abgebaut wird.
Bei intensiven Ausdauerbelastungen werden ab der zweiten Stunde erhebliche Mengen an Alanin verbraucht. Die Zufuhr von Alanin erscheint bereits nach einer Stunde intensiven Trainings sinnvoll. Mangelerscheinungen können auch durch die verstärkte Einnahme von verzweigtkettigen Aminosäuren (BCAA) vermieden werden.

 Nahrungsquellen
Gelatine, Mais, Rindfleisch, Eiklar, Schweinefleisch, Reis, Molke, Soja und Hafer

Arginin

Arginin gehört zu den Aminosäuren, die die Synthese und Freisetzung des Wachstumshormons der Hypophyse steigern können. Arginin wird im Leberstoffwechsel benötigt, um Harnstoff zu bilden und Ammoniak abzubauen. Es ist besonders wichtig in der frühen Regenerationsphase nach einer intensiven körperlichen Belastung. Arginin wird im Körper rasch in Ornithin umgewandelt und kann daher von diesem ersetzt werden. Weitere wichtige Funktionen sind die Stärkung des Immunsystems und die Unterstützung des Fettstoffwechsels.

Gelegentlich wird Arginin als natürliches Potenzmittel eingesetzt, das zu einer besseren Erektion führen soll. Dafür sollte man Arginin etwa 45 Minuten vor dem Verkehr einnehmen. Problematisch ist die Zufuhr von Arginin jedoch durch die Gefahr, schlummernde Herpesinfektionen zu aktivieren.

 **Nahrungsquellen**

Nüsse, Schokolade, Hafer, Rosinen, Sonnenblumen, Fleisch, Soja, Weizenkeime

Asparagin und Asparaginsäure

Asparagin dient im Körper als Vorstufe zur Bildung von Asparaginsäure. Diese ist beteiligt am Aufbau des Immunsystems und des Erbgutes. Asparaginsäure spielt eine Schlüsselrolle im Energiestoffwechsel, wobei sie bei der Umwandlung von Kohlenhydraten in Glukose und Speicherung in Glykogen mitwirkt. Asparagin hilft bei der Entfernung von schädlichem Ammoniak aus dem Körper und soll wesentlich dazu beitragen, die Widerstandskraft gegen Erschöpfung zu steigern.

 Nahrungsquellen

Reichlich in Fruchtsäften und Gemüse, Kartoffeln, Kokos, Erdnuss, Eiklar und Fleisch

Glutamin und Glutaminsäure

Mit einem Mengenanteil von 20 % ist Glutamin Hauptbestandteil des Pools an freien Aminosäuren im Blut. Unter normalen Bedingungen sind praktisch alle Gewebe in der Lage, Glutamin abzubauen bzw. zu synthetisieren.

Neben der Funktion als Baustein für die Proteinsynthese spielt Glutamin als Zwischenprodukt in einer Vielzahl von Stoffwechselvorgängen eine wichtige Rolle. Glutamin entsteht im Körper aus Glutaminsäure und Ammoniak. Glutamin ist wichtiger Energieträger für Dünndarmzellen und einige Zellen des Immunsystems. In katabolen (= Eiweiß abbauenden) Zuständen, wie nach schweren Operationen, Verbrennungen und Verletzungen, ist Glutamin als essenzielle Aminosäure einzustufen, da der erhöhte Bedarf in diesen Situationen nicht durch die eigene Synthese und Freisetzung von Glutamin aus dem Muskel gedeckt werden kann.

Große Mengen an Glutamin gehen auch nach intensiver sportlicher Belastung verloren. Hier kann eine erhöhte Zufuhr zu verbesserter Regeneration und gesteigertem Muskelaufbau führen. Kontrovers diskutiert wird noch, ob Glutamin das Lang- und Kurzzeitgedächt-nis sowie die Konzentrationsfähigkeit und die Intelligenz des Gehirns zu steigern vermag. Das Natriumsalz dieser Aminosäure, Glutamat, ist ein verbreitetes Gewürzmittel und kann bei dafür empfindlichen Personen nach erhöhter Zufuhr Übelkeit auslösen (Chinarestau-rant-Syndrom).

 Nahrungsquellen

Weißmehlprotein, Vollweizen, Kasein, Kartoffel, Haselnuss, Schweinefleisch, Roggen, Molke, Rindfleisch und Soja

Glycin

Diese schwefelhaltige Aminosäure kann in der Leber aus Methionin gebildet werden. Gly-cin dient als Stickstofflieferant beim Aufbau der nichtessenziellen Aminosäuren und ist am Aufbau von Hämoglobin und anderen Stoffen beteiligt. Es spielt eine bedeutende Rol-le bei der Synthese von Bindegewebseiweiß, außerdem hilft es bei der Freisetzung von Glykogen aus der Leber. Ferner ist Glycin an der Produktion von Immunglobulinen und Antikörpern beteiligt und liefert Kreatin, einen wichtigen Bestandteil des Energiekreis-laufs, der für die Muskelarbeit unumgänglich ist. Glycin gehört zu den Aminosäuren, die eine verstärkte Ausschüttung von Wachstumshormon ermöglichen.

 Nahrungsquellen

Gelatine, Rindfleisch, Leber, Erdnuss und Hafer

Histidin

Histidin ist wichtig für den Eiweißstoffwechsel, vor allem die Bildung des roten Blutfarb-stoffes Hämoglobin, sowie bei der Produktion von roten und weißen Blutkörperchen. Da eine hohe Histidinzufuhr die vermehrte Ausschüttung über den Urin nach sich zieht, wo-bei sehr viel Zink verloren geht, sollte man die Dosis gering halten. Histidin wird gerne zur Behandlung von Allergien eingesetzt.

 Nahrungsquellen

Banane, Thunfisch, Makrele und Rindfleisch

Leucin und Isoleucin

Leucin und Isoleucin sind zwei der drei verzweigtkettigen Aminosäuren, auf Englisch auch **Branched Chain Amino Acids (BCAA)** genannt. Sie fördern einen optimalen Muskelaufbau, da sich die Muskulatur zu etwa 35 % aus ihnen zusammensetzt. Isoleucin ist deshalb ein wichtiger Energielieferant in den Muskelzellen. Ein Mangel äußert sich oft in einem Verlust an Muskelmasse mit einer reduzierten Umwandlung von Muskelglykogen in Energie.

 Nahrungsquellen

Laktalbumin, Kasein, Fleischproteine, Eiprotein, Haselnuss

Lysin

Diese essenzielle Aminosäure ist wichtig für die Proteinsynthese, besonders für die Neubildung von Muskeln und Bindegewebe. Lysin wird auch zur beschleunigten Abheilung von Herpesinfektionen eingesetzt. Im Organismus ist es Ausgangsprodukt für die Synthese von L-Carnitin und somit unmittelbar für die Fettsäurenverwertung notwendig.
Eine einmalige Dosis von 5 g Lysin kann die körpereigenen Konzentrationen von Carnitin (siehe Kapitel über Fatburner) über einen Zeitraum von 72 Stunden um das Sechsfache erhöhen. Darüber hinaus verstärkt Lysin die Wirkung von Arginin, erhöht die Speicherung von Kalzium im Körper und soll für eine bessere Konzentrationsfähigkeit sorgen. Bei Mangel können Schwindelanfälle und Übelkeit auftreten.

 Nahrungsquellen

Laktalbumin, Kasein, Eiprotein, Fleischproteine, Soja, Kartoffel, Amaranth, Weizenkeime und Linsen

Methionin

Eine der essenziellen Aminosäuren, die eine Fett aufspaltende Wirkung zeigt und deshalb hilft, eine übermäßige Verfettung der Leber zu verhindern und die Regeneration von Leber- und Nierengewebe zu unterstützen. Methionin erhöht die Produktion von Lecithin in der Leber und ist darüber hinaus ein hochwirksamer antioxidativer Stoff. Es führt zu einer gesteigerten Bildung von Zystein und Taurin im Körper und ist besonders wichtig in der Phase nach einem anstrengenden Training zur verbesserten Regeneration. Es unterstützt die Wundheilung und kann negative Folgen von Stress lindern. Eine besondere Bedeutung von Methionin liegt darin, dass zwischen ihm und Homozystein, unserem größten Gefäßgift und Altmacher, ein wechselseitiger Umbau stattfindet.

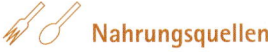 **Nahrungsquellen**

Vollei, Vollkornbrot, Mais, Reis, Molkeproteine, Knoblauch, Eier, Bohnen und Fisch

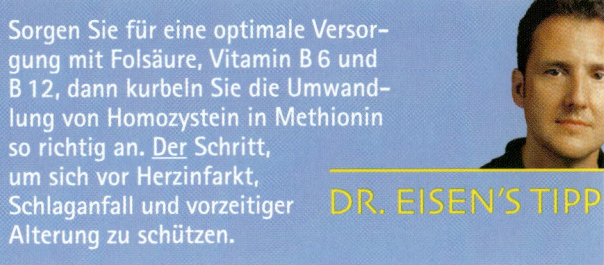

Sorgen Sie für eine optimale Versorgung mit Folsäure, Vitamin B 6 und B 12, dann kurbeln Sie die Umwandlung von Homozystein in Methionin so richtig an. Der Schritt, um sich vor Herzinfarkt, Schlaganfall und vorzeitiger Alterung zu schützen.

DR. EISEN'S TIPP

Phenylalanin – der Glücksbringer

Aus Phenylalanin, das ebenfalls zu den essenziellen Aminosäuren gehört, entstehen im Körper Dopamin und Noradrenalin. Diese wichtigen Neurotransmitter steigern die geistige Beweglichkeit und Vitalität. Dopamin vermittelt uns innere Harmonie, ein Gefühl von Heiterkeit und innerem Frieden. Es ist das Glückshormon älterer und alter Menschen. Je älter wir werden, umso weniger Noradrenalin wird aus Dopamin gebildet. Noradrenalin ist der Glücksbringer junger Leute und macht in Stresssituationen euphorisch bis aggressiv. Noradrenalin hat darüber hinaus die Fähigkeit, unsere anderen Glücksboten, die Endorphine, länger im Blut zu halten, und verlängert damit die Zeitdauer des Glücksgefühls und der Schmerzlinderung.

 Nahrungsquellen

Vollkornprodukte, Hüttenkäse, Soja, Magermilchpulver, Mandeln, Erdnüsse, Limabohnen, Kürbiskerne und Sesamsamen

Phenylalanin ist auch in Form von Tabletten erhältlich. Zur Appetithemmung sollten diese etwa eine Stunde vor den Mahlzeiten eingenommen werden. Zur Steigerung der geistigen Leistungsfähigkeit ist eine Einnahme zwischen den Mahlzeiten sinnvoller.

Achtung: Phenylalanin darf nicht in der Schwangerschaft und bei Menschen eingesetzt werden, die an der Erbkrankheit Phenylketonurie leiden. Vorsicht bei Hypertonikern wegen der blutdrucksteigernden Eigenschaft.

Eine Besonderheit stellt das so genannte **DL-Phenylalanin** dar (DLPA), das zu gleichen Teilen aus synthetischem und natürlichem Phenylalanin besteht. Es fördert im Körper die Bildung und Aktivierung schmerzstillender und euphorisierender Stoffe, so genannter Endorphine. DLPA wird deshalb auch gern als natürliches Schmerzmittel eingesetzt. Es lässt sich in der Wirkung mit Morphinpräparaten vergleichen, doch im Gegensatz zu diesen macht es nicht abhängig und hat weitaus weniger Nebenwirkungen.
Zu beachten ist, dass die schmerzstillende Wirkung oftmals erst nach ein bis zwei Wochen einsetzt und etwa 5 bis 15 % aller Menschen nicht darauf ansprechen.

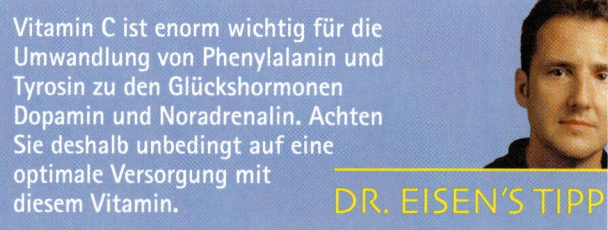

Vitamin C ist enorm wichtig für die Umwandlung von Phenylalanin und Tyrosin zu den Glückshormonen Dopamin und Noradrenalin. Achten Sie deshalb unbedingt auf eine optimale Versorgung mit diesem Vitamin.

DR. EISEN'S TIPP

Prolin und Hydroxyprolin

Prolin ist wichtiger Bestandteil von Kollagen, einem Protein, das vor allem in Knochen- und Bindegewebe zu finden und deshalb sehr wichtig für Gelenke und Sehnen ist. Hydroxyprolin entsteht beim Abbau von Bindegewebe und wird über den Urin ausgeschieden. Ernährungsphysiologisch ist es wertlos. Diskutiert wird eine möglicherweise positive Wirkung von Hydroxyprolin auf entzündliche Prozesse in den Gelenken. Das würde die Wirkung von Gelatine bei Arthrose und Rheuma erklären. Prolin kann ähnlich Alanin bei sportlichen Ausdauerbelastungen zur Energieversorgung der Muskulatur herangezogen werden.

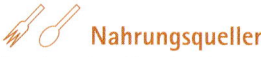 Nahrungsquellen

Fruchtsäfte, Kasein, Gesamtmilchprotein und Weizenkeime

Serin

Serin kann im Körper aus Threonin oder Glycin gebildet werden. Es hat eine wichtige Funktion bei der Energieversorgung und ist Bestandteil des Acetylcholins, einem Neurotransmitter, der für eine ausreichende Nervenfunktion wichtig ist.

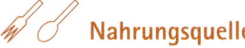 **Nahrungsquellen**

Eier, Kasein, Molke, Hafer und Mais

Threonin

Threonin trägt zur Produktion von Immunglobulinen und Antikörpern bei und ist deshalb unentbehrlich für ein intaktes Immunsystem. Bei hoher körperlicher Belastung kann Threonin auch zur Energiegewinnung herangezogen werden. Die beiden anderen Aminosäuren Serin und Glycin können aus Threonin synthetisiert werden. Vegetarische Diäten haben oft Threoninmangel und damit u. U. rasche Ermüdbarkeit und Energielosigkeit zur Folge.

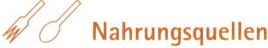 **Nahrungsquellen**

Molkeproteine, Eigelb, Erbsen, Weizenkeime, Rindfleisch

Tryptophan

Diese essenzielle Aminosäure wird zusammen mit Vitamin B 6, Niacin und Magnesium vom Gehirn gebraucht, um Serotonin zu produzieren. Serotonin ist ein wichtiger Bodenstoff, der Signale zwischen den Gehirnzellen vermittelt. Tryptophan gilt als natürliches Einschlafmittel, verringert die Schmerzempfindlichkeit und hilft gegen Depressionen. Es kann Migräne und Kopfschmerzen lindern und wirkt bei der Bekämpfung von Angst und Stress.

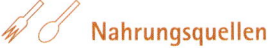 **Nahrungsquellen**

Hüttenkäse, Milch, Fleisch, Fisch, Geflügel, Bananen, Datteln, Erdnüsse

Besonderheiten

Tryptophan wird besser ins Gehirn aufgenommen, wenn man es zusammen mit einer kohlenhydratreichen Mahlzeit einnimmt. Der Grund liegt darin, dass andere Aminosäuren, die mit Tryptophan um den Transportmechanismus durch die Blut-Hirn-Schranke konkurrieren, bei einem erhöhten Insulinspiegel vermehrt in die quergesteuerte Muskulatur einge-schleust werden. Somit steht Tryptophan für die Transportmechanismen in das Gehirn in höherer Konzentration zur Verfügung.

Neuere Studien haben gezeigt, dass Tryptophan appetithemmende Eigenschaften hat. Ein neueres Präparat, 5-Hydroxy-Tryptamin, das dem Tryptophan sehr ähnlich ist, wird zur unterstützenden Behandlung von Depressionen und Schlafstörungen eingesetzt. Auch dieses Präparat zügelt den Appetit.

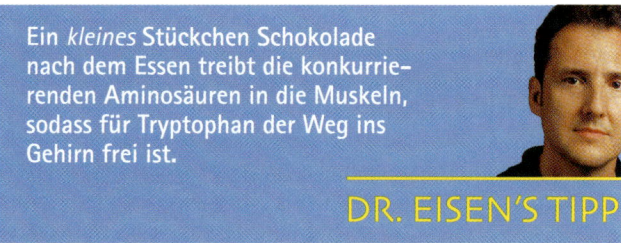

Ein *kleines* Stückchen Schokolade nach dem Essen treibt die konkurrierenden Aminosäuren in die Muskeln, sodass für Tryptophan der Weg ins Gehirn frei ist.

DR. EISEN'S TIPP

Tyrosin

Tyrosin wird in unserem Körper ausschließlich aus Phenylalanin gebildet. Daher führt eine ausreichende Tyrosinzufuhr als Spareffekt zu einem niedrigeren Bedarf von Phenylalanin. Tyrosin ist im Körper mitverantwortlich für die Funktion von Nebennieren, Schild- und Hirnanhangdrüse sowie für die Bildung von roten und weißen Blutkörperchen. Es ist an der Produktion von Melanin, dem Haut- und Haarpigment beteiligt, hat eine stark stimmungsaufhellende Wirkung und wird deshalb bei chronisch Depressiven, die auf übliche Therapien nicht ansprechen, eingesetzt.

Tyrosin wird im Körper über L-Dopa in L-Dopamin umgewandelt. L-Dopa ist ein wichtiger Überträgerstoff im Gehirn, Dopamin wird für die Blutdruckregulation und die Harnaus-scheidung benötigt. Tyrosin gehört zu den Aminosäuren, die die Hirnanhangdrüse zu einer verstärkten Ausschüttung von Wachstumshormon veranlassen. Tyrosin kann die Entzugs-erscheinungen von Suchtmitteln wie Tabak, Alkohol und bestimmten Drogen mildern.

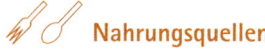 **Nahrungsquellen**

Kasein, Gesamtmilchprotein, Erbsen, Bohnen, Eigelb und Erdnüsse

Valin

Valin, als die dritte verzweigtkettige Aminosäure, wirkt zusammen mit Isoleucin und Leucin und kann wie diese als Energielieferant für die Muskelzellen dienen. Wie bei den anderen beiden bedarf es für eine optimale Wirkung einer ausreichenden Versorgung mit Vitamin B 6. Valin ist in der Lage, einer übermäßigen Serotoninbildung entgegenzuwirken.

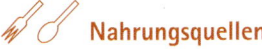 **Nahrungsquellen**

Laktalbumin, Kasein, Eiprotein, Fleisch, Hafer, Vollreis, Haselnuss

Zystin und Zystein

Zystin ist die stabile Form der schwefelhaltigen Aminosäure Zystein. Im Blut kommen beide nebeneinander vor, wobei Zystin überwiegt. Zystin ist wichtig für das Wachstum von Haut und Haaren. Zystein unterstützt den Aufbau vieler Proteine durch die Ausbildung von Schwefelbrücken, ferner den Aufbau von Insulin und Verdauungsenzymen.
Zystin (wie Methionin) kann für die Bindung von giftigen Schwermetallen wie Kupfer, Kadmium und Quecksilber eingesetzt werden. Es ist außerdem ein wichtiges Antioxidans, das freie Radikale binden und zerstören kann, und somit ein wichtiger Nährstoff gegen das Altern. Zystin ist an der Bildung von Glutathion beteiligt, einem der wirkungsvollsten Antioxidantien. Es sollte am besten mit Vitamin C kombiniert eingenommen werden, um die immer wieder diskutierte Neubildung von Nierensteinen zu verhindern.

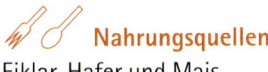 **Nahrungsquellen**

Eiklar, Hafer und Mais

Treibstoff für das Wachstumshormon

Einige Aminosäuren, wie z. B. Glycin, sind in der Lage, vermehrt Wachstumshormon aus der Hirnanhangdrüse auszuschütten. Das ist deshalb von besonderem Interesse, weil Wachstumshormon, auch somatotropes Hormon oder HGH genannt, sich als wahrer Jungbrunnen erweist. HGH ist eines der stärksten Hormone, das auf fast alle Gewebe unseres Körpers Wirkung zeigt. Es wird schubweise freigesetzt und in der Leber in Somatomedinen umgewandelt, die für die eigentliche Wirkung verantwortlich sind. Zu den höchst erwünschten Funktionen von HGH gehören der Abbau von Fettspeichern und der Aufbau von Muskeln. Jetzt wissen Sie auch, warum einige Sportler Wachstumshormon spritzen. Das ist zwar gemäß Dopingliste verboten, aber äußerst effektiv.

Die Bildung und Ausschüttung von Wachstumshormon unterliegt einigen Einschränkungen:

- HGH wird nach bestimmten Belastungen wie Verletzungen, emotionalem Stress, Fasten und Sport, hier vor allem nach kurzem und hartem Training, freigesetzt.
- Frauen reagieren besser als Männer auf Zustände, die die Freisetzung von HGH fördern.
- Eine ausreichende Nährstoffversorgung, besonders mit Vitamin-B-Komplex, Zink, Kalzium, Magnesium und Kalium, muss gesichert sein.
- Industrialisierte Kost (junk food), Fett, einfache Zucker und Alkohol senken den HGH-Spiegel.
- Üppiges Abendessen hemmt die nächtliche Ausschüttung von HGH.
- Bei regelmäßigem, ununterbrochenem Schlaf wird Wachstumshormon besonders vor Mitternacht und in den Morgenstunden kurz vor dem Erwachen ins Blut abgegeben.
- Menschen mit niedrigem Körperfettanteil haben höhere HGH-Spiegel.
- Übergewichtige haben meist eine gestörte HGH-Freisetzung.

Wachstumshormon freisetzende Aminosäuren

Arginin und Ornithin fungieren als wichtigste Freisetzer. Bereits geringe Mengen (2 g Arginin und 1 g Ornithin) bewirken eine deutliche Ausschüttung von Wachstumshormon. Obwohl Arginin-/Ornithin-Präparate in Studien keine unerwünschten Nebenwirkungen gezeigt haben, sollten diese Produkte nur zeitweise verwendet werden, um den Körper nicht an eine ständige Zufuhr zu gewöhnen.

Ornithin wird in der Medizin auch zur Behandlung von Lebererkrankungen eingesetzt und unterstützt durch Abbau von Ammoniak zu Harnstoff die Entgiftung des Körpers. Um eine optimale HGH-Ausschüttung zu stimulieren, müssen folgende Punkte beachtet werden:

- Einnahme immer auf nüchternen Magen morgens und vor dem Zubettgehen,
- keine gleichzeitige Einnahme von Milchprodukten, da sonst die Resorption gehemmt wird,
- keine gleichzeitige Einnahme von zuckerhaltigen Speisen oder Getränken, da ein erhöhter Insulinspiegel hemmend auf HGH wirkt.

Muskelaufbau durch verzweigtkettige Aminosäuren (BCAA)

Verzweigtkettige Aminosäuren (englisch: Branched Chain Amino Acids = BCAA) sind für den Sportler von großer Bedeutung, da sie den Aufbau und die Regeneration von Muskelgewebe fördern, den Energiehaushalt positiv beeinflussen, die Ausdauer verbessern und am Aufbau nichtessenzieller Aminosäuren beteiligt sind.
BCAA werden rasch in die Muskulatur aufgenommen und machen hier den Löwenanteil der gesamten Aminosäurenaufnahme aus. Zur optimalen Nutzung müssen diese Aminosäuren zusammen aufgenommen werden. Wichtig für die Verstoffwechslung der BCAA sind Biotin, Pantothensäure und Vitamin B 6. Beachten Sie bitte bei der zusätzlichen Aufnahme von BCAA über Nahrungsergänzungsmittel, dass dabei eine nicht unerhebliche Harnstoffbelastung auftritt. Verzweigtkettige Aminosäuren sollten deshalb stets mit hochwertigem Nahrungsprotein kombiniert werden.

Mineralstoffe und Spurenelemente

Viele Menschen kennen die günstigen Eigenschaften von Vitaminen, vergessen aber gerne, dass auch Mineralstoffe und Spurenelemente für eine optimale Funktion unseres Organismus unentbehrlich sind. Genau wie das Fehlen eines Vitamins Probleme und Störungen verursacht, so hat auch ein Mangel an Mineralstoffen oder Spurenelementen teilweise gravierenden Auswirkungen.

Ein ganz wichtiger Punkt ist die Regulation unseres Säuren-Basen-Haushalts, da Störungen nicht selten sind und chronische Erkrankungen negativ beeinflussen können.

Gehalt an Mineralstoffen und Spurenelementen im Körper

Kalzium . . . . 1200 g
Phosphor . . . . 700 g
Schwefel . . . . 200 g
Kalium . . . . 140 g
Natrium . . . . 100 g
Chlor . . . . 100 g
Magnesium . . . . 30 g
Eisen . . . . 4 g
Zink . . . . 2 g
Kupfer . . . . 0,1 g
Jod . . . . 30 mg
Mangan . . . . 20 mg
Selen . . . . 15 mg
Molybdän . . . . 9 mg
Chrom . . . . 6 mg

Chlor – Chef des Säure-Basen-Haushalts

Chlor kommt im Körper meist als Chlorid vor und ist wichtig für den Säure-Basen-Haushalt. Es wirkt als Natrium- oder Kaliumchlorid. Die empfohlene Tageszufuhr beträgt 1,5 g und kann über die normale Nahrung gut aufgenommen werden.

Chrom – Captain des Glukosestoffwechsels

Als wichtiges Spurenelement im Zuckerstoffwechsel wird Chrom für die Zusammenarbeit mit Insulin gebraucht. Es unterstützt den Transport von Glukose, dem Hauptbrennstoff für Gehirn und Nerven, dorthin, wo sie gebraucht wird. Chrom unterstützt die Therapie gegen hohen Blutdruck, hilft Heißhunger auf Süßes zu vermeiden und beugt Arteriosklerose und Blutzuckerkrankheit vor. Bei Chrommangel drohen Nervosität, Konzentrationsschwäche und Müdigkeit. Der Bedarf nach DGE liegt bei 30–100 mcg, Diabetikern und Übergewichtigen werden 600–1000 mcg empfohlen.

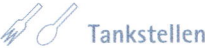 Tankstellen

Nüsse, Vollkornprodukte, Fleisch, Samen und Kerne, Hefe

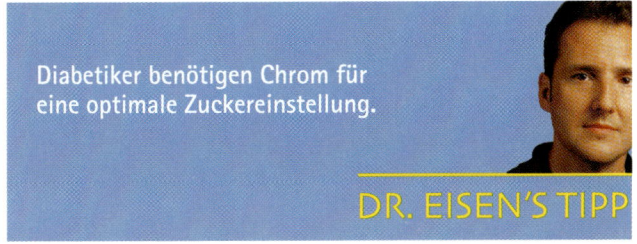

Diabetiker benötigen Chrom für eine optimale Zuckereinstellung.

DR. EISEN'S TIPP

Eisen – der Energieträger

Dieser wichtige Mineralstoff wird zur Produktion des roten Blutfarbstoffs, Hämoglobin, und für bestimmte Enzyme gebraucht. Wir verdanken ihm die Fähigkeit, lebensnotwendigen Sauerstoff in den roten Blutkörperchen zu binden und in die Zellen zu transportieren. Eisen steigert allgemein die Widerstandsfähigkeit gegen Krankheiten und beugt Erschöpfungszuständen vor. Es stärkt das Wachstum und ist gut für die Haut.

Nur etwa 5–10 % des Eisens, das wir über die Nahrung aufnehmen, wird resorbiert und gelangt in den Blutkreislauf. Die Menge an gespeichertem Eisen beträgt 5–7 g bei Erwachsenen. Das meiste Eisen wird bei der Erneuerung der Blutkörperchen wiederverwertet. Zur Resorption von Eisen sind Kupfer, Kobalt, Mangan und Vitamin C notwendig.

Als typisches Erkrankungsbild kennen wir die Eisenmangel-Anämie, mit körperlicher Schwäche, verminderter Leistungskraft und einer auffallenden Blässe der Haut.

Bei akuten Infektionskrankheiten auf Eisen verzichten, da es das Wachstum der Bakterien fördert. Für Frauen mit starker Regelblutung, die vegetarisch leben oder eine Diät machen, empfehlen sich zusätzliche Eisengaben bei regelmäßiger Kontrolle des Eisenspiegels durch den Arzt. Die empfohlene Tagesmenge liegt bei 10–15 mg für Erwachsene und 30 mg für Schwangere. Stillende Mütter sollten 20 mg zu sich nehmen. Vorsicht vor Überdosierung vor allem bei Kindern: Schon eine Dosis von 3 g kann für ein zweijähriges Kind tödlich sein. Eisentabletten nie in Reichweite von Kindern lagern! Vorsicht auch bei Überdosierung in der Schwangerschaft, es droht Gefahr für das Baby.

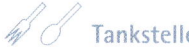 Tankstellen

Schwein, Rind, Leber, rotes Fleisch, Muscheln, Pfirsiche, Stärkemehl, Eigelb, Austern, Nüsse, Bohnen, Spargel, schwarze Melasse und Haferflocken

Eisen sollte am besten als organisches Eisen in Form von Eisenglukonat, Eisenfumarat oder Eisenzitrat aufgenommen werden. Eisenpräparate mit anorganischem Eisen, z. B. Eisensulfat, können Vitamin E zerstören und sollten deshalb nicht zusammen mit diesem aufgenommen werden.

DR. EISEN'S TIPP

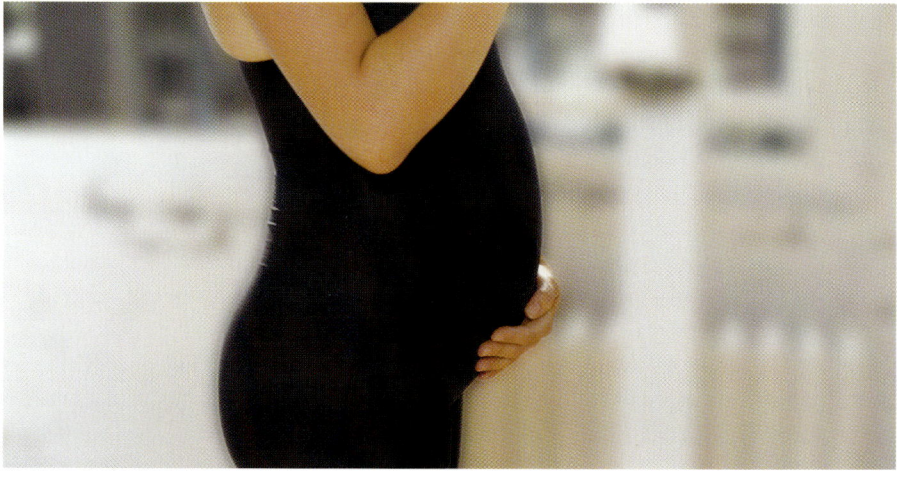

Fluor – Freund der Zähne

Fluor kommt normalerweise in Form von Kalziumfluoriden in unserem Körper vor und ist wichtig für gesunde Zähne sowie Kariesvorbeugung. Zusätzlich stärkt es die Knochensubstanz. Fluoridpräparate sind im Prinzip für Kinder im ersten Lebensjahr sinnvoll. Fluor ist normalerweise in Mineralstoffpräparaten nicht enthalten, wird aber gelegentlich dem Trinkwasser zugesetzt. Eine erhöhte Aufnahme ist möglich, wenn man regelmäßig Kochtöpfe mit Teflonbeschichtung verwendet.

Jod – für einen jungen Körper

Zwei Drittel des Jods im Körper befinden sich in der Schilddrüse. Es spielt eine sehr wichtige Rolle im Schilddrüsenstoffwechsel und hält als Bestandteil der Schilddrüsenhormone unseren Körper in Schwung. Eine ausreichende Jodversorgung ist wichtig für Haar, Haut, Nägel und Zähne. Die empfohlene Zufuhr nach DGE beträgt 150–200 mcg pro Tag.

Mangelerscheinungen

Jodmangel ist eine häufige Ursache für die Vergrößerung der Schilddrüse (Struma), weitere Folgen sind eine verlangsamte geistige Leistungsfähigkeit und Gewichtszunahme.

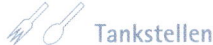 Tankstellen

Vor allem Gemüse und Zwiebeln, die in jodreichen Böden angebaut wurden, Meeresfrüchte und jodhaltiges Salz. Eine hervorragende Jodquelle stellt die Kelp-Alge dar.

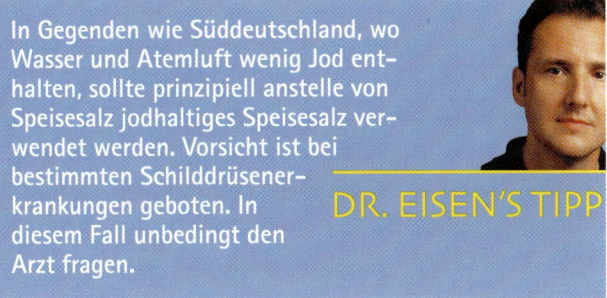

In Gegenden wie Süddeutschland, wo Wasser und Atemluft wenig Jod enthalten, sollte prinzipiell anstelle von Speisesalz jodhaltiges Speisesalz verwendet werden. Vorsicht ist bei bestimmten Schilddrüsenerkrankungen geboten. In diesem Fall unbedingt den Arzt fragen.

DR. EISEN'S TIPP

Kalium – Kontrolleur des Wasserhaushalts

Zusammen mit Natrium ist Kalium einer der wichtigsten Mineralstoffe, die den Wasserhaushalt des Körpers regulieren und die Funktion von Nerven, Muskeln und Herz stärken. Es wird für den gesamten Stoffwechsel und die Ausscheidung der Stoffwechselprodukte benötigt. Kalium senkt den Blutdruck und ist beteiligt am Erregungsmechanismus jeder Muskelzelle. Kaliummangel führt zu Ödemen, d.h. Wasseransammlungen im Körper, und zu gestörter Nerven- und Muskelfunktion (Krämpfe). Alkohol, Kaffee, Zucker und Wasser ausscheidende Mittel verringern den Kaliumspiegel, ebenso wie Abführmittel und Durchfallerkrankungen. Da Kalium auch für die Darmmuskulatur wichtig ist, sorgt ein Mangel an diesem Mineralstoff zusätzlich für Verstopfung. Psychischer und physischer Stress kann ebenfalls zu Kaliummangel führen.
Der normale Tagesbedarf liegt bei 2.000 mg.

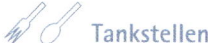 Tankstellen

Zitrusfrüchte, Zuckermelonen, Tomaten, Brunnenkresse, grünes Blattgemüse, Sonnenblumenkerne, Bananen und Kartoffeln

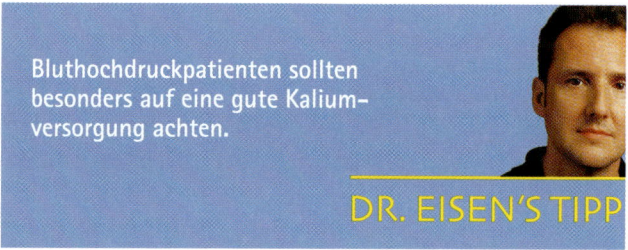

Bluthochdruckpatienten sollten besonders auf eine gute Kaliumversorgung achten.

DR. EISEN'S TIPP

Kalzium – Chef der Knochen

Unter den Mineralstoffen kommt Kalzium im Körper in den größten Mengen vor und ist zusammen mit Phosphor wichtig für ein gesundes Knochensystem, für die Zähne und für die Funktion der Muskulatur, besonders der Herzmuskulatur. Kalzium wird auch im Eisenstoffwechsel benötigt und ist ein wichtiger Stoff für die Nervenerregung. Für die Kalziumaufnahme muss ausreichend Vitamin D zur Verfügung stehen.
Typische Krankheitsbilder bei Kalziummangel sind Rachitis, Osteoporose und Muskelkrämpfe (Tetanien). Das ideale Verhältnis von Kalzium zu Phosphor, ebenso zu Magnesium, liegt bei 2:1. Der normale Bedarf eines Erwachsenen beträgt 1.000–1.200 mg pro Tag. Bei

regelmäßiger Einnahme von mehr als 2.500–3.000 mg pro Tag kann es zu Verstopfungen, Nierensteinen und Harnwegsinfektionen kommen.

Vorkommen in der Nahrung

100 g	Tilsiter 30 % Fett	830 mg
100 g	Ölsardinen	354 mg
100 g	Sojabohnen, getrocknet	260 mg
100 g	Grünkohl	212 mg
180 g	Joghurt, natur 1,5 % Fett	205 mg
100 ml	Vollmilch	120 mg
100 g	Brokkoli	105 mg
100 g	Weizenvollkornbrot	63 mg

Kalziumpräparate werden sehr oft verordnet. Kalziumzitrat wird dabei am besten resorbiert. Weitere Möglichkeiten sind Kalziumglukonat, bevorzugt aus pflanzlicher Herkunft, oder Kalziumlaktat aus Milchzucker. Bei kombinierter Aufnahme von Magnesium und Kalzium sollte die doppelte Menge an Kalzium vorhanden sein.
Die Resorption von Kalzium kann sich durch große Mengen Fett, Phytinsäure (in Getreidekörnern) und Oxalsäure (in Schokolade, Spinat, Petersilie, Rote Beete und Rhabarber) verringern. Die größten Feinde von Kalzium sind in unserer heutigen Ernährung Softdrinks wie Coca-Cola oder Limonaden. Diese rauben durch ihren hohen Phosphorgehalt dem Körper Kalzium, was zu Wachstumsstörungen im Kindesalter und später zu erhöhter Osteoporosegefahr führt.

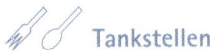 Tankstellen

Milch und Milchprodukte, Käse, Sojabohnen, Tofu, Sardinen, Lachs, Erdnüsse, Walnüsse, Sonnenblumenkerne, Bananen, Grünkohl, Brokkoli und grünes Gemüse

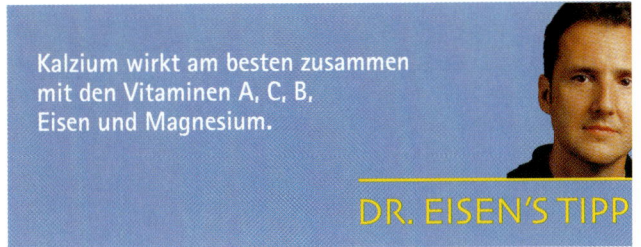

Kalzium wirkt am besten zusammen mit den Vitaminen A, C, B, Eisen und Magnesium.

DR. EISEN'S TIPP

Kobalt – Kumpel der roten Blutkörperchen

Kobalt ist Hauptbestandteil des Vitamin B 12 und daher wichtig für den Aufbau der roten Blutkörperchen. Kolbaltmangel tritt am ehesten bei strengen Vegetariern auf.

Kupfer – Komplize von Eisen

Kupfer wird gebraucht, um im Körper Eisen in Hämoglobin umzuwandeln. Es ist an der Bildung wichtiger Enzyme beteiligt und für den Stoffwechsel einiger Aminosäuren sowie für die Vitamin-C-Verwertung von großer Bedeutung. Kupfer ist ein wirksames Antioxidans und Helfer des Immunsystems. Es kommt vor allem in Schalentieren, Nüssen, Samen, Kakao, Erbsen, Bohnen, Linsen und Vollkornprodukten vor.

Magnesium – Motor für Herz und Nerven

Magnesium spielt eine wichtige Rolle für die Funktion von Nerven und Muskeln und macht uns psychisch belastbarer und ausgeglichener. Es gilt daher als wichtiger Anti-stress-Mineralstoff. Es ist notwendig für den Stoffwechsel von Kalzium, Vitamin C, Phosphor, Natrium und Kalium sowie für den Abbau von Blutzucker in Energie. Magnesium ist an der Aktivierung von mehr als 300 Enzymen beteiligt. Nach neuesten Untersuchungen kräftigt es die Herzgefäße und trägt zur Verhinderung von Herzinfarkt bei. Magnesium, der Weichmacher für gebeutelte Sportlermuskeln, wirkt gegen Wadenkrämpfe, Regelbeschwerden und Migräne. In Form von Magnesiumsulfat dient es auch als Abführmittel (Bittersalz). Unsere Nahrung enthält nur noch in den wenigsten Fällen ausreichende Mengen an Magnesium. Eine regelmäßige Substitution mit Magnesiumpräparaten (am besten ein- bis zweimal täglich 300 mg als Zitrat oder Orotat) ist deshalb sehr zu empfehlen.

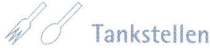 Tankstellen

Getreidekörner, Feigen, Mandeln, Nüsse, Samen und Kerne, dunkelgrünes Gemüse, Bananen

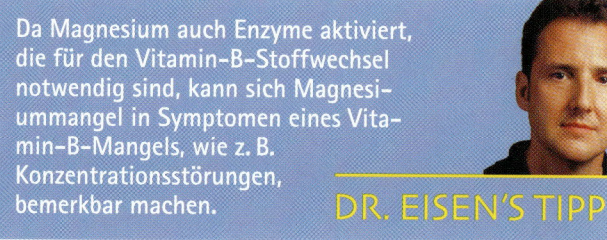

Da Magnesium auch Enzyme aktiviert, die für den Vitamin-B-Stoffwechsel notwendig sind, kann sich Magnesiummangel in Symptomen eines Vitamin-B-Mangels, wie z. B. Konzentrationsstörungen, bemerkbar machen.

DR. EISEN'S TIPP

Mangan – Mittler fester Knochen

Mangan hilft bei der Verwertung von Biotin, Vitamin B sowie Vitamin C und ist Bestandteil der wichtigen, antioxidativ wirksamen Superoxiddismutase. Es unterstützt einen stabilen Knochenaufbau und trägt zur Synthese des Schilddrüsenhormons bei. Aufgrund seiner Wirkungen lässt sich Mangan gegen Erschöpfungszustände und nervöse Beschwerden, aber auch in der Therapie der Osteoporose einsetzen. Fisch, Vollkorngetreide, Nüsse, grünes Blattgemüse, Erbsen und Rote Bete enthalten Mangan.

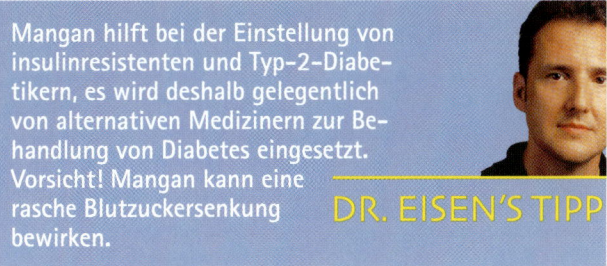

Mangan hilft bei der Einstellung von insulinresistenten und Typ-2-Diabetikern, es wird deshalb gelegentlich von alternativen Medizinern zur Behandlung von Diabetes eingesetzt. Vorsicht! Mangan kann eine rasche Blutzuckersenkung bewirken.

DR. EISEN'S TIPP

Molybdän – Macher im Stoffwechsel

Als Bestandteil des Enzyms, das für die Eisenverwertung verantwortlich ist, trägt Molybdän wichtige Funktionen für den Kohlenhydrat- und Fettstoffwechsel. Es beugt Anämien vor.

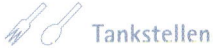 Tankstellen

Dunkelgrünes Blattgemüse, Vollkornprodukte, Bierhefe und Hülsenfrüchte

Natrium – für die Nerven

Natrium wirkt vor allem außerhalb der Zellen und ist zusammen mit Kalium wichtig für die normale Nerven- und Muskelfunktion. Da Natrium eine Wasser bindende Eigenschaft hat, gilt es als mitverantwortlich für hohen Blutdruck. Angesichts unserer heutigen Ernährungsgewohnheiten mit prinzipiell erhöhter Kochsalzaufnahme empfiehlt sich eher eine Einschränkung als eine vermehrte Zufuhr dieses Mineralstoffs.

Organischer Schwefel (MSM)

MSM zeigt in Kombination mit einem Vitamin-C-/Bioflavonoidkomplex gute Wirkungen bei Allergien und Parasiteninfektionen. Er trägt zur schnelleren Erholung nach sportlicher Betätigung bei. In Verbindung mit Glukosamin, einer anderen schwefelhaltigen Verbindung, kann MSM Schmerzen und Steifheit bei Arthritis erheblich vermindern. Schwefelhaltige Cremes wurden erfolgreich bei verschiedenen Hauterkrankungen eingesetzt.

Phosphor – Power für die Zellen

Phosphor kommt in jeder Körperzelle vor und braucht Vitamin D und Kalzium für eine optimale Funktion. Aufgrund seiner Beteiligung an nahezu allen physiologischen chemischen Reaktionen im Körper ist es wichtig für Wachstum und Zellerneuerung sowie für den Energiestoffwechsel durch Mitwirkung im Fett- und Kohlenhydratabbau. Phosphor wird benötigt für eine normale Aufnahme von Niacin. Es findet sich in Fisch, Geflügel, Fleisch, Vollkornprodukten, Eier, Milch, Samen und Kernen. Ähnlich wie im Fall von Natrium enthält unsere heutige Nahrung, vor allem Softgetränke, zu viel Phosphor. Dies kann zu Kalziumverlusten im Körper führen.

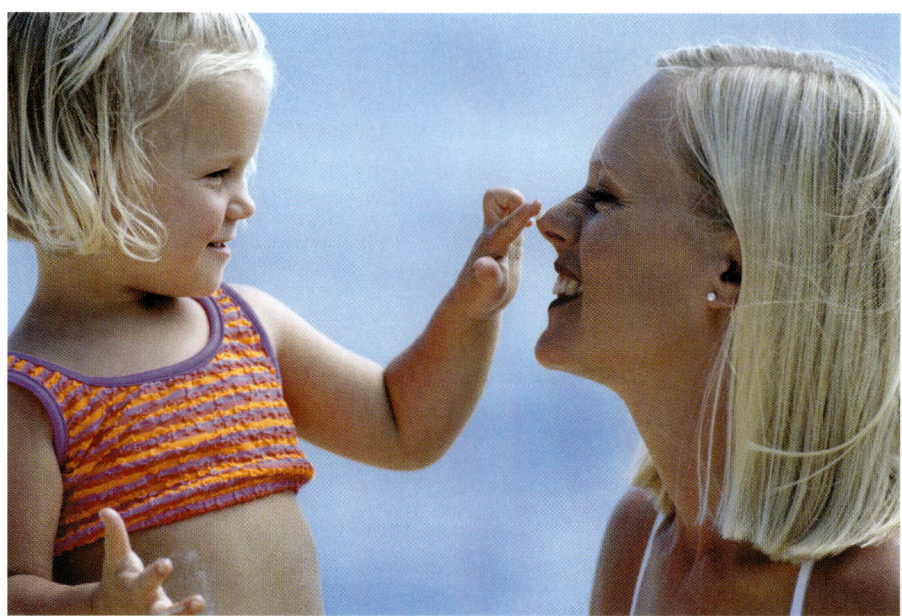

Schwefel – für schöne Haut

Für die Gesundheit von Haut, Haar und Nägeln leistet Schwefel einen wichtigen Beitrag. Zusammen mit den Vitaminen des B-Komplexes wirkt er auf den Stoffwechsel und ist Bestandteil der Gewebe bildenden Aminosäuren. Schwefel unterstützt die Leber bei der Absonderung von Gallenflüssigkeit und fördert die Gehirnfunktion. Er ist enthalten in magerem Rindfleisch, getrockneten Bohnen, Fisch, Eiern, Kohl, Grünkohl, Knoblauch und Rosenkohl.

Selen – Schutz vor Rost

Vitamin E und Selen haben eine synergistische Wirkung, d. h., sie verstärken sich gegenseitig. Beide sind Antioxidantien und verhindern oder verzögern zumindest die Alterung und Verhärtung des Gewebes durch Oxidation. Selen ist wichtiger Bestandteil der Glutathionperoxidase, einem sehr wichtigen Enzym mit antioxidativer Wirkung, das in jeder Zelle vorhanden und einer der Schutzengel im Kampf gegen Alterung und Zelltod ist. Selen bindet Schwermetalle wie Quecksilber und Kadmium und hilft sie auszuleiten. Bei Männern befindet sich fast die Hälfte des im Körper enthaltenen Selens in den Hoden und im Bereich der Samenleiter. Es kann die Spermamenge erhöhen und dadurch die Fruchtbarkeit verbessern. Selen lässt sich gegen Hitzewallungen und Beschwerden in den Wechseljahren sowie als externes Shampoo bei schuppenden Kopfhauterkrankungen einsetzen. Selenmangel führt zu vorzeitigem Vitalitätsverlust und erhöht die Gefahr von Krebs, Herzinfarkt und Schlaganfall. Die DGE empfiehlt eine Zufuhr von 30–70 mcg. Für eine optimale Gesundheitsvorsorge werden 200–400 mcg empfohlen.

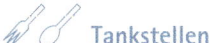 Tankstellen

Meeresfrüchte, Niere, Leber, Weizenkeime, Kleie, Thunfisch, Zwiebel, Tomaten, Brokkoli, Knoblauch, brauner Reis

Besonderheiten

Selen kann in hoher Dosierung vergiftungsähnliche Symptome hervorrufen. Es kommt zu Magen-Darm-Störungen, brüchigen Nägeln, metallischem Geschmack und gelblicher Haut.

Zink – der Zündfunke

Mit Zink ist es ähnlich wie mit Selen. Durch Überdüngung und zu viele Ernten enthält der Boden und damit unsere Nahrung zu geringe Mengen dieses Mineralstoffes. Zink ist am ordnungsgemäßen Ablauf fast aller Stoffwechselvorgänge, der Enzymproduktion, Eiweiß-synthese und Herstellung des männlichen Geschlechtshormons Testosteron maßgeblich beteiligt. Es hat Bedeutung als Stabilisator von Zellwänden, bei der Insulinspeicherung so-wie für alle Fortpflanzungsorgane. Zink und Eiweiß liefern Energie pur für die männliche Potenz. Männer mit Prostataproblemen sollten auf eine ausreichende Zinkzufuhr achten. Als wichtiger Mineralstoff für unser Immunsystem kann Zink, zu Beginn von Erkältungen und Infektionen eingenommen, die Dauer und Heftigkeit der Krankheit verringern. Es trägt außerdem wesentlich zur Heilung innerer und äußerer Verletzungen bei (Creme für Baby-popos enthält Zink!). Weitere Aufgaben sind die Steuerung der Vitamin-E-Konzentration im Blut, die Regulierung des Säuren-Basen-Gleichgewichts und der Prostata. In Kombination mit Mangan wirkt Zink vermutlich gegen Altersschwäche.

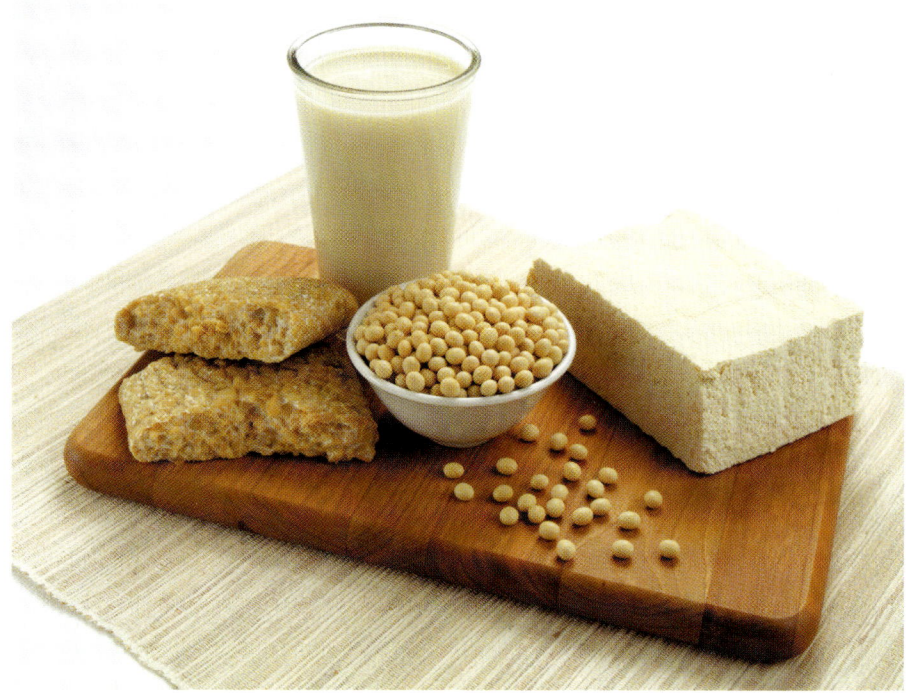

Nach neueren Untersuchungen spielt Zink eine wichtige Rolle für die Hirnfunktion. Die tägliche Zufuhr sollte zwischen 7 und 10 mg liegen, besser sind 15–50 mg.

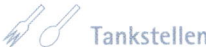 Tankstellen

Vollkornprodukte, Fleisch, Leber, Austern, Eier, Bierhefe, Leber, Meeresfrüchte, Weizenkeime, Kürbiskerne, Magermilchpulver, gemahlene Senfkörner

Bei regelmäßiger Zufuhr von Zink ist der Bedarf an Vitamin A erhöht. Eisen- und Zinkpräparate nicht gleichzeitig einnehmen, da sie sich gegenseitig in der Wirkung schwächen. Bei Dosierungen über 150 mg pro Tag wird das Immunsystem negativ beeinflusst.

DR. EISEN'S TIPP

Vitamine

Wer kennt sie nicht, oder glaubt sie zu kennen, und wer hat nicht schon versucht, durch Einnahme von Vitamintabletten sein Befinden zu verbessern? Vitamine sind für das normale Funktionieren unseres Körpers lebensnotwendige organische Substanzen. Sie können bis auf wenige Ausnahmen nicht vom Körper hergestellt werden und müssen deshalb über die Nahrung aufgenommen werden. Sie sind für unsere Gesundheit und Leistungsfähigkeit notwendig, und man findet sie in kleinsten Mengen in allen natürlichen Nahrungsmitteln.

Es gibt kaum eine Körperfunktion, die nicht durch Vitamine gesteuert wird. Besonders das Immunsystem reagiert sehr empfindlich auf Vitaminmangel. Man unterscheidet die fettlöslichen Vitamine A, D, E, K (Merkwort = Edeka) von den wasserlöslichen Vitaminen des B-Komplexes und Vitamin C. Während die meisten fettlöslichen Vitamine Monate bis Jahre gespeichert werden können (Ausnahme Vitamin K, Speicherung für etwa sechs Wochen), werden die wasserlöslichen Vitamine nur sehr begrenzt in der Leber gespeichert. Wir sind deshalb auf eine regelmäßige Zufuhr angewiesen. Eine kleine Ausnahme stellt hier Vitamin B 12 dar, das bis zu fünf Jahre in der Leber gespeichert werden kann.

Zwar darf man davon ausgehen, dass bei einer ausgewogenen Ernährung der Vitaminbedarf gedeckt wird. Leider haben aber neuere Untersuchungen ergeben, dass die Mengen an Vitaminen und Nährstoffen, die unser marktübliches Obst und Gemüse enthält, abnehmen. Einige Beispiele:

		1985	1996	Differenz
Brokkoli	Kalzium	103	33	– 68 %
	Folsäure	47	23	– 52 %
	Magnesium	24	18	– 25 %
Möhren	Kalzium	37	31	– 17 %
	Magnesium	21	9	– 57 %
Spinat	Magnesium	62	19	– 68 %
	Vitamin B 6	200	82	– 59 %
	Vitamin C	51	21	– 58 %

Die Tabelle ließe sich beliebig fortführen. Schuld an unserer teilweise wirklich desolaten Ernährungssituation ist aber nicht nur der reduzierte Nährstoffgehalt unserer Nahrung, sondern schuld sind in den meisten Fällen wir selbst:

Falsche Ernährungsgewohnheiten
Hektik und Stress lassen keine Zeit mehr für ausgewogene Mahlzeiten. Industriell hergestellte Nahrungsmittel mit viel Fett, Zucker und Salz, ganz zu schweigen von den künstlichen Hilfsstoffen, stehen auf unserem Speiseplan.

Veränderte Lebensgewohnheiten
Aus beruflichen Gründen verbringen viele Menschen den Tag sitzend. Genetisch sind wir jedoch auf viel Bewegung hin konstruiert worden. Um nicht zuzunehmen, rationieren wir daher die zugeführte Nahrungsmenge. Eine unzureichende Nährstoffzufuhr ist die Konsequenz: 2.000 kcal können nicht die Nährstoffe enthalten wie 2.500 kcal. Logisch, oder?

Rauchen und Alkohol
Beide sind wahre Nährstoffräuber. Durch den Genuss einer einzigen Zigarette werden etwa 25–100 mg Vitamin C verbraucht. Durch Alkoholkonsum werden Eisen, Zink, Magnesium und einige B-Vitamine verbraucht.

Beruflicher oder privater Stress
In Stresssituationen verbrauchen wir vermehrt Vitalstoffe.

Medikamente
Viele Medikamente sind Nährstoffräuber. So beeinträchtigt z. B. die Anti-Baby-Pille den Vitamin-B- und Folsäurehaushalt.

Unser heutiges Problem besteht vereinfacht gesehen darin, dass wir eigentlich mehr Nährstoffe bei weniger Kalorien brauchen würden, aber stattdessen mehr Kalorien bei weniger Nährstoffen aufnehmen. Es ist deshalb, wie Sie in den folgenden Kapiteln lesen werden, für eine Gesunderhaltung im Sinne eines langen vitalen und gesunden Lebens unbedingt notwendig, eine regelmäßige und optimale Zufuhr von natürlichen Vitaminen zu gewährleisten.
Vergessen Sie bitte nicht: Die vielfach zitierten Empfehlungen der DGE dienen dazu, Mangelerscheinungen durch einzelne Nährstoffe zu vermeiden, nicht dazu, einen

menschlichen Organismus für das Leben im 21. Jahrhundert zu optimieren und perfektionieren. Wichtig erscheint mir jedoch die Tatsache, dass Vitamine alleine, ohne begleitende Nahrungsaufnahme, keine Wirkung im Körper haben können.

*Man kann nicht Vitamine schlucken, mit dem Essen aufhören und erwar-
ten, dass man gesund bleibt. (Mindell, Vitaminforscher)*

Vitamine sind keine Aufputschmittel und haben keinen eigenen Wert, was Kalorien und
Energie angeht. Sie können andere Nährstoffe wie Eiweiße, Mineralstoffe, Fette, Kohlenhydrate oder Wasser nicht ersetzen. Vitamine sind nicht an unserem Körperaufbau beteiligt, sondern wirken wie Zündkerzen eines Verbrennungsmotors. Sie regulieren und stimulieren Vorgänge, die wiederum durch Enzyme gesteuert sind. Da Vitamine an wichtigen
Schaltzentralen in dieser Funktionskette arbeiten, kann ein Vitaminmangel zu schwer
wiegenden Folgen im Körper führen.

Vitamin A (Retinol) – Antioxidans

Vitamin A gehört zu den zu fettlöslichen Vitaminen und kann daher im Körper gespeichert
werden. Man unterscheidet zum einen das reine Vitamin A, das nur in Nahrungsmitteln
tierischen Ursprungs enthalten ist, und seine Vorstufe, Pro-Vitamin A, bekannt auch als
Beta-Karotin, das in Nahrungsmitteln pflanzlichen Ursprungs vorkommt. Weil höhere
Mengen an Vitamin A toxisch wirken können, empfiehlt sich generell die Einnahme von
Beta-Karotin.
Vitamin A hat einen positiven und heilenden Einfluss auf Haut und Schleimhäute und wird
deswegen auch bei chronischen und schlecht heilenden Wunden eingesetzt. Beta-Karotin
als Vitamin-A-Vorstufe ist ein wichtiges antioxidatives Vitamin, das gegen zellschädigen-
de Sauerstoffradikale wirkt. Beta-Karotin gilt deshalb als wichtiger Schutzfaktor gegen
Krebs, Herzerkrankungen und Alterungsprozesse. In einer Studie an über 300 Herzpatien-
ten, die täglich 50 mg Beta-Karotin einnahmen, zeigte sich ein um 50 % geringeres Risiko
von ernsten Herz-Kreislauf-Problemen. Vitamin A ist wesentlich am Sehvorgang beteiligt,
wirkt gegen Nachtblindheit und unterstützt die Therapie vieler Augenkrankheiten.
Unser Immunsystem funktioniert nur einwandfrei, wenn die Mitarbeit von Vitamin A gewährleistet ist. Das Vitamin ist wichtig für den Zusammenhalt der Zellmembranen und für
das Wachstum. Vitamin A ist quasi ein Anti-Stress-Hormon, da es als Gegenspieler des
Schilddrüsenhormons Thyroxin benötigt wird. Die Schilddrüse schüttet vor allem bei

Stress vermehrt Hormone aus. Der Tagesbedarf nach DGE beträgt bei Erwachsenen 2–4 mg. Für eine optimale Gesundheitsvorsorge werden 50 mg Beta-Karotin und mehr empfohlen.

Mangelerscheinungen

Anzeichen eines Vitamin A-Mangels können Nachtblindheit, trockene, leicht schuppige Haut, ein zu geringer Tränenfluss, erhöhte Infektionsanfälligkeit und bei Kindern Knochendeformationen sowie eine gestörte Zahnentwicklung sein. Er kann speziell durch freie Radikale ausgelöst werden, zumal wenn die Vorstufe Beta-Karotin bei mangelhafter Aufnahme ebenfalls durch freie Radikale zerstört wird.

Häufige typische Bildschirmarbeit und das abendliche Fernsehen verbrauchen eine große Menge Vitamin A. Rauchen verschärft diese Situation massiv. Verschiedene Studien haben gezeigt, dass Vitamin-A-Mangel folgende Organkrebse begünstigt: Lungen-, Kehlkopf-, Speiseröhren-, Magen-, Blasen-, Darm- und Prostatakrebs. Das Risiko solcher Krebsarten steigt bei Vitamin-A-Mangel auf das Zwei- bis Dreifache.

Interessant ist die Tatsache, das eine angehende Schwerhörigkeit für hohe Frequenzen durch Vitamin-A-Gabe vermindert werden kann.

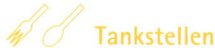 **Tankstellen**

Vitamin A kommt nur in tierischen Nahrungsmitteln vor, besonders in Leber, Milchprodukten, Käse, Butter und Eiern. Beta-Karotin ist nur in pflanzlichen Nahrungsmitteln enthalten, vor allem in gelben, orangefarbenen und grünen Gemüsesorten (Mais, Möhren, Grünkohl, Spinat, Bohnen , Brokkoli) sowie in Obst (Pfirsiche, Aprikosen).

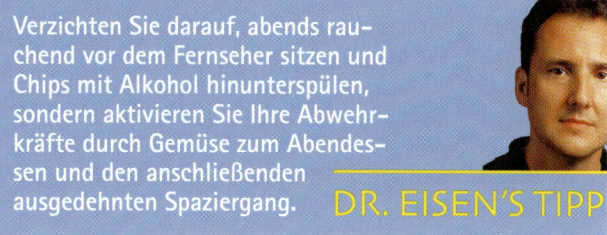

Verzichten Sie darauf, abends rauchend vor dem Fernseher sitzen und Chips mit Alkohol hinunterspülen, sondern aktivieren Sie Ihre Abwehrkräfte durch Gemüse zum Abendessen und den anschließenden ausgedehnten Spaziergang. DR. EISEN'S TIPP

Vitamin B 1 (Thiamin) – Booster für die Nerven

Dieses wasserlösliche Vitamin wird wie alle Vitamine der B-Gruppe bei einem übermäßigen Angebot nicht gespeichert, sondern ausgeschieden und muss daher täglich ersetzt werden. Vitamin B 1 gehört zu den hitzeempfindlichen Vitaminen und wird beim Kochen rasch zerstört. Alle Vitamine der B-Gruppe wirken synergistisch, d. h. sie wirken gemeinsam besser, als wenn sie einzeln eingenommen werden.

Vitamin B 1 nimmt eine Schlüsselstellung im Energiestoffwechsel ein und stärkt die Funktion der Nerven und des Herzmuskels. Man nennt Vitamin B 1 auch das Stimmungsvitamin, weil es einen guten Einfluss auf das Nervensystem und physische Stabilität hat. Es steigert das Wachstum und ist wichtig bei der Kohlenhydratverdauung. Thiamin schützt den Körper vor den degenerativen Effekten des Alterns, vor den Folgen von Alkohol und Nikotin. Es wird auch bei Alzheimer und Alterspsychosen eingesetzt.

Hat Ihr Kind Schulangst? Bitte nicht gleich mit Valiumkanonen auf Angstspatzen schießen! Vitamin B 1 gilt als Angstkiller und kann gerade vor Prüfungen sehr hilfreich sein. Denn es steigert als Nebeneffekt gleich noch die Konzentration und Lernfähigkeit. Vitamin B 1 dient auch als harmloses Mittel gegen Reisekrankheit und wird als Nervenvitamin gern bei der Behandlung der Gürtelrose eingesetzt. Auch in Schwangerschaft und Stillzeit bzw. während einer Pilleneinnahme ist der Bedarf erhöht.

Der Tagesbedarf nach DGE liegt zwischen 1,0 und 1,3 mg. Für eine optimale Gesundheitsvorsorge werden 50–100 mg empfohlen.

Mangelerscheinungen

Allgemein bekannt ist die bei schwerem Vitamin-B 1-Mangel kombiniert mit eiweißarmer Ernährung aufgehende Mangelerkrankung Beri Beri, die Störungen im Nervensystem mit Lähmungserscheinungen und Muskelschwund, Wasseransammlung im Gewebe und Herzfunktionsstörungen auslöst.

Eine Minderversorgung ist in unserer heutigen Industriegesellschaft gar nicht so selten, vor allem, wenn man sich unausgewogen ernährt und sehr viel Weißmehlprodukte und geschälten Reis zu sich nimmt. Erste Zeichen sind manchmal Kribbeln und Taubheitsgefühle in Händen und Füßen, Konzentrationsstörungen und Müdigkeit.

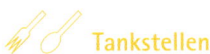 Tankstellen

Vollkornprodukte, Sonnenblumenkerne, Weizenkeime, Fleisch, insbesondere mageres Schweinefleisch, Leber, Hülsenfrüchte, Kartoffeln, Gemüse, Obst, Eier und Bierhefe. Besonders viele Vitamine stecken in den Randschichten des Getreidekorns.

Vitamin B 2 (Riboflavin) – Brennstoff der Zellen

Wie alle Vertreter der B-Gruppe ist Vitamin B 2 wasserlöslich, wird deshalb nicht gespeichert und muss regelmäßig über die Nahrung aufgenommen werden. Es ist wichtiger Bestandteil der Koenzyme FAD und FMM, die eine zentrale Rolle bei der Energieproduktion in den Körperzellen spielen und viele Stoffwechselvorgänge im Abbau von Kohlenhydraten, Fetten und Eiweißen steuern. Vitamin B 2 ist deshalb sehr wichtig für Wachstum und Fortpflanzung, insbesondere für die Gesunderhaltung von Haut, Fingernägeln und Haaren. Es hat außerdem eine positive Wirkung auf das Sehvermögen und hilft bei ermüdeten Augen. Im Gegensatz zu Vitamin B 1 wird Riboflavin nicht durch Hitze, Oxidation oder Säure zerstört, möglicherweise aber durch Lichteinwirkung. Deshalb sollte Milch in lichtgeschützten Packungen bzw. Fla-

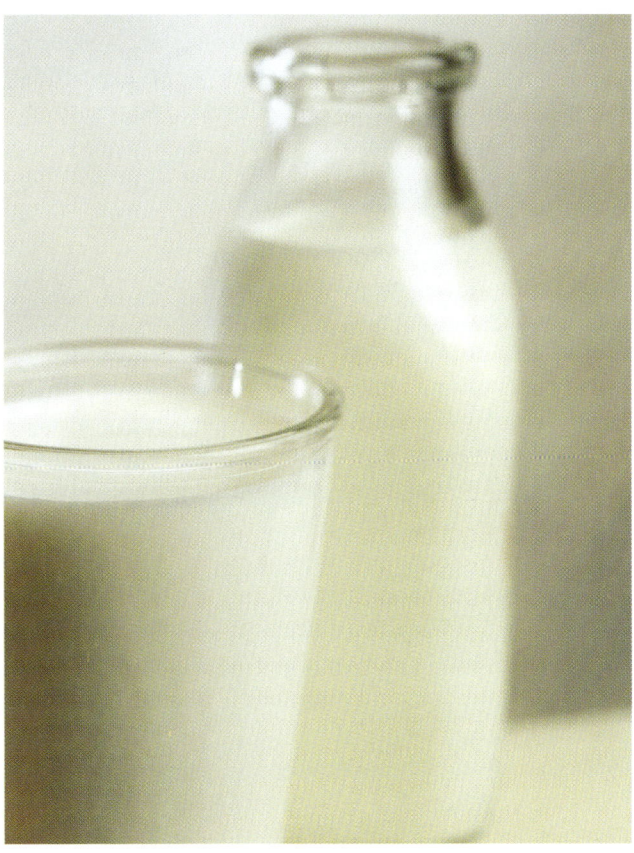

schen abgepackt werden. Weitere Feinde sind Wasser (B 2 wird wie B 1 beim Kochen herausgelöst), Sulfonamide, Östrogene und Alkohol.

Bei Einnahme der Pille, während Schwangerschaft und Stillzeit besteht ein erhöhter Bedarf, ebenso bei regelmäßigem Alkoholgenuss. Vegetarier, die kein rotes Fleisch bzw. nur wenig Milchprodukte essen, sollten regelmäßig mehr Vitamin B 2 zu sich nehmen. In Stresssituationen werden alle B-Vitamine verstärkt benötigt. B 2 wirkt sehr gut zusammen mit B 6, Vitamin C und Niacin. Die empfohlene Zufuhr nach DGE von Riboflavin beträgt 1,2–1,5 mg pro Tag. Für eine optimale Gesundheitsvorsorge werden 25–50 mg empfohlen.

Mangelerscheinungen
Da Riboflavin bei der Energiebildung in jeder Zelle mitwirken, zeigen sich bei Mangel Störungen vielfältigster Art wie spröde Lippen, wunde Stellen im Mund, angeschwollene Zunge, gerötete Haut mit Schuppenbildung, Hautrisse in den Mundwinkeln. Zudem kann es zu Wachstumsstörungen und in schweren Fällen zu Blutarmut kommen. Brennende Augen, Konzentrationsstörungen und Schwindel sind weitere mögliche Symptome.

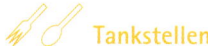 **Tankstellen**
Leber, Mandeln, Wild, Milch, Milchprodukte, Käse, grünes Blattgemüse, Eier, Fisch, Joghurt, Bohnen, Vollkornerzeugnisse, Weizenkeime und Hefe. Ähnlich wie Vitamin B 1 sitzt auch B 2 in den Randschichten der Getreide und fehlt in Weißmehlprodukten praktisch ganz.

Vitamin B 3 – der Bote (Niacin, Nikotinsäure, Niacinamid, Nikotinsäureamid)

Dieses wasserlösliche Vitamin ist nicht essenziell, d. h., es kann im Körper aus der Aminosäure Tryptophan hergestellt werden, sofern eine ausreichende Versorgung mit B 1, B 2 oder B 6 besteht.
Niacin ist Bestandteil der Koenzyme NAD und NADPH, die von Wasser übertragenden Enzymen bei über 50 Stoffwechselvorgängen benötigt werden. Wichtige Reaktionen beim Abbau von Fetten, Zucker und Eiweißen können nur ablaufen, wenn genügend Niacin zur Verfügung steht. Insbesondere bei erhöhtem Cholesterin- und Triglyzeridspiegel wirkt sich Vitamin B 3 positiv aus. Es regt den Kreislauf an und senkt hohen Blutdruck, lässt unsere Haut gesünder aussehen und kann bei manchen Arten von Durchfall helfen.
Niacin hat darüber hinaus großen Anteil an der Bildung der Sexualhormone (Östrogene, Progesterone und Testosteron) sowie von Cortisol, Thyroxin und Insulin. Wie alle B-Vitamine stärkt es das Nervensystem und die Hirnfunktionen, beugt Migräne vor oder lindert sie. Weiterhin wird es zur Therapie von Schwindelanfällen bei der Ménière-Krankheit und bei Schizophrenien eingesetzt.
Die empfohlene tägliche Zufuhr von Niacin beträgt 13–17 mg. Für eine optimale Gesundheitsvorsorge werden 100–500 mg empfohlen.

Ein wichtiges Phänomen bei der Einnahme von Niacin stellt die Tatsache dar, dass es in vereinzelnden Fällen zu einer Gesichtsrötung (Flush) kommen kann. Aus diesem Grund gibt es Präparate, die Niacinamid oder Nikotinsäureamid enthalten. Diese führen zu keiner Gesichtsrötung.

Auch die gleichzeitige Einnahme von Antibiotika kann zu einer Hautrötung führen, die nach etwa 20 Min. wieder verschwindet. Um Verdauungsbeschwerden zu vermeiden, sollte man Niacin nicht vor dem Essen oder zusammen mit heißen Getränken zuführen.

Mangelerscheinungen

Niacinmangel ist in Mitteleuropa selten, da B 3 zu den wenigen Vitaminen gehört, die relativ stabil in Nahrungsmitteln bleiben und Kochen und Lagerung gut überstehen können. Die typische Niacinmangelerkrankung Pelagra (= raue Haut) entsteht, wenn Niacinmangel mit Proteinunterversorgung zusammentrifft. Es kommt dann zu Schleimhautveränderungen im Mund- und Rachenraum, die Zunge ist gerötet, schwillt an und entzündet sich. Durch Schleimhautstörungen im Magen-Darm-Bereich kommt es zu Durchfällen. Niacinmangel kann zu psychischen Veränderungen wie Depressionen und Verwirrtheitszuständen sowie zu Bewegungsstörungen führen.

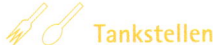 Tankstellen

Bierhefe, Erdnüsse, Fleisch, Leber, Fisch, Milch, Eier und Kaffee. In Getreideprodukten liegt Niacin teilweise komplexgebunden vor, sodass es nur schlecht verwertet werden kann. Weiterhin kommt es vor in Avocados, Datteln, Feigen und Backpflaumen.

Vitamin B 5 – Bremse für Stress (Pantothensäure, Panthenol)

Die wirksame Form der wasserlöslichen Pantothensäure ist das Koenzym A, das im Stoffwechsel von Kohlenhydraten, Fetten und verschiedenen Aminosäuren zentrale Funktion hat. Koenzym A ist außerdem an der Bildung von Fettsäuren, Cholesterin und bestimmten Hormonen beteiligt und deshalb wichtig für den Zellaufbau. Es sorgt für normales Wachstum und für die Entwicklung des zentralen Nervensystems. Koenzym A wirkt sich besonders vorteilhaft bei Kopfarbeitern aus und beugt Konzentrationsstörungen vor. Es hilft, leichter mit psychischen und physischen Belastungen fertig zu werden.
Entscheidende Bedeutung besitzt Vitamin B 5 für das richtige Funktionieren der Nebennieren, besonders durch die Glucocorticoidbildung. Ein Hauptvertreter dieser Gruppe, das

Cortisol, ist ein wichtiger Kämpfer zur Abwehr entzündlicher Störungen, wie Rheuma, Arthritis, Allergien, Schuppenflechte und Autoimmunerkrankungen. Vitamin B 5 spielt eine Rolle bei der Synthese von Antikörpern und sorgt für die Verwertung von PABS und Cholin. Feinde sind Hitze, lange Lagerung der Lebensmittel, Dosenkonservierung, Braten und Kochen von Fleisch, industrielle Bearbeitung, Alkohol und Östrogene.

Der tägliche Bedarf nach DGE beträgt 6 mg. Für eine optimale Gesundheitsvorsorge werden 100–300 mg empfohlen. Bei einer Zufuhr bis 1.000 mg unterstützt Pantothensäure sicher und wirkungsvoll die Senkung der Blutfette, besonders des Cholesterins.

Mangelerscheinungen

Da Pantothensäuremangel sehr selten ist, treten üblicherweise keine Mangelerkrankungen auf. Denkbar sind Reizbarkeit und Lernschwäche, Haut- und Schleimhautschäden, gelegentlich auch Gelenkschmerzen und -steifigkeit.

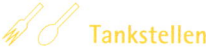 Tankstellen

Leber, Weizenkleie, Fleisch, Getreidekörner, Weizenkeime, Fisch, grüne Gemüse, Nüsse, Krabben, Milch.

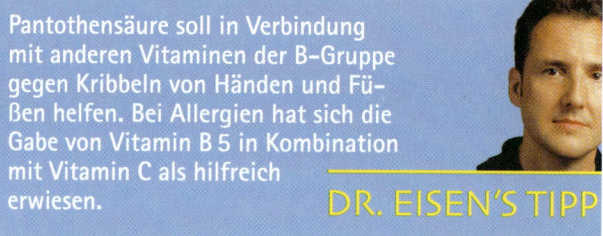

Pantothensäure soll in Verbindung mit anderen Vitaminen der B-Gruppe gegen Kribbeln von Händen und Füßen helfen. Bei Allergien hat sich die Gabe von Vitamin B 5 in Kombination mit Vitamin C als hilfreich erwiesen.

DR. EISEN'S TIPP

Vitamin B 6 (Pyridoxin) – Bauherr der Proteine

Als wasserlösliches Vitamin der B-Gruppe, das sehr rasch wieder ausgeschieden wird, muss Vitamin B 6 regelmäßig über die Nahrung zugeführt werden. Es besteht in Wirklichkeit aus einer Gruppe von Substanzen, die zusammenwirken.

Bei einer Ernährung mit hohem Eiweißgehalt erhöht sich der Bedarf an Vitamin B 6, das im Eiweißstoffwechsel benötigt wird. Vitamin B 6 stärkt das Nervensystem und die Abwehrkräfte und fördert die Blutbildung. Eine erst in letzter Zeit bekannt gewordene, aber sehr wichtige Eigenschaft ist die Fähigkeit dieses Vitamins, zusammen mit Folsäure die Aminosäure Homozystein abzubauen. Homozystein ist wesentlich an der Entstehung von Arteriosklerose beteiligt und daher mitverantwortlich für Herzinfarkt und Schlaganfall. Schon ein um 5 Punkte reduzierter Homozysteinwert senkt das Risiko eines Herzinfarktes um 40 %! Vitamin B 6 hilft bei der Umwandlung von Tryptophan in Niacin. Es ist in vielen Präparaten enthalten, die gegen Übelkeit wirken, und reduziert nächtliche Muskelkrämpfe, z. B. Wadenkrämpfe, Kribbeln in den Händen sowie Neuropathien (Nervenreizung). Im Kampf gegen die Alterung fördert Vitamin B 6 die Synthese der Nukleinsäuren.

Beim so genannten Karpaltunnelsyndrom kann eine Therapie mit Dosen von 500 mg pro Tag eine Operation vermeiden oder hinauszögern.

Vitamin B 6 hat eine leicht harntreibende Wirkung und stärkt das Immunsystem. Es gilt als Frauenhormon, weil es eine wichtige Rolle in der Harmonisierung des weiblichen Hormonhaushalts und des Monatszyklus spielt. Es wird deshalb auch gerne beim prämenstruellen Syndrom (PMS) eingesetzt.

Der tägliche Bedarf liegt bei 1,2–1,5 mg. Für eine optimale Gesundheitsvorsorge werden 50–200 mg empfohlen.

Mangelerscheinungen

Bei einseitiger Ernährung mit Weißmehlprodukten und wenig Frischkost – gerade auch bei gleichzeitigem Alkohol- oder Nikotinkonsum bzw. Einnahme der Pille – sowie bei Magen-Darm-Erkrankungen kann es zu einer Unterversorgung mit Vitamin B 6 kommen. Die Folgen sind Nervenschädigungen mit Krämpfen und Bewegungsstörungen. Die Störung der Eiweißsynthese verursacht Wachstumsbeeinträchtigungen, Muskelschwund und Hautveränderungen.

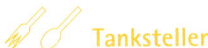 Tankstellen

Bierhefe, Weizenkleie, Weizenkeime, Leber, Fisch, Sojabohnen, Schweinefleisch, Zuckermelonen, Kohl, Naturreis, Eier, Hafer, Erdnüsse, Walnüsse, Avocados, Bananen, Spinat, Möhren, grüne Bohnen.

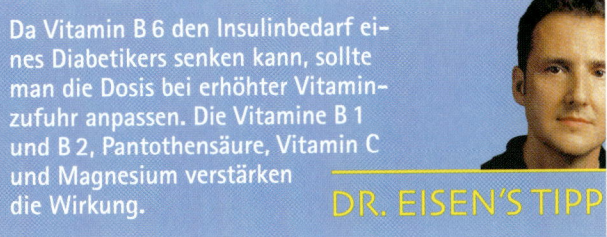

Da Vitamin B 6 den Insulinbedarf eines Diabetikers senken kann, sollte man die Dosis bei erhöhter Vitaminzufuhr anpassen. Die Vitamine B 1 und B 2, Pantothensäure, Vitamin C und Magnesium verstärken die Wirkung. DR. EISEN'S TIPP

Vitamin B 12 (Cobalamin) – für die Blutkörperchen

Eine genauere Bezeichnung für dieses wasserlösliche, schon in kleinsten Dosen wirksame Vitamin lautet Cyanocobalamin. Die Resorption im Magen ist nicht besonders gut, eine optimale Verwertung im Körper erfordert die gleichzeitige Aufnahme von Kalzium.

Da die Speicherung von Vitamin B 12 einige Jahre anhält, können Mangelerscheinungen erst nach fünf Jahren oder später auftreten. Ein Mangel an Vitamin B 12 kann gleichzeitig mit Folsäuremangel einhergehen, weil Vitamin B 12 im Folsäurestoffwechsel benötigt wird. Es ist außerdem wichtig für den Eiweiß- und Fettstoffwechsel, fördert die Bildung von Körperzellen und den Aufbau von roten Blutkörperchen. Vitamin B 12 wirkt anregend auf Wachstum und Appetit bei Kindern und hilft ebenfalls beim Abbau von Homozystein (Herzinfarktrisiko!). Es beeinflusst die Funktion unseres Nervensystems positiv und führt deshalb auch zu verbesserter Konzentration, Gedächtnisleistung und stabilerem Gleichgewicht.

Der tägliche Bedarf beträgt 3 mcg. Für eine optimale Gesundheitsvorsorge werden bis zu 100 mcg empfohlen.

Mangelerscheinungen

Typisches Krankheitsbild ist die perniziöse Anämie, eine Form von Blutarmut mit vergrößerten roten Blutkörperchen. Weiterhin kommt es häufig zu neurologischen Störungen, Empfindungsstörungen, überstarken Reflexen oder Reflexverlusten und Bewegungsstörungen. Typische Symptome, die diesen neurologischen Symptomen oft vorausgehen, sind Zungenbrennen und Entzündungen der Zunge. Vitamin-B 12-Mangel ist eher selten, gefährdet sind allerdings strenge Vegetarier, die weder Fleisch noch Milch oder Milchprodukte zu sich nehmen.

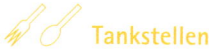 Tankstellen

Leber, Austern, Fisch und Fleisch, Milchprodukte, Sauerkraut

Vitamin B 13 (Orotsäure)

Orotsäure ist für die Verwertung von Folsäure und Vitamin B 12 wichtig. Vermutlich wird sie für eine normale Leberfunktion benötigt und kann vorzeitigem Altern vorbeugen. Über die Wirkung sowie eventuelle Mangelerscheinungen gibt es noch keine gesicherten Erkenntnisse. Bei der Behandlung der Multiplen Sklerose kommt Orotsäure gelegentlich zum Einsatz. Genaue Untersuchungen zum Tagesbedarf gibt es bislang nicht.

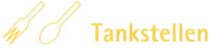 **Tankstellen**

Wurzelgemüse, Molke, Milch, Käse, Leber

Vitamin B 15 (Pangamsäure)

In Deutschland und den USA wurde dieses Vitamin noch sehr wenig erforscht. Es ist sogar umstritten, ob es sich dabei überhaupt um ein Vitamin handelt. Russischen Studien zufolge kann es die Lebensdauer einer Zelle verlängern, beschleunigt die Erholung bei Erschöpfungszuständen, schützt gegen Schadstoffe, regt das Immunsystem an und hilft bei der Eiweißsynthese.

Biotin (Vitamin H) – für Haut und Haar

Biotin, ein weiterer Vertreter des Vitamin-B-Komplexes, ist als Koenzym an der Steuerung im Fett-, Kohlenhydrat- und Eiweißstoffwechsel beteiligt. Es trägt wesentlich zur Energiefreisetzung aus Glukose und Stabilisierung des Blutzuckerspiegels bei. Biotin ist das Schönheitsvitamin für Haut, Haare und Nägel. Es kann vorzeitiges Ergrauen verhindern und Ekzeme sowie Hautausschläge lindern. Biotin wird gerne eingesetzt zur Vorbeugung gegen Haarausfall und Glatzenbildung.

Der Bedarf wird auf 30–60 mcg pro Tag geschätzt. Für gezielte Optimierung von Haut, Nägeln und Haare sind Dosierungen von 1.000–5.000 mcg empfehlenswert.

Mangelerscheinungen

Biotinmangel ist eher selten. Mangelsymptome sind Hautveränderungen wie Ausschläge und Entzündungen, Haarausfall und Erschöpfungszustände.

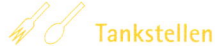 **Tankstellen**

Rinderleber, Eigelb, Sojamehl, Bierhefe, Milch, unpolierter Reis, Nüsse, Haferflocken, Hülsenfrüchte. Biotin ist üblicherweise in B-Komplex-Präparaten und Multivitamintabletten enthalten.

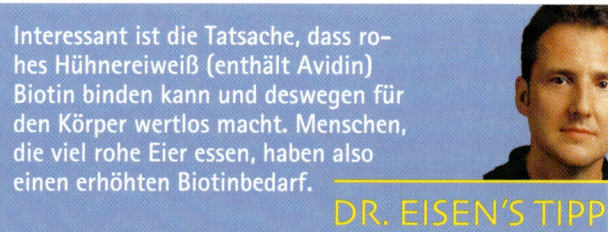

Interessant ist die Tatsache, dass rohes Hühnereiweiß (enthält Avidin) Biotin binden kann und deswegen für den Körper wertlos macht. Menschen, die viel rohe Eier essen, haben also einen erhöhten Biotinbedarf.

DR. EISEN'S TIPP

Vitamin C (Ascorbinsäure) – der Chef

Dieses am besten bekannte wasserlösliche Vitamin stellt eines der wichtigsten Vitamine für den menschlichen Körper dar. Während es die meisten Tiere selbst herstellen, können Menschen und Menschenaffen kein Vitamin C bilden.

Vitamin C hat entscheidenden Anteil an der Bildung von Kollagen, das als „Zement" des Körpers und der Blutgefäße gilt. Je mehr Kollagen vorhanden ist, umso stabiler sind Bindegewebe und Blutgefäße. Vitamin C wirkt insofern lebensverlängernd. Wenn man davon ausgeht, dass der Mensch so jung ist wie seine Gefäße, dann gehört Vitamin C sogar zu den wichtigsten Anti-Aging-Vitaminen überhaupt. Es fördert das Wachstum und die Reparatur von Körperzellen, Zahnfleisch, Blutgefäßen, Knochen und Zähnen. Vitamin C beschleunigt die Heilung von Wunden nach Verletzungen und Operationen und stärkt die körpereigenen Abwehrkräfte gegen viele Virus- und Bakterieninfektionen. Darüber hinaus hemmt es dank seiner guten antioxidativen Wirkung die Bildung Krebs erregender Nitrosamine.

Vitamin C gibt uns die Bio-Power, die wir zur Bewältigung des Alltags brauchen. Nach einer renommierten amerikanischen Studie an 11.000 Personen über einen Zeitraum von zehn Jahren stieg die statistische Lebenserwartung durch eine höhere Vitamin-C-Versorgung um bis zu sechs Jahre. Unglaublich, aber wahr.

Vitamin C ist wichtig für die Aufnahme von Eisen im Körper, kann helfen, einen hohen Blutdruck zu senken, und darüber hinaus verhindern, dass sich Blutfette in arteriosklerotische Plaques umwandeln. Diese Plaques sind Beläge, die sich an die Gefäßwände anlagern und sie schrittweise bis zum Verschluss verengen. Passiert dies in den Koronargefäßen, resultiert daraus ein Herzinfarkt, während verengte Hirngefäße einen Schlaganfall zur Folge haben. Vitamin C schwächt die Wirkung vieler Substanzen, die zu Allergien führen.

Die empfohlene Vitamin-C-Zufuhr nach DGE beträgt 100 mg pro Tag (ein Witz!). Für eine optimale Gesundheitsvorsorge werden 1.000–5.000 mg empfohlen. Zur Therapie bestimmter Erkrankungen werden Dosen im Bereich bis 50 g (50.000 mg) erfolgreich eingesetzt. Ein guter Marker für eine Sättigung des Gewebes ist Durchfall. Dann ist die optimale Dosis überschritten, und der Körper scheidet den Rest aus. Sie sollten hohe Vitamin-C-Dosen nicht als Ascorbinsäure aufnehmen, da sie wegen ihres hohen Säuregehaltes oft nicht gut vertragen wird. Die beste Form für hohe Dosierungen ist verestertes Vitamin C.

Da Vitamin C rasch aus dem Körper ausgeschieden wird, empfiehlt es sich, Vitamin-C-Präparate mehrfach am Tag zu nehmen oder ein Depotpräparat zuzuführen. Wie bei allen Vitaminen ist es auch hier sinnvoll, eine natürliche Form zu sich zu nehmen, die neben dem reinen Vitamin C auch die so genannten sekundär pflanzlichen Inhaltsstoffe enthält. Hierzu zählen vor allen Dingen Bioflavonoide.

Vitamin C kann bei längerer und hoch dosierter Zufuhr zu Oxalsäure- oder Harnsäuresteinen führen. Die immer wieder diskutierte, jedoch sehr geringe Gefahr von Nierensteinen lässt sich durch die gleichzeitige Einnahme von Magnesium und Vitamin B 6 sowie reichlicher Wasserzufuhr vermindern.

Einen größeren Bedarf an Vitamin C haben Stadtbewohner, die einem erhöhten Kohlenmonoxidgehalt in der Luft ausgesetzt sind, sowie Raucher und Frauen, die die Pille nehmen. Vergessen Sie die Empfehlung von 100 mg pro Tag. Machen Sie es wie die besten Anti-Aging-Forscher der Welt und nehmen Sie einige Gramm pro Tag. Ihre Gesundheit wird es Ihnen danken.

Mangelerscheinungen
Das typische Krankheitsbild ist der Skorbut, der in Deutschland praktisch nicht mehr vorkommt. Vitamin-C-Mangel führt zu winzigen Rissen in den Gefäßen, die eine verstärkte Arteriosklerose in den Gefäßen zur Folge hat. Typische Anzeigen eines Mangels sind Müdigkeit und körperliche Schwäche sowie geistige Leistungsminderung.

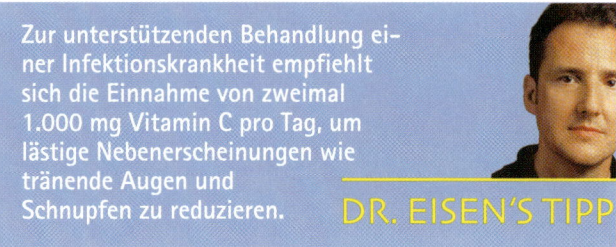

Zur unterstützenden Behandlung einer Infektionskrankheit empfiehlt sich die Einnahme von zweimal 1.000 mg Vitamin C pro Tag, um lästige Nebenerscheinungen wie tränende Augen und Schnupfen zu reduzieren.

DR. EISEN'S TIPP

Dazu kommen Reizbarkeit oder eine erhöhte Anfälligkeit gegenüber Infektionskrankheiten und Zahnfleischbluten.

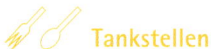

Tankstellen

Frisches Obst und Gemüse, besonders Paprika, Sanddorn, schwarze Johannisbeeren, Zitrusfrüchte, grünes Blattgemüse, Kartoffeln und Blumenkohl
Achtung: Vitamin C mag weder Licht noch Hitze oder lange Lagerung.

Vitamin D (Calciferol) – Duzfreund der Knochen

Vitamin D wird auch das Sonnenvitamin genannt, da die Einwirkung von ultraviolettem Licht auf die Haut wichtig ist, damit das Vitamin vom Körper produziert und aufgenommen werden kann. Bei oraler Zufuhr findet die Resorbtion des Vitamins zusammen mit Fetten über die Darmwände statt. Vitamin D reguliert den Kalziumhaushalt im Körper und ist deswegen für den normalen Aufbau von Knochen und Zähnen wichtig. Vitamin D wirkt am besten zusammen mit den Vitaminen A und C, Cholin, Kalzium und Phosphor.
Der Tagesbedarf an Vitamin D liegt laut DGE für einen Erwachsenen bei etwa 200–400 I.E. Für eine optimale Gesundheitsvorsorge und besonders zur Osteoporoseprophylaxe werden 400–800 I.E. empfohlen.

Mangelerscheinungen

Typisches Erkrankungsbild ist die Rachitis, die in der Kindheit durch Mineralisierungsstörungen zu einer Störung des Skelettwachstums führt. Es kommt zu einer typischen Verformung der Beine, des Kopfes und des Brustkorbs. Im Erwachsenenalter kann ein Vitamin-D-Mangel Osteoporose begünstigen.

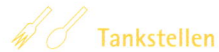

Tankstellen

Lebertran, Sardinen, Hering, Lachs, Thunfisch, Milch und Milchprodukte, Eigelb

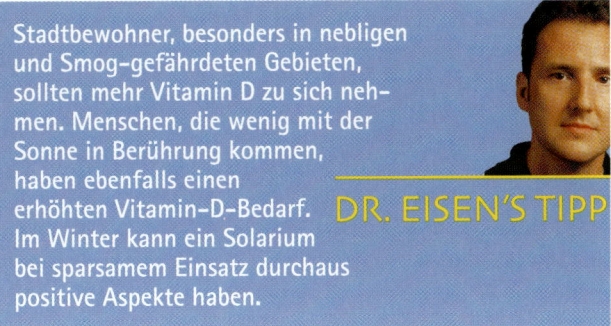

Stadtbewohner, besonders in nebligen und Smog-gefährdeten Gebieten, sollten mehr Vitamin D zu sich nehmen. Menschen, die wenig mit der Sonne in Berührung kommen, haben ebenfalls einen erhöhten Vitamin-D-Bedarf. Im Winter kann ein Solarium bei sparsamem Einsatz durchaus positive Aspekte haben.

DR. EISEN'S TIPP

Cholin

Cholin gehört zu den B-Vitaminen und kann als eine der wenigen Substanzen die Blut-hirnschranke durchdringen. Es ist eminent wichtig für die Bildung eines Stoffes, der das Gedächtnis fördert (Acetylcholin), und spielt außerdem eine Rolle beim Fettstoffwechsel. Cholin scheint in der Lage zu sein, Cholesterin so zu verändern, dass es sich nicht an den Arterien festsetzt. Es kann die Arbeit der Leber unterstützen und bei der Entgiftung helfen. Cholin wird auch unter der Bezeichnung Phosphatidylcholin als Nahrungsergänzungsmittel verkauft. Dieses Präparat stellt eine hervorragende Hilfe bei der Bekämpfung von Gedächtnisstörungen dar, wie zahlreiche Studien ergeben haben.
Wie hoch der Bedarf an Cholin ist, wurde noch nicht genau ermittelt.

Mangelerscheinungen

Möglicherweise trägt Cholinmangel zu Arteriosklerose und Verfettung der Leber bei. Ein weiteres Symptom kann vorzeitige Gedächtnisstörung bis zur Alzheimerkrankheit sein.

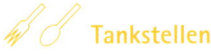 **Tankstellen**

Eigelb, Hirn, Herz, grünes Blattgemüse, Hefe, Leber, Weizenkeime, Lecithin

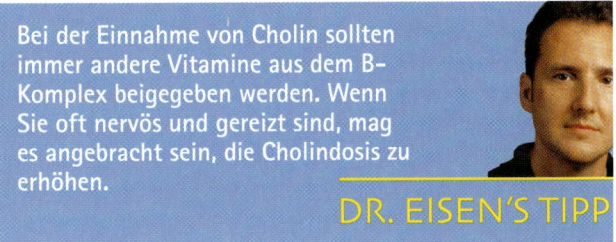

Bei der Einnahme von Cholin sollten immer andere Vitamine aus dem B-Komplex beigegeben werden. Wenn Sie oft nervös und gereizt sind, mag es angebracht sein, die Cholindosis zu erhöhen.

DR. EISEN'S TIPP

Vitamin E (Alpha-Tocopherol) – Energie

Dieses ebenfalls fettlösliche Vitamin wird in Leber, Fettgewebe, Herz, Muskel, Hoden, Gebärmutter und Blut sowie in den Nebennieren und in der Hirnanhangdrüse gespeichert. Vitamin E setzt sich aus mehreren Bestandteilen zusammen, die Tocopherole genannt werden. Von den acht bekannten Tocopherolen (Alpha-, Beta-, Gamma-, Delta-, Ypsilon-, Zeta-, Eta- und Teta-) ist das Alpha-Tocopherol die wirksamste Form. Vitamin E ist einer der wichtigsten Radikalfänger, besonders deshalb, weil es sich mit seiner fettlöslichen Molekülstruktur gut in der Zellmembran festsetzen kann. Wie oben erwähnt, erhöht Vitamin E die Wirksamkeit von Vitamin A.

Da Vitamin E sehr gut über den Stuhl ausgeschieden wird, ist die Speicherzeit im Körper relativ kurz. Vitamin E spielt im Cholesterinstoffwechsel eine wichtige Rolle, da es das so genannte schlechte Cholesterin (LDL) vor der Oxidation schützen kann. Oxidiertes LDL gilt aber als einer der wesentlichen Risikofaktoren für Arteriosklerose. Bei optimaler Versorgung mit Vitamin E wären drei Viertel aller Herzinfarkte vermeidbar gewesen!

Sie können noch so viel Gesamtcholesterin haben, entscheidend ist allein das Verhältnis von gutem zu schlechtem.

Vitamin E gilt als Energie- oder Leistungsvitamin, weil es die Sauerstoffversorgung in den Geweben verbessert und gerade auch die sehr aktiven Organe wie Herzmuskulatur, Leber und Gehirn unterstützt. Es ist wichtig für die Durchblutung, die Blutgefäßflexibilität und die Verformbarkeit der roten Blutkörperchen. Es schützt den Körper vor Blutgerinnseln und hilft, bestehende Gerinnsel aufzulösen.

Ähnlich wie Vitamin A wirkt Vitamin E positiv auf die Haut. Sie sehen jünger aus, weil es die Alterung der Zellen verzögert. Medizinisch bedeutsam ist die Wirkung auf Narbenbildung und die Heilung bei Verbrennungen. Vitamin E ist wichtig für die normale Funktion des Bindegewebes und der Nervenzellen. Bemerkenswert ist außerdem die hemmende Wirkung auf Vitamin K (und umgekehrt), was zu einer verzögerten Blutgerinnung führen kann.

Die empfohlene Aufnahme an Vitamin E nach DGE pro Tag beträgt 11–15 mg. In unserer heutigen, mit Radikalen überfluteten Umgebung und bei den üblichen Nahrungsgewohnheiten erscheinen Dosen von 100–200 mg pro Tag eher angebracht. Menschen mit entzündlichen Gelenkserkrankungen und Rheuma können die Dosis bis auf 600 mg pro Tag steigern. Bevorzugen Sie Präparate mit natürlichem Vitamin E, d-Alpha-Tocopherol.

Mangelerscheinungen

Vitamin-E-Mangel zeigt sich im Tierversuch durch Schädigungen der Muskulatur, des Nervensystems, des Herzens, der Leber und der Fortpflanzung sowie die Zerstörung der Blutzellen. Er kann sich auch in neurologischen Symptomen wie Vergesslichkeit, Erregtheit und Konzentrationsschwäche zeigen. Die Haut wird faltig und bekommt viele Altersflecken.

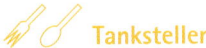 **Tankstellen**

(in der Reihenfolge der Konzentration)

1. Distel-, Sonnenblumen-, Weizenkeim-, Soja-, Maiskeim-, Walnuss- und Kürbiskernöl
2. Mandeln, Walnüsse, Erdnüsse
3. Olivenöl, getrocknete Sojabohnen und Hefe
4. Roggen, Weizen, Hafer, Maiskörner, Kohlrabi, Blumenkohl, Rosenkohl, Möhren, Erbsen, frische Paprika, Spinat, Spargel, Rind, Schaf, Kalb, Schweinefleisch, Rotbarsch, Katefisch, Makrelen, Eier, Butter, Käse, Obst mit Schale wie Äpfel und Birnen, Oliven, Avocado und Brombeeren

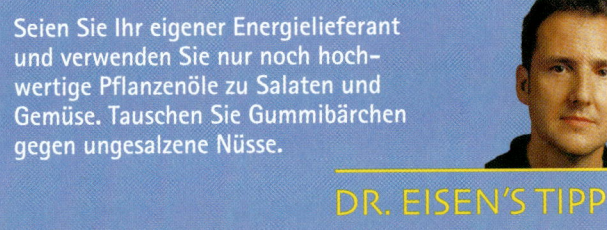

Seien Sie Ihr eigener Energielieferant und verwenden Sie nur noch hochwertige Pflanzenöle zu Salaten und Gemüse. Tauschen Sie Gummibärchen gegen ungesalzene Nüsse.

DR. EISEN'S TIPP

Vitamin F (ungesättigte Fettsäuren)

Siehe Kapitel über die Fette

Folsäure

Dieses ebenfalls wasserlösliche Vitamin gehört zum Vitamin-B-Komplex und spielt eine entscheidende Rolle für den Aufbau der roten Blutkörperchen und den Eiweißstoffwechsel. Bei Neugeborenen ist es wichtig zur vollkommenen Ausbildung des Neuralrohres. Folsäure gewährleistet zusammen mit Vitamin B 6 den Abbau von Homozystein, das für Arteriosklerose und damit für Herzinfarkt und Schlaganfall verantwortlich gemacht wird. Sie ist wichtig für die Produktion von Nukleinsäuren und trägt wesentlich zur Teilung der Körperzellen bei. Folsäure stellt die Schaltstelle für den Aufbau so genannter Neurotransmitter dar: Stoffe, die für die Übertragung von Empfindungen wie Glück, Freude etc. gebraucht werden. Da Folsäure die Antikörpersynthese anregt, wirkt sie prinzipiell bei fast allen Erkrankungen unterstützend.

Die empfohlene Zufuhr an Folsäure beträgt 400 mcg pro Tag, bei Schwangeren 600 mcg. Für eine optimale Gesundheitsvorsorge sind 800–1200 mcg wünschenswert. Gefährdet durch Folsäuremangel sind besonders Frauen, die die Pille nehmen, sowie Personen mit regelmäßigem Alkoholkonsum. Da große Mengen an Vitamin C die Ausscheidung von Folsäure erhöhen können, wird auch bei kontinuierlichen Vitamin-C-Gaben eine Dosiserhöhung empfohlen. Vorsicht ist geboten bei der Einnahme bestimmter Krebsmedikamente, die durch Folsäure beeinflusst werden können. Folsäure wird durch Wässern, Sulfonamide, Sonnenlicht, Östrogene und Lebensmittelverarbeitung, vor allem Kochen, zerstört.

Mangelerscheinungen

Typisches Krankheitsbild ist die Folsäureanämie, da die Störung der Zellteilung besonders bei Zellen mit einer hohen Teilungsrate, wie den Blutkörperchen, auftritt. Da auch die Magen-Darm-Schleimhautzellen sich sehr rasch teilen, kommt es dort ebenfalls zu Veränderungen mit Verdauungsbeschwerden und Durchfall.

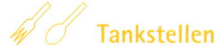 Tankstellen

Weizenkeime, dunkelgrünes Blattgemüse, Möhren, Leber, Eigelb, Zuckermelonen, Aprikosen, Kürbis, Avocado, Bohnen, dunkles Vollkornroggenmehl, Milchprodukte und Milch, Nüsse und Hülsenfrüchte

Inosit

Dieses wasserlösliche Vitamin aus der B-Komplex-Gruppe trägt zum Transport der Fette bei. Es reagiert mit Cholin, um Lecithin zu bilden. Inosit ist am Stoffwechsel von Fetten und Cholesterin beteiligt und hilft bei der Senkung des Cholesterinspiegels. Es sorgt für gesundes Haar und wirkt vorbeugend gegen Haarausfall und Ekzeme.

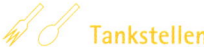 Tankstellen

Leber, Bierhefe, Rinderhirn und -herz, Grapefruit, Rosinen, Weizenkeime, Erdnüsse, Kohl, Eier, Milch

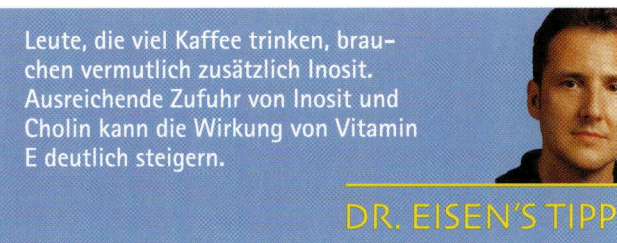

Leute, die viel Kaffee trinken, brauchen vermutlich zusätzlich Inosit. Ausreichende Zufuhr von Inosit und Cholin kann die Wirkung von Vitamin E deutlich steigern.

DR. EISEN'S TIPP

Vitamin K (Phyllochinon)

Dieses Vitamin gehört zur Gruppe der fettlöslichen Vitamine. Man unterscheidet die Vitamine K 1 (Phyllochinon), das über pflanzliche Nahrungsmittel aufgenommen wird, K 2 (Menachinon), das durch natürliche Bakterien im Darm gebildet werden kann, und K 3 (Menadion), eine synthetische Substanz, die in Deutschland nicht mehr verwendet wird.

Als ganz entscheidender Faktor (Bildung von Prothrombin) fördert Vitamin K die Blutgerinnung. Da es den Kalzium-Phosphat-Einbau in den Knochen reguliert, ist Vitamin K auch am Knochenaufbau beteiligt.

Eine zusätzliche Einnahme ist bei ausgewogener Ernährung nicht notwendig, deshalb enthalten die üblichen Multivitamin-Präparate auch kein Vitamin K.

Mangelerscheinungen

Schlecht heilende Wunden und anhaltende Blutungen, beispielsweise Nasen- oder Zahnfleischbluten

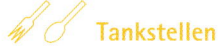 **Tankstellen**

Grüne Blattgemüse, Joghurt, Eigelb, Distelöl, Sojaöl, Lebertran

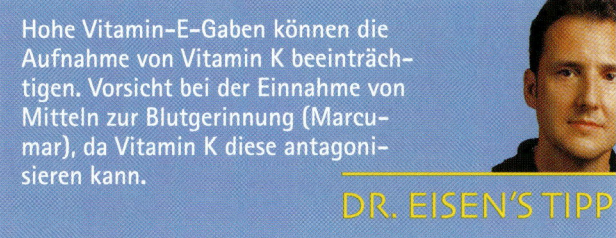

Hohe Vitamin-E-Gaben können die Aufnahme von Vitamin K beeinträchtigen. Vorsicht bei der Einnahme von Mitteln zur Blutgerinnung (Marcumar), da Vitamin K diese antagonisieren kann.

DR. EISEN'S TIPP

Vitamin P (Bioflavonoide) – die Polizei

Wasserlösliche Gruppe von verschiedenen Stoffen, die als Pflanzenpigmente den Blüten und Blättern ihre charakteristische Farbe geben. Man geht von etwa 4.000 verschiedenen Bioflavonoiden aus.

Zu den wichtigsten gehören Citrin, Rutin, Hesperidin sowie Quercetin. Bioflavonoide sind vor allem für die Funktion des Vitamin C notwendig, denn sie verhindern dessen Oxidation und damit Zerstörung. Sie gewinnen in letzter Zeit stark an Bedeutung, da weitere wichtige Wirkungen im Körper entdeckt wurden, u. a. die antiallergischen und durchblutungsfördernden Eigenschaften. Bioflavonoide verstärken die Wände der Kapillargefäße und erhöhen die Widerstandkraft gegen Infektionen.

Mangelerscheinungen

Durchlässigkeit der Kapillargefäße mit Neigung zu blauen Flecken und Blutungen; Immunschwäche

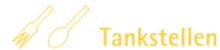 **Tankstellen**

Die innere weiße Haut bei Zitrusfrüchten, wie Zitronen, Orangen und Grapefruit; Grapefruit- und Traubenkerne, Aprikosen, Buchweizen, Brombeeren, Kirschen und Hagebutten.

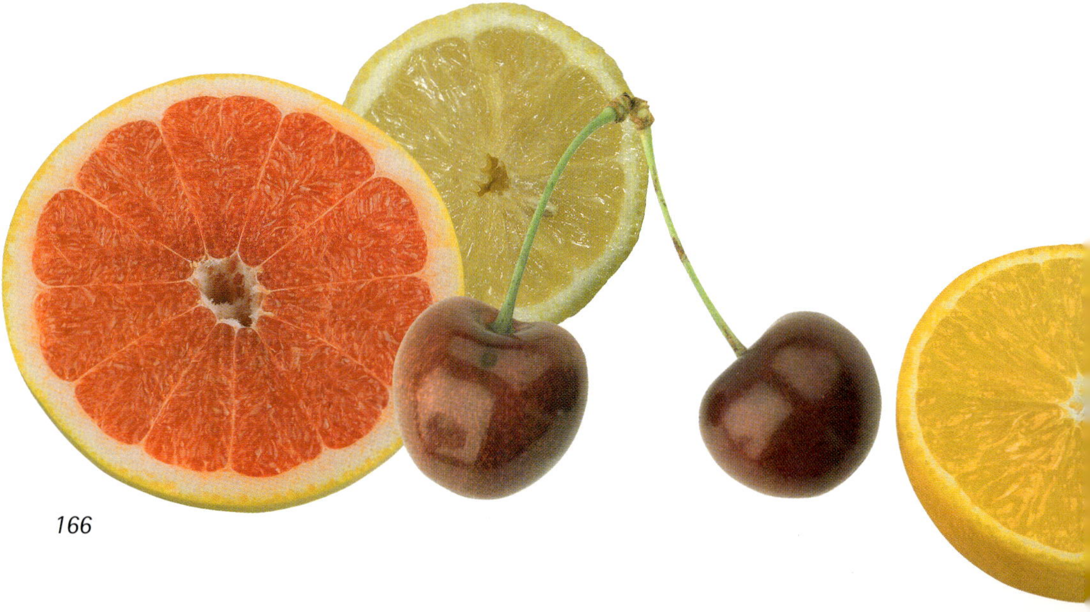

PABS (Paraaminobenzoesäure)

Das erst in jüngster Zeit zur B-Gruppe gerechnete wasserlösliche Vitamin hilft bei der Bildung von Folsäure und ist wichtig für die Eiweißverwertung. Es erhöht die Aufnahme und damit die Wirksamkeit von Pantothensäure, lindert Schmerzen bei Verbrennungen und ist für die Gesunderhaltung und Elastizität der Haut wichtig. PABS kann die Faltenbildung verzögern. Bei Mangel drohen Ekzeme.

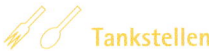 **Tankstellen**

Leber, Hefe, Niere, Vollkornprodukte, Reis, Kleie, Weizenkeime, Milch

Es wird die Möglichkeit diskutiert, dass durch die Kombination von Folsäure und PABS ergrautes Haare seine natürliche Farbe wieder bekommt. Man braucht dafür eine Dosierung von 1.000 mg pro Tag, die man sechsmal wöchentlich einnehmen sollte.

DR. EISEN'S TIPP

Zusammenfassung – „Ich will das Beste für mich"

Im Sinne einer optimalen Ernährung sollte die tägliche, möglichst gesunde Nahrung unbedingt zusätzlich durch Vitamine (und andere Nährstoffe) ergänzt werden. Denken Sie daran, Ihr Körper kann nur dann das maximal Erreichbare leisten, wenn Sie ihn so gut es nur geht versorgen!

Ihr persönlicher Nährstoffcheck

1. Antioxidantien allgemein

1.1	Rauchen Sie oder sind Sie Rauch ausgesetzt?	ja	nein
1.2	Leben Sie in einer Großstadt oder in einer Gegend mit hoher Luftverschmutzung?	ja	nein
1.3	Treiben Sie intensiv Sport?	ja	nein
1.4	Machen Sie gerne Sonnenbäder oder gehen Sie regelmäßig ins Solarium?	ja	nein
1.5	Essen Sie gerne frittierte, gebackene oder geräucherte Speisen?	ja	nein
1.6	Essen Sie weniger als fünf Portionen Obst und Gemüse pro Tag?	ja	nein

2. Ballaststoffe

2.1	Essen Sie oft Weißmehlprodukte?	ja	nein
2.2	Essen Sie weniger als fünf Portionen Obst und Gemüse pro Tag?	ja	nein
2.3	Meiden Sie eher Vollkornprodukte?	ja	nein

3. Essenzielle Fettsäuren

3.1	Essen Sie häufig fette Speisen?	ja	nein
3.2	Essen Sie weniger als dreimal pro Woche Fisch?	ja	nein

4. Mineralstoffe allgemein

4.1	Lassen Sie regelmäßig Mahlzeiten ausfallen?	ja	nein
4.2	Reduzieren Sie öfter die Kalorienzufuhr, um abzunehmen?	ja	nein
4.3	Machen Sie sich nichts aus Vollkornprodukten?	ja	nein
4.4	Essen Sie häufig außer Haus bzw. Fastfood?	ja	nein
4.5	Ist Ihr Speiseplan häufig einseitig?	ja	nein
4.6	Essen Sie gerne Süßigkeiten und Snacks?	ja	nein
4.7	Trinken Sie gerne Softdrinks wie Cola?	ja	nein

5. Kalzium/Magnesium

5.1	Treiben Sie intensiv Sport?	ja	nein
5.2	Essen Sie nur wenig Milchprodukte?	ja	nein
5.3	Trinken Sie regelmäßig Kaffee und schwarzen Tee?	ja	nein

6. Vitamin A

6.1	Essen Sie wenig gelbe, rote und grüne Gemüse?	ja	nein
6.2	Bevorzugen Sie Magermilchprodukte und ernähren Sie sich extrem fettarm?	ja	nein
6.3	Verzehren Sie selten Obst, wie Beerenfrüchte, Pfirsiche, Aprikosen und Papaya?	ja	nein
6.4	Leiden Sie unter Nachtblindheit?	ja	nein
6.5	Arbeiten Sie viel an Computerbildschirmen?	ja	nein

7. B-Vitamine allgemein

7.1	Essen Sie kein Fleisch und wenig Milchprodukte?	ja	nein
7.2	Trinken Sie regelmäßig Kaffee und schwarzen Tee?	ja	nein
7.3	Essen Sie nicht regelmäßig Vollkornprodukte?	ja	nein
7.4	Trinken Sie regelmäßig Alkohol?	ja	nein
7.5	Nehmen Sie Östrogene (Pille) ein?	ja	nein

8. Vitamin B1 (Thiamin)

8.1	Sind Sie ein Vollkornmuffel?	ja	nein
8.2	Essen Sie fast kein Fleisch?	ja	nein
8.3	Essen Sie viel Zucker und Süßigkeiten?	ja	nein
8.4	Leiden Sie unter Reizbarkeit und Konzentrationsstörungen?	ja	nein

9. Vitamin B2 (Riboflavin)

9.1	Meiden Sie Milch- und Milchprodukte?	ja	nein
9.2	Ernähren Sie sich streng vegetarisch?	ja	nein
9.3	Leiden Sie häufig unter Rissen in den Mundwinkeln?	ja	nein
9.4	Machen Sie öfter strenge Schlankheitsdiäten?	ja	nein
9.5	Fühlen Sie sich häufig schlapp und ohne Energie?	ja	nein

10. Vitamin B3 (Niacin)

10.1	Ernähren Sie sich einseitig?	ja	nein
10.2	Trinken Sie regelmäßig Alkohol?	ja	nein
10.3	Leiden Sie unter Müdigkeit, Appetitminderung und Gewichtsverlust?	ja	nein

10.4 Haben Sie entzündliche Hautveränderungen in Verbindung mit
Durchfällen und/oder Leberstörungen?   ja   nein

10.5 Essen Sie wenig Vollkornerzeugnisse, Hülsenfrüchte und Gemüse?   ja   nein

11. Vitamin B6 (Pyridoxin)

11.1 Ernähren Sie sich einseitig?   ja   nein

11.2 Leiden Sie unter Appetitlosigkeit?   ja   nein

11.3 Machen Sie Kraftsport und essen Sie viele Proteine?   ja   nein

11.4 Essen Sie mehr Weißmehl- als Vollkornprodukte?   ja   nein

11.5 Trinken Sie regelmäßig viel Alkohol?   ja   nein

12. Vitamin B12 (Cobalamin)

12.1 Leiden Sie an chronischen Magenschleimhautentzündungen
oder hatten Sie eine Magenoperation?   ja   nein

12.2 Leiden Sie an Brennen der Zunge?   ja   nein

12.3 Ernähren Sie sich streng vegetarisch?   ja   nein

12.4 Essen Sie selten Schimmelpilzkäse (Camembert) oder
vergorene Milchprodukte (Kefir, Dickmilch) und Gemüse (Sauerkraut)?   ja   nein

12.5 Leiden Sie an Blutarmut?   ja   nein

13. Biotin

13.1 Ernähren Sie sich einseitig?   ja   nein

13.2 Essen Sie gerne rohe Eier als Stärkungsmittel?   ja   nein

13.3 Leiden Sie an trockener, schuppender Haut?   ja   nein

13.4 Haben Sie brüchige Fingernägel?   ja   nein

13.5 Trinken Sie regelmäßig Alkohol?   ja   nein

14. Vitamin C

14.1 Rauchen Sie mehr als fünf Zigaretten pro Tag?   ja   nein

14.2 Essen Sie häufig warmgehaltene oder aufgewärmte Speisen?   ja   nein

14.3 Essen Sie wenig Rohkost?   ja   nein

14.4 Leiden Sie unter häufigen Infekten?   ja   nein

14.5 Trinken Sie wenig Fruchtsäfte?   ja   nein

14.6 Leiden Sie unter Bindegewebsschwäche?   ja   nein

15. Vitamin E

15.1 Verwenden Sie wenig kaltgepresste Pflanzenöle? ja nein
15.2 Essen Sie selten Nüsse, Samen oder Sonnenblumenkerne? ja nein
15.3 Sind Sie ein Vollkornmuffel? ja nein
15.4 Sind Sie vermehrt Umweltbelastungen wie Smog oder Abgasen ausgesetzt? ja nein

16. Vitamin D

16.1 Leiden Sie unter verminderter Knochendichte oder Osteoporose? ja nein
16.2 Essen Sie selten Fisch? ja nein
16.3 Verzichten Sie auf Butter und/oder Margarine? ja nein
16.4 Sind Sie strenger Vegetarier? ja nein
16.5 Meiden Sie die Sonne? ja nein

17. Vitamin K

17.1 Essen Sie wenig grünes Gemüse und Salat? ja nein
17.2 Essen Sie keine Innereien und Fleisch? ja nein
17.3 Mögen Sie keinen Kohl (Gemüse!)? ja nein
17.4 Neigen Sie zu Blutungen und Gerinnungsstörungen? ja nein

18. Folsäure

18.1 Sind Sie ein Gemüsemuffel? ja nein
18.2 Essen Sie wenig Rohkost? ja nein
18.3 Sind Sie schwanger? ja nein
18.4 Leiden Sie an Blutarmut? ja nein
18.5 Kochen Sie Gemüse stets mit viel Wasser? ja nein
18.6 Haben Sie erhöhte Homozysteinwerte? ja nein

Wer bei den einzelnen Fragen meist mit Nein antworten kann, dürfte kaum Probleme mit seiner Vitamin- und Nährstoffversorgung haben. Jedes Ja sollte dagegen Anlass geben, die persönlichen Ernährungsgewohnheiten zu überprüfen und bei Mangelsymptomen einen ernährungswissenschaftlich interessierten Arzt um Rat zu fragen.

Bioaktive Substanzen in unserer Nahrung

Die letzten Jahre brachten viele neue und erstaunliche Erkenntnisse über die Wirkung so genannter sekundärer Pflanzeninhaltsstoffe. Nachdem die einzelnen Vitamine erforscht waren, zeigten weitere Untersuchungen, dass unsere Pflanzen noch eine Vielzahl anderer Stoffe enthalten, die für entscheidende Vorgänge im menschlichen Körper verantwortlich gemacht werden können.

Besonders die Kombination verschiedener sekundärer Pflanzeninhaltsstoffe bringt überraschende Ergebnisse: So ist die Wirkung eines pflanzlichen Vitamingemisches nicht einfach die Summe der Wirkungen der Einzelvitamine, sondern diese steigern sich gegenseitig. Deshalb ist ein natürliches Vitamingemisch durch keinen noch so guten synthetischen Vitamincocktail zu ersetzen.

Erst verfeinerte Analysemethoden brachten neue Kenntnisse über den gesundheitsfördernden Effekt dieser sekundären Pflanzeninhaltsstoffe. Im Blickpunkt des wissenschaftlichen Interesses steht momentan die Frage der optimalen Konzentration. Denn selbstverständlich haben die sekundären Pflanzeninhaltsstoffe nicht nur eine gesundheitsfördernde, sondern in höheren Dosen auch eine potenziell gesundheitsgefährdende Wirkung.

Generell lassen sich alle gesundheitsfördernden Wirkstoffe sekundärer Pflanzenstoffe unter dem Begriff bioaktive Substanzen zusammenfassen. Doch was genau sind sekundäre Pflanzenstoffe?

Sekundäre Pflanzenstoffe

Während primäre Pflanzenstoffe (Kohlenhydrate, Proteine und Fette) Energie bereitstellen und den Zellaufbau bewerkstelligen, wirken sekundäre Pflanzenstoffe wie ein Medikament. Der Begriff sekundäre Pflanzeninhaltsstoffe wurde schon vor rund 100 Jahren vom Physiologen und Nobelpreisträger Albrecht Kossel geprägt. Sekundäre Inhaltsstoffe dienen dazu, die Pflanzen selbst vor Schädlingen und Krankheiten zu schützen, weiterhin zur Wachstumsregulierung und Farbstoffsynthese. Man schätzt die Zahl der sekundären Pflanzeninhaltsstoffe auf 60.000 bis 100.000. Doch wurden bisher nur etwa 5 % der auf der Erde vorkommenden Pflanzen chemisch analysiert. Einige Wirkungen der sekundären Pflanzeninhaltsstoffe sind im Hausgebrauch bereits lange bekannt, so z. B. die Schutzfunktion des Knoblauchs gegen „Verkalkung". Eine wichtige Gruppe dieser Pflanzeninhaltsstoffe sind die Ballaststoffe - unentbehrlich für eine normale Darmfunktion.

Wie bereits angedeutet, können sekundäre Pflanzeninhaltsstoffe potenziell auch gesundheitsgefährdend sein. Nach heutigem Wissenstand stellen jedoch die Pflanzen, die Bestandteil unserer Nahrung sind, in der bei Mischkost üblichen Menge keine Gefahr dar. Man darf also getrost von einer alleinigen positiven Wirkung ausgehen. Ein viel größeres Problem besteht leider darin, dass diese sekundären Pflanzeninhaltsstoffe bei der industriellen Lebensmittelherstellung und -verarbeitung in hohem Maße zerstört werden.

Die gesundheitsfördernde Wirkung sekundärer Pflanzeninhaltsstoffe setzt sich aus einer Vielzahl von Einzelaspekten zusammen. Dazu gehören:

- Hemmung von Endzündungsvorgängen
- Stimulation des Immunsysstems
- Wirksamkeit gegen Krebs
- Wirksamkeit gegen Bakterien und Viren
- antioxidative Wirkung
- Beeinflussung des Stoffwechsels (z.B. Senkung des Cholesterinspiegels)
- Förderung der Verdauung
- Beeinflussung des Blutdrucks

Betrachtet man allein die Aufnahme sekundärer Pflanzeninhaltsstoffe, stellt das typische Ernährungsmuster in Deutschland aus ernährungsphysiologischer Sicht ein Dilemma dar.

Durch den ständig steigenden Verzehr von Weißmehlprodukten und Zucker bei gleichzeitiger Verdrängung von Obst und Gemüse vom Speiseplan kommt es zu einer Minderversorgung mit sekundären Pflanzeninhaltsstoffen. Dies spiegelt sich z. B. in einer erhöhten Krebsrate wider. Eine Verbesserung der Gesundheitssituation kann nur durch eine Erhöhung des Obst- und Gemüseverzehrs, eine Reduzierung des Zuckerkonsums und eine Verminderung der Zufuhr von Nahrungsmitteln tierischen Ursprungs erreicht werden.

Die wichtigsten sekundären Pflanzenstoffe und ihre Eigenschaften

1. Glukosinolate

Diese Stoffgruppe kommt in den Kreuzblütlern vor und ist verantwortlich für den typischen Geschmack von beispielsweise Meerrettich und Kohl. Die Hauptrolle bei dieser Geruchs- und Geschmacksbildung spielen enzymatische Abbauprodukte. Die gesundheitsfördernde Wirkung besteht in der Unterstützung unseres Immunsystems im Kampf gegen Bakterien, Viren und Parasiten.

2. Karotinoide

Karotinoiden bezeichnen Farbstoffe, die bei Gemüse und Obst die typische rote oder gelbe Farbe bewirken. Der Mensch ist in der Lage, Karotinoide im Fettgewebe, in der Leber und in der Muskulatur zu speichern. Aufgrund ihrer chemischen Struktur unterscheidet man sauerstofffreie Karotinoide (z. B. Beta-Karotin und Lykopin) sowie sauerstoffhaltige Karotinoide (z. B. Lutein).

Sauerstofffreie Karotinoide befinden sich vorrangig in gelbem bis orangefarbenem Gemüse, während die sauerstoffhaltigen Karotinoide (auch Xanthophylle) bevorzugt in grünblättrigem Gemüse vorkommen.

Zu den bekanntesten Karotinoiden zählt unstrittig das Beta-Karotin, das in fast allen orangefarbenen Obst- und Gemüsearten sowie in grünblättrigem Gemüse vorhanden ist. Ein weiteres wichtiges Karotinoid ist das Lykopin, das für die rote Farbe der Tomate verantwortlich ist. Lykopin, das momentan sehr intensiv erforscht wird, schützt den menschlichen Organismus in vielerlei Hinsicht. Während Beta-Karotin und Lykopin relativ hitzestabil sind, werden die sauerstoffhaltigen Karotinoide durch Kochen oder Erhitzen im Mikrowellenherd zerstört.

Von den etwa 700 bekannten Karotinoiden können 40 bis 50 von unserem Organismus aufgenommen und verstoffwechselt werden. Im Blut messbar sind jedoch zurzeit nur rund 15 Karotinoide. Von den vielen positiven Eigenschaften seien besonders die ausgeprägte antioxidative - und damit jung erhaltende -, die Immunsystem stimulierende und die Krebs hemmende Wirkung hervorzuheben.

3. Monoterpene

Monoterpene werden bevorzugt von Obst gebildet. Sie kommen in verschiedenen Aromastoffen (Menthol) vor. Die Bedeutung dieser Stoffe liegt in ihrer Krebs hemmenden und entgiftungsfördernden Wirkung.

4. Phytoöstrogene

Hätten Sie gedacht, dass Pflanzen auch Hormone enthalten? Phytoöstrogene sind pflanzliche Substanzen mit einem hormonähnlichen Effekt. Die östrogenartige Wirkung ist zwar wesentlich schwächer als die der in den weiblichen Keimdrüsen gebildeten Östrogene, lässt sich aber therapeutisch durchaus nutzen. Zu den wichtigsten Phytoöstrogenen zählen die Isoflavonoide und Liknane. Ein typischer Vertreter von isoflavonoidhaltigen Pflanzen ist die Sojabohne.

5. Phytosterine

Diese Pflanzenstoffe kommen in fettreichen Pflanzenteilen wie beispielsweise Sonnenblumenkernen und Sesamsamen vor. Nur etwa 5 % der in den Darm gelangten Menge kann vom Körper überhaupt aufgenommen werden. Der große Rest wird wieder ausgeschieden. Phytosterine senken den Cholesterinspiegel und das Krebsrisiko.

6. Polyphenole

Zu den Polyphenolen zählt man die Flavonoide und die Phenolsäuren. Phenolsäuren findet man in Grün- und Weißkohl, Radieschen sowie in verschiedenen Getreidearten (Weizen). Phenolsäuren sitzen direkt unter der Schale der Pflanzen und dienen deshalb als wichtige Antioxidantien.

Fast alle Pflanzen beinhalten Flavonoide. Sie sind verantwortlich für die Färbungen von Obst und Gemüse. Unter den Flavonoiden kommt das Quercetin am häufigsten vor. Meistens werden die Flavonoide in der Natur an Zucker gebunden (Glykoside). Das Glykosid des Quercetin heißt Rutin. Es ist ein wichtiges Antioxidans und ein guter Entzündungshemmer.

Rutin ist häufig in Präparaten zur Behandlung von Krampfadern enthalten.

Auch die Flavonoide sitzen in den randnahen Schichten der Pflanzen, da ein schädigender Einfluss zuerst hier auf die Pflanze auftrifft. Beim Schälen von Obst werden der Nahrung deshalb eine große Menge Flavonoide entzogen. Leider sind Flavonoide auch relativ hitzeempfindlich und werden weiterhin durch lange Lagerung zerstört. Neben der antioxidativen Wirkung haben Flavonoide eine große Bedeutung bei unserem täglichen Kampf gegen Krebszellen, die im Körper entstehen. Studien zufolge weisen Menschen, die viele Flavonoide über Obst und Gemüse aufnehmen, ein deutlich verringertes Risiko von Magen-, Dickdarm- und Brustkrebs auf.

7. Proteasenhemmer

Proteasen sind Enzyme, die Nahrungseiweiße in einzelne Aminosäuren aufspalten. Proteasenhemmer üben also, wie der Name bereits sagt, eine hemmende Wirkung auf die Aktivität dieser Enzyme aus. Die Proteasenhemmer werden benötigt, um Entzündungsvorgänge unter Kontrolle zu halten. Darüber hinaus beugen Proteaseninhibitoren, wie diese Hemmer auch genannt werden, Krebserkrankungen vor und wirken antioxidativ. Wichtige Proteasenhemmer sind in Sojabohnen, Erbsen, Mungobohnen, Erdnüssen, Reis, Mais, Hafer, Weizen und Kartoffeln enthalten.

8. Saponine

Die seifenähnlichen, Schaum bildenden Saponine stecken hauptsächlich in Hülsenfrüchten. Entgegen der früheren Meinung, dass Saponine primär schädlich seien und die Darmschleimhaut und Zellmembranen zerstören würden, schätzt man heute ihre Krebs und entzündungshemmende Wirkung. Daneben stimulieren sie das Immunsystem und unterstützen den Körper bei der Bekämpfung von Viren und Bakterien.

9. Sulfide

Diese schwefelhaltigen Inhaltsstoffe kommen beispielsweise in Knoblauch vor und sind am Aufbau des Allizin beteiligt. Hervorzuheben ist die gute Wirksamkeit gegen Viren und Bakterien sowie die antioxidative und antikanzerogene Wirkung. Weiterhin beeinflussen Sulfide die Blutgerinnung und verbessern die Verdauungsleistung durch Erhöhung der Magensaftbildung und der Darmmotorik.

Ernährung und Krebs

Krebs, nicht zu Unrecht auch als Geisel der Menschheit bezeichnet, stellt für betroffene Menschen eine echte Lebensbedrohung dar. Die Entstehung von Krebserkrankungen ist ein von unzähligen Faktoren beeinflusstes Geschehen, das immer noch sehr wenig erforscht ist.

Zweifellos spielt die Ernährung eine wichtige Rolle bei der Entstehung oder Vermeidung vieler bösartiger Erkrankungen. So zählt sie auch bei Krebs zu den so genannten exogenen Faktoren, die sich durch unser persönliches Verhalten wesentlich beeinflussen lassen. Aufgrund der unzähligen Einflussmöglichkeiten der verschiedenen Nahrungsbestandteile auf unseren Körper lässt sich jedoch nur wenig Gesichertes über die Krebsentstehung durch eine ungünstige oder falsche Ernährung sagen. Die wenigen Punkte, die nachweislich eine erhöhte Krebsgefahr in sich bergen, sind:

- Übergewicht durch erhöhte Nahrungsaufnahme
- übermäßige Fettzufuhr
- hoher Fleischkonsum (besonders Rind- und Schweinefleisch)
- Alkohol
- Schimmelpilze
- übermäßiger Verzehr von geräuchertem und gepökeltem Fleisch (erhöhte Nitrosaminbildung)

Wir haben es also selbst in der Hand bzw. im Mund, wie groß unser individuelles Krebsrisiko durch die aufgenommene Nahrung ist. Zwar ist es bisher noch nicht gelungen, die für die Senkung des Krebsrisikos verantwortlichen Wirkstoffe genau zu bestimmen, doch hat sich gezeigt, dass sie vorrangig in Obst und Gemüse stecken. In Nahrungsmitteln tierischen Ursprungs hingegen sind solche Substanzen nicht oder nur in unbedeutender Konzentration zu finden. Eine breit angelegte, jüngst veröffentlichte Studie bestätigt, dass der tägliche Verzehr von reichlich Obst und Gemüse das Krebsrisiko deutlich senken kann. Nicht nur die Vitamine in Obst und Gemüse sind von Bedeutung, sondern auch die unzähligen sekundären Pflanzeninhaltsstoffe. Kein noch so gutes synthetisches Vitaminpräparat kann die Natur ersetzen, nur sinnvoll ergänzen.

Interessanterweise scheinen die einzelnen Obst- und Gemüsesorten unterschiedlichen Krebsarten vorzubeugen. So zeigten Studien, dass ein hoher Verzehr von Karotten, Mangos, Tomaten, Kohl und Brokkoli mit einem niedrigen Lungenkrebsrisiko verbunden ist. Weiterhin senkt der häufige Genuss von Kohlgemüse das Risiko von Dickdarmkrebs erheblich. Besonders Tomaten sind ausgeprägte Krebshemmer. Dabei ist die Zubereitung von Obst und Gemüse von Ausschlag gebender Bedeutung ist: So zeigte frisches, unge- kochtes Obst und schonend zubereitetes Gemüse in allen Studien erwartungsgemäß die beste Wirkung.

Jetzt könnte man glauben, dass Obst und Gemüse eine wahre Wunderwaffe gegen viele Krankheiten und Krebs sind, was im Prinzip auch stimmt. Doch leider ist unser heutiges Obst und Gemüse nicht mehr so gehaltvoll wie vielleicht noch vor 10 bis 20 Jahren.

Genetisch gesehen befindet sich der moderne Mensch noch immer in einem Entwick- lungsstadium wie vor 50.000 Jahren. Wir bräuchten für eine optimale Versorgung also die gleichen Nährstoffe, bioaktiven Stoffe und Nahrungsmittel wie unsere Urahnen. Auf dem damaligen Speiseplan standen aber vorrangig frisches Obst und Gemüse, Kräuter, Wur- zeln, Nüsse, Samen und eher selten Wild und Fisch. Da unsere Vorfahren körperlich sehr aktiv waren, mussten sie eine große Menge dieser fettarmen Lebensmittel verzehren, um ständig mit der notwendigen Energie und den vitalen Bioaktivstoffen versorgt zu sein.

Wie mehrere Untersuchungen der letzten Jahre belegen, hat unser Obst und Gemüse teilweise bis zu 70 % seiner Vitalstoffen verloren. Die Ursachen hierfür liegen vor al- lem in der Umweltverschmutzung, der Verarmung der Böden und der zunehmenden Industrialisierung der Gemüse- und Obstverarbeitung.

Tumorart	Gefördert durch	Gehemmt durch
Bronchialkarzinom	Rauchen, Passivrauchen	Karotinoide, Vitamin A, C, E, Selen
Brustkrebs	Fett, Alkohol, Übergewicht	Obst, Vitamin A, C, E, Selen
Prostatakarzinom	Fett, Fleisch	Gemüse
Blasenkrebs	Kaffee, Rauchen	Beta-Karotin, Vitamin E, Selen
Ovarialkarzinom	Fett, Fleisch	Obst und Gemüse
Gebärmutterkrebs	Nicht bekannt	Karotinoide, Vitamin C, E
Kehlkopfkrebs	Rauchen, Alkohol	Gemüse, Obst, Beta-Karotin, Vit. A, C
Magenkarzinom	Kochsalz, Nitrat, Nitrit	Beta-Karotin, Vitamin C, E, Selen
Kolonkarzinom	Fett, Fleisch, Übergewicht	Ballaststoffe, Vit. C, Fischöl, Kalzium, Selen
Pankreaskarzinom	Fett, Fleisch, Alkohol	Obst und Gemüse

Empfehlungen zur Verminderung des Krebsrisikos
- Verzicht auf geräucherte oder gepökelte Nahrungsmittel
- weniger „schlechte" Kohlenhydrate
- weniger Kochsalz
- weniger tierische Fette und Fleisch
- weniger Alkoholika, besonders hochprozentige Getränke
- mehr „gute" Kohlenhydrate
- mehr Ballaststoffe
- mehr Obst und Gemüse
- mehr Vitamine und Vitalstoffe als Nahrungsergänzung
- mehr regelmäßige und moderate Bewegung
- positives Denken

Natural Power – Obst und Gemüse

Beerenobst

Brombeeren unterstützen das Immunsystem durch ihren hohen Gehalt an Karotinoiden und Vitamin C. Ihre weiteren Inhaltsstoffe haben eine festigende Wirkung auf das Bindegewebe und helfen bei Krampfadern und Hämorrhoiden.

Die an bioaktiven Substanzen reichen **Erdbeeren** hemmen Entzündungen und entgiften. Durch ihren Manganreichtum wirken sie auf den gesamten Stoffwechsel und das Zellwachstum ein. Einige Menschen reagieren auf Erdbeeren mit Allergien. Meist lassen sich diese „Allergien" durch den Kauf von Früchten aus biologischer Erzeugung reduzieren, da oftmals Dünge- und Insektenvernichtungsmittel die eigentlichen Auslöser sind.

Heidelbeeren enthalten sehr viele Karotinoide, die das Immunsystem stärken und vor Alterung schützen. In ihnen stecken weiterhin viele Gerbstoffe, die bei Durchfall und Verdauungsbeschwerden helfen.

Himbeeren unterstützen mit ihrem Vitamin-A-Reichtum die Sehfunktion und helfen bei Nachtblindheit und Sehschwäche. Darüber hinaus enthalten diese Früchte viel Vitamin C. Geschätzt wird auch ihre Darm reinigende und entwässernde Wirkung. Mit ihrem hohen Biotingehalt empfehlen sich Himbeeren zur Verschönerung von Haut und Haar.

Johannisbeeren sind eine echte Vitamin-C-Bombe: In jeder Frucht stecken etwa 2 mg Vitamin C. In ihrer roten Farbe findet man viele Karotinoide. Johannisbeeren sind weiterhin reich an Mineralstoffen wie Kalzium, Eisen, Magnesium und Mangan.

Stachelbeeren sind mit ihrem hohen Gehalt an Silizium von großer Bedeutung für Bindegewebe, Entgiftung und mit ihren Ballaststoffen auch für die Darmreinigung. Daneben enthalten sie viel Provitamin A, Vitamin B6, C und Biotin. An Mineralstoffen findet man besonders Mangan, Magnesium, Kalium und Zink.

Weintrauben unterstützen durch ihren Ballaststoffreichtum die Darmfunktion und wirken zugleich entwässernd und entgiftend. Durch diese Entgiftungsfunktion sind sie ein idealer Begleiter von Herzdiäten. Zudem besitzen sie reichlich B-Vitamine und Vitamin C.

Exoten

Die **Ananas** enthält fast das gesamte Spektrum an Vitaminen und Mineralstoffen sowie Wirkstoffe gegen Bakterien und Parasiten. Herausragend ist sie jedoch wegen ihres hohen Enzymgehalts. Besonders Bromelain ist ein wichtiges Enzym für die Aufspaltung von Eiweiß in die einzelnen Aminosäuren. Es wirkt zusätzlich durchblutungsfördernd, Blutdruck senkend und schützt die Gefäßwände vor arteriosklerotischen Ablagerungen. Die Medizin schätzt die entzündungshemmende und Muskel entspannende Wirkung der Ananas. Verzehren Sie nur reife Früchte. Unreife Ananas ist sehr säurehaltig und kann zu Magenschleimhautreizungen führen. Dosenfrüchte haben einen Großteil ihrer Nährstoffe verloren.

Avocados besitzen mit 10 bis 15 % den höchsten Fettgehalt aller Früchte. Besonders konzentriert sind dabei die mehrfach ungesättigten Fettsäuren. Diese Frucht ist daher ein idealer Fettspender, bei dem man keine Angst vor einer Gewichtszunahme haben muss. Ganz im Gegenteil: Avocados wirken Insulin senkend und verbessern so die Fettverbrennung im Körper, was sie zu einem idealen Bestandteil von Diäten macht. Ein ganz spezielles Kohlenhydrat der Avocado führt dazu, dass man sich geistig fit und wach fühlt. Lassen Sie das Fruchtfleisch bei der Zubereitung nicht lange liegen. Bei Licht zersetzen sich die ungesättigten Fettsäuren rasch, und das Fruchtfleisch verfärbt sich.

Ihr Kohlenhydratreichtum macht die **Banane** zu einer idealen und sättigenden Zwischenmahlzeit. Durch den hohen Kaliumgehalt haben Bananen eine entschlackende Wirkung und wirken unterstützend bei zu hohem Blutdruck. Darüber hinaus stärkt ihr Vitaminreichtum das Immunsystem. Bedenken Sie jedoch, dass die makellosen Bananen aus dem Supermarkt häufig mit Giften und Schadstoffen belastet sind.

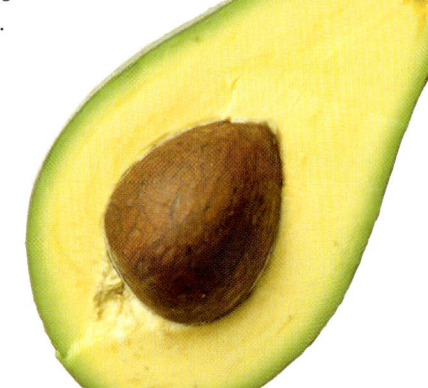

Datteln sind aufgrund ihres hohen Gehalts an Kalorien und Kohlenhydraten gute Energielieferanten. Sie enthalten zudem viele Vitamine sowie reichlich Kalzium und Eisen. Datteln sind ein ideales Nahrungsmittel auf Reisen und werden wegen ihres Tryptophanreichtums als Einschlafmittel genutzt.

Feigen waren schon im Altertum beliebte Heilpflanzen. Aufgrund ihres Nährstoffreichtums wirken sie verdauungsfördernd und Energie spendend. Bei einem geringen Kaloriengehalt sättigen sie ausgesprochen gut, was sie zu einer idealen Zwischenmahlzeit macht. Geschätzt wird auch ihr hoher Anteil an Ballaststoffen.

Die **Kiwi** ist sehr reich an Vitamin C und Magnesium. Damit unterstützt sie Stoffwechsel, Hormonproduktion und Immunsystem. Vor allem in den nasskalten Monaten sind Kiwis ideal zur Stärkung des Immunsystems.

In **Mangos** stecken besonders viele Karotinoide und antioxidative Vitamine (A, C, E). Daneben sind auch die Vitamine B1, B3, B5 und B6 reichlich vertreten. Diese Frucht enthält weiterhin viele Mineralstoffe, vor allem Kalium und Zink.

Die **Papaya** gedeiht in Mittel- und Südamerika. Diese Frucht schützt sich in der Reifezeit durch ihren Enzymreichtum vor Schädlingen. Zudem besitzt sie viele Flavonoide sowie die Vitamine B5 und C. Ihr hoher Enzymgehalt unterstützt den menschlichen Eiweißstoffwechsel optimal. So werden alle Körperzellen vitalisiert und gestärkt. Darüber hinaus begünstigt die Papaya die Hormonversorgung und stärkt Immunsystem und Schleimhäute.

Hagebutten

Hagebutten sind eine wahre Vitamin-C-Bombe. In ihnen stecken noch viele weitere bioaktive Stoffe, z.B. Lykopin. Diese sind eine wertvolle Nervennahrung und sorgen für gesunde Gefäße. Hagebutten stimulieren die Sexualhormone und wirken so positiv auf Libido und Potenz. Gerne werden Hagebutten als Mark verzehrt.

Kernobst

Der **Apfel** ist die weltweit wohl am meisten verbreitete Obstsorte. Äpfel sind sehr reich an Vitaminen - besonders an Vitamin C - und Spurenelementen. Ein besonderer Inhaltsstoff ist Pektin. Dieser Ballaststoff kann den Blutfettspiegel senken und Giftstoffe binden. Wie bei fast allen Obstsorten ist vor allem die Schale sehr nährstoffreich. Vorsicht aber bei importierten Äpfeln: Deren Schale ist mit Wachs überzogen.

Die Nährstoffe der sehr wasserreichen **Birne** werden im Darm schnell gelöst und resorbiert. Birnen wirken daher Stuhl auflockernd und verdauungsfördernd. Weiterhin können diese Früchte Schwermetalle neutralisieren.

Steinobst

In **Aprikosen** stecken besonders viele Karotinoide, die der menschliche Organismus für seinen antioxidativen Schutzschild benötigt. Zusätzlich enthalten Aprikosen noch große Mengen an Niacin, Pantothensäure und Vitamin C. Aprikosen könnte man daher als die Anti-Aging-Frucht schlechthin bezeichnen. Kaufen Sie noch nicht ganz ausgereifte Früchte, da sie sehr schnell nachreifen. Waschen Sie die Aprikosen gut, denn sie werden in den Erzeugerländern gerne gespritzt. Die Kerne sind giftig.

Neben ihrem Vitamin- und Mineralstoffreichtum senken **Kirschen** den Harnsäurespiegel und beugen so Gicht vor. Ihre bioaktiven Substanzen unterstützen den Aufbau des Bindegewebes und wirken verjüngend auf die Haut. Kirschen besitzen eine ausgeprägte entgiftende und Schadstoff bindende Wirkung. Auch ihre Kerne sind giftig (Blausäuregehalt).

In **Pfirsichen** stecken reichlich Vitamine und bioaktive Stoffe, besonders Karotinoide und antioxidative Wirkstoffe. Aufgrund ihres hohen Vitamin-B3-Gehalts sind sie eine ideale Nervennahrung und empfehlen sich in Stressperioden.

Bei **Pflaumen** ist der hohe Vitamin-B-Gehalt hervorzuheben. Geschätzt wird besonders ihr Ballaststoffreichtum als Hilfsmittel bei Darmentschlackung und Verstopfung. Pflaumen unterstützen Diäten, da sie überflüssige Fettstoffe im Darm binden und ihre Umwandlung in Fettspeicher bremsen.

Wacholder

Sein hoher Gehalt an ätherischen Ölen und schützenden Harzen macht ihn zum idealen Stärkungsmittel des Immunsystems gegen Infektionen, besonders der Schleimhäute. Er ist weiterhin von großer Bedeutung bei der Therapie von Nieren-, Blasen- und Harnwegsinfektionen. In seiner Schale stecken mehrfach ungesättigte Fettsäuren, die der Körper zur Hormonproduktion benötigt. Wacholderbeeren werden gerne als Würzmittel eingesetzt. Wegen der vielen Reizstoffe sollten sie jedoch nicht im Übermaß genossen werden.

Zitrusfrüchte

Charakteristisch für Zitrusfrüchte ist ihr hoher Vitamin-C-Gehalt, der das Immunsystem optimal stärkt.

Die **Grapefruit** ist weiterhin reich an Bioflavonoiden. Wegen ihres Folsäure- und Vitamin-B-Gehalts wird sie gerade Heranwachsenden empfohlen.

In der **Orange** stecken zusätzlich viele B-Vitamine und reichlich Kalzium. Besonders in der kalten Jahreszeit ist diese vitalitätssteigernde Frucht ein ideales Mittel gegen Müdigkeit. **Zitronen** enthalten zudem noch bedeutende Mengen an Eisen. Sie stimulieren die Magensaftbildung und tragen so zu einer verbesserten Eiweißverbrennung bei.

Blattgemüse

Chicorée ist mit seinen vielen Ballaststoffen ein sehr gutes Hilfsmittel bei der Behandlung von Verdauungsstörungen und Darmerkrankungen. Zudem senken diese einen erhöhten Cholesterin- und Fettstoffspiegel. Chicorée ist weiterhin von herausragender Bedeutung bei der Neutralisierung von Schwermetallen im Darm.

In **Feldsalat** steckt reichlich Magnesium, das eine gute Herzfunktion gewährleistet. Feldsalat empfiehlt sich daher vor allem für Menschen mit Neigung zu koronaren Herzerkrankungen.

Kopfsalat ist besonders wertvoll aufgrund seines hohen Ballaststoffanteils. Sein Vitamingehalt hingegen ist im Vergleich zu anderen Gemüsearten relativ gering. Rote Salatsorten sind prinzipiell hochwertiger, da sie mehr Karotinoide enthalten.

Mangold ist reich an Ballaststoffen und unterstützt so die Darm- und Darmschleimhautfunktion. Darüber hinaus enthält er Kalzium, Eisen, Magnesium und Vitamin C in hoher Konzentration.

Spinat ist bekannt für seinen ausgewogenen Vitamin- und Mineralstoffgehalt. Auch wenn der Eisengehalt nicht so hoch ist, wie lange Zeit behauptet, gehört Spinat zu den wichtigsten Gemüsen.

Fenchel

Fenchel besitzt einen hohen Anteil an Ballaststoffen, Vitaminen und Mineralstoffen und eignet sich daher sehr gut zur begleitenden Behandlung von Darmstörungen wie Blähungen oder Völlegefühl. Darüber hinaus unterstützt Fenchel die Senkung des Cholesterin- und Blutfettspiegels und hilft bei der Entwässerung und Entgiftung des Körpers. Seine ätherischen Öle wirken entschleimend bei Bronchialerkrankungen. Fencheltee ist ein weit verbreitetes Mittel bei der Behandlung von Verdauungsproblemen im Säuglingsalter.

Fruchtgemüse

Einer der wichtigten Wirkstoffe der **Artischocke** ist der Bitterstoff Zynarin. Diese bioaktive Substanz sorgt für eine ausreichende Leber- und Gallenfunktion. Artischocken wirken verjüngend auf den gesamten Körper. Sie sind reich an Karotinoiden, B-Vitaminen, Vitamin C,

Eisen und Magnesium. Geschätzt werden Artischocken zur Senkung des Cholesterinspiegels und zur Entwässerung.

Die **Gurke** erleichtert durch ihren hohen Enzymgehalt die Eiweißverwertung und verbessert die Darmreinigungsfähigkeit. Gurken töten zudem Bakterien und Parasiten im Darm ab und helfen bei Blasen- und Nierenbeschwerden. Gurken sind ein ideales Diätgemüse.

Der Wirkstoff der **Paprika** heißt Kapsikain. Er verflüssigt das Blut und wird daher zur Durchblutungssteigerung eingesetzt. In Paprika stecken zudem viele Karotinoide sowie reichlich Vitamin B6 und C. Rote und gelbe Exemplare besitzen die höchste Vitaminkonzentration.

Tomaten gehören mit ihrem hohen Gehalt an Lykopin (Karotinoid) zu den wichtigsten Zellschutzgemüsen.

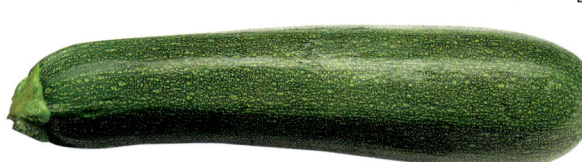

Besonders die Schale der **Zucchini** steckt voller Karotinoide und Magnesium. Die entwässernde und entsäuernde Wirkung dieses Gemüses unterstützt wirkungsvoll jede Schlankheitskur. Man schätzt auch die Darm entgiftende und verdauungsfördernde Wirkung.

Hülsenfrüchte

Die besondere Bedeutung der Hülsenfrüchte (**Bohnen, Erbsen, Linsen, Soja**) liegt in ihrem Eiweißreichtum. Eiweiß ist unabdingbar beim Aufbau und bei der Regeneration unseres Körpers. Eiweiß und seine einzelnen Bestandteile - die Aminosäuren - sind für den gesamten Zellstoffwechsel und Zellaufbau notwendig. Eiweißmangel äußert sich nicht selten in nachlassender Vitalität und Leistungsfähigkeit.

Erbsen enthalten - neben ihrer Eigenschaft als guter Ballaststoffspender - überdurchschnittlich viel Vitamin A, B1, B2 und B3 sowie Eisen und Magnesium.

Der hohe Anteil an essenziellen Aminosäuren macht Linsen zu einem sehr wertvollen Nahrungsmittel. Sie sind sehr sättigend und enthalten zugleich viele komplexe Kohlenhydrate mit niedrigem glykämischem Index.

Die Sojabohne kann als einzige Pflanze tierisches Eiweiß in unserer Nahrung ersetzen. Soja besitzt weiterhin nicht unbedeutende Mengen an Vitamin E und hochwertige Fettsäuren.

Kohlgemüse

Bei nur wenigen Kalorien enthält **Blumenkohl** reichlich Folsäure. Er hat eine entwässernde Wirkung und unterstützt den Körper so bei Nieren- und Blasenerkrankungen.

Brokkoli versorgt uns ausreichend mit Magnesium, das an vielen Abläufen im Stoffwechsel beteiligt ist. Er ist weiterhin reich an Ballaststoffen.

Der kalorienarme **Grünkohl** enthält das gesamte Spektrum an Vitaminen. Mit seiner biologischen Wertigkeit schlägt er fast jedes andere Gemüse.

Kohlrabi ist sehr reich an den Vitaminen B3, B5, B6 und Biotin. Bedeutsam ist auch sein hoher Vitamin-C-Gehalt. Bei wenigen Kalorien besitzt Kohlrabi eine entwässernde Wirkung und empfiehlt sich daher zur Gewichtsabnahme.

In **Rosenkohl** steckt viel Vitamin B1 und Folsäure, was ihn zu einer idealen Nervennahrung macht. Er verbessert die Glukoseversorgung von Nerven und Gehirn und steigert die Konzentrationsfähigkeit und Belastbarkeit bei Stress. Darüber hinaus entwässert Rosenkohl durch seinen hohen Kaliumgehalt.

Rotkohl ist mit seinem Selengehalt außerordentlich wichtig für unser Immunsystem. Selen schützt u.a. die Thymusdrüse - einen unserer wichtigsten Garanten für Vitalität und Gesundheit.

Weißkohl zeichnet sich vor allem durch seinen hohen Ballaststoff- und Wassergehalt aus. Er besitzt nur wenige Kalorien und ist deshalb ein idealer Begleiter von Diätprogrammen. Weiterhin enthält Weißkohl reichlich B-Vitamine, Selen und Mangan.

Knöterichgewächse

Der dem Getreide ähnelnde **Buchweizen** ist reich an Rutin, das für eine gute Funktion des Bindegewebes und der Blutgefäße benötigt wird. Zusammen mit Vitamin C wirkt es blutungsstillend. Buchweizen ist mit rund 350 kcal pro 100 g ein guter Energieträger, der zusätzlich noch B-Vitamine, Kalzium, Kalium und Phosphate liefert.

Rhabarber besitzt reichlich B-Vitamine sowie Kalzium, Magnesium und Mangan. Sein Säuregehalt hält die Magen- und Darmschleimhaut frei von Bakterien. Wegen seines hohen Oxalsäuregehalts sollte Rhabarber nur ein- bis zweimal pro Woche verzehrt werden.

Kürbisgewächse

Kürbis enthält alle wichtigen Vitamin- und Mineralstoffe in einem ausgewogenen Verhältnis. Das ballaststoffreiche Fruchtfleisch wirkt verdauungsfördernd und entwässernd. Besonders viele Vitalstoffe stecken in den Kürbiskernen, die darüber hinaus eine positive Wirkung auf die Prostata haben.

Melonen sind reich an Karotinoiden und antioxidativen Vitaminen. Sie wirken vitalisierend und verjüngend, sie unterstützen bei der Eiweißverdauung und regen die Sexualhormone an. Wassermelonen sind ein idealer Durstlöscher.

Lauchgewächse

Lauchgewächse (**Knoblauch, Porree, Zwiebeln**) enthalten Allizin, das auch für deren typischen Geruch verantwortlich ist. Allizin entfaltet im menschlichen Körper eine desinfizierende Wirkung und senkt den Cholesterin- und Blutfettspiegel.

Knoblauch sorgt darüber hinaus für eine verringerte Blutverklumpung und steigert die Durchblutung, was ihn zu einem idealen Herz- und Kreislaufmittel macht.

In der Zwiebel stecken noch weitere schwefelhaltige Verbindungen, die die Schleimhäute vor Infektionen schützen. Zwiebeln weisen zudem einen hohen Gehalt an Folsäure, Vitamin C und Eisen auf.

Mais

Von allen Gemüsen besitzt Mais den höchsten Vitamin-B1-Gehalt. Vitamin B1 ist von großer Bedeutung für den Glukoseabbau. Mais enthält zudem viel Mangan Eisen, Magnesium, Selen und Zink.

Wurzelgemüse

Möhren besitzen durch ihre orange Farbe reichlich Karotinoide. Sie haben den höchsten Vitamin-A-Gehalt aller Gemüsearten. Bekannt ist ihre positive Wirkung auf das Sehvermögen. Bedeutsam ist weiterhin ihr Inhaltsstoff Selen.

Radieschen schützen sich mit einem speziellen Senföl vor äußeren Feinden. Diese Öle sind verantwortlich für den typischen Geschmack. Radieschen wirken im menschlichen Körper aktivierend und desinfizierend, unterstützen so die Darmfunktion und desinfizieren die Schleimhäute. Häufig sind Radieschen stark mit Nitrat belastet und sollten daher vor dem Verzehr gründlich gewaschen werden.

Rettich enthält ebenfalls Senföle und unterstützt so eine gesunde Darmbesiedlung. Ältere Menschen, die generell über weniger Abwehrstoffe verfügen, sollten regelmäßig Rettich essen. Durch seinen hohen Kaliumgehalt wirkt er zudem entwässernd und Blutdruck senkend.

Rote Bete verbessern die Verwertbarkeit von Silizium in unserem Körper entscheidend. Silizium wiederum stärkt das Bindegewebe und kräftigt so indirekt Gefäßwände, Knochen und Haut. Rote Bete gehören außerdem zu den Gemüsearten mit dem höchsten Folsäuregehalt.

Ätherische Öle (Terzene) bewirken den typischen Geschmack und Geruch von **Sellerie**. Sie schützen die Pflanze während des Wachstums vor Bakterien und Pilzen. Dieselbe Wirkung entfalten sie auch in unserem Magen-Darm-System und in den Nieren. Sellerie hilft bei Darmträgheit und Verstopfung, desinfiziert und entgiftet die Schleimhäute und wirkt keimtötend in den Nieren und ableitenden Harnwegen.

Der sehr wasserreiche aber kalorienarme **Spargel** enthält enorme Mengen an Vitaminen, vor allem B-Vitamine, Karotinoide und Kalium. Er besitzt eine ausgeprägte entwässernde Wirkung.

Kartoffeln enthalten viele Mineralstoffe und Spurenelemente. Angesichts ihres Stärkereichtums sind sie ein bedeutender Lieferant von Kohlenhydraten und ein wichtiges Grundnahrungsmittel. Von Vorteil ist weiterhin ihr hoher Gehalt an Vitamin-C und an Ballaststoffen. Achten Sie beim Einkauf auf eine gute Bezugsquelle. Kleine Kartoffeln sind prinzipiell günstiger als große. Große Exemplare können besser geerntet werden und sind deshalb häufig intensiv vorbehandelt. Leider haben Kartoffeln einen relativ hohen glykämischen Index, sodass sie zu einer nicht unbedeutenden Insulinfortsetzung führen.

Oliven

Oliven sind reich an verschiedenen Fettsäuren. Kaltgepresstes Olivenöl besteht zu etwa 20 % aus gesättigten und zu 80 % aus ungesättigten Fettsäuren. Von großer Bedeutung ist dabei der hohe Anteil an essenziellen Fettsäuren, die unser Organismus nicht selbst herstellen kann. Oliven enthalten Omega-3- und Omega-6-Fettsäuren in einem vorteilhaften Verhältnis.

Saisonkalender

Kaufen Sie Obst und Gemüse nach Saison ein. In der Haupterntezeit schmeckt es am besten, hat den höchsten Nährwert und ist am preiswertesten. Da Importware häufig mit Insektenschutzmitteln belastet ist, sollten Sie bevorzugt zu heimischem Obst und Gemüse greifen, wenn möglich aus kontrolliert biologischem Anbau.

Januar
Ananas, Äpfel, Avocados, Bananen, Mandarinen, Orangen, Papayas, Preiselbeeren, Zitronen, Artischocken, Chinakohl, Eisbergsalat, Feldsalat, Fenchel, Grünkohl, Meerrettich, Möhren, Radicchio, Rosenkohl, Rote Bete, Sellerie, Tomaten, Weißkohl, Zwiebeln

Februar
Ananas, Äpfel, Avocados, Bananen, Orangen, Papayas, Preiselbeeren, Zitronen, Artischokken, Chinakohl, Eisbergsalat, Fenchel, Grünkohl, Meerrettich, Möhren, Radicchio, Rosenkohl, Rote Bete, Sellerie, Tomaten, Weißkohl, Zwiebeln

März
Äpfel, Avocados, Bananen, Orangen, Papayas, Zitronen, Artischocken, Blumenkohl, Chinakohl, Eisbergsalat, Feldsalat, Fenchel, Kopfsalat, Möhren, Radicchio, Sellerie, Spinat, Weißkohl, Zwiebeln

April
Äpfel, Bananen, Erdbeeren, Kirschen, Orangen, Zitronen, Artischocken, Blumenkohl, Eisbergsalat, Kopfsalat, Spargel, Spinat, Zwiebeln

Mai
Äpfel, Aprikose, Bananen, Erdbeeren, Orangen, Zitronen, Artischocken, Auberginen, Eisbergsalat, Kopfsalat, Radieschen, Rettich, Spargel, Spinat, Wirsing, Zucchini

Juni
Aprikosen, Bananen, Erdbeeren, Kirschen, Orangen, Pfirsiche, Stachelbeeren, Zitronen, Auberginen, Erbsen, Gurken, Kohlrabi, Kopfsalat, Radieschen, Rettich, Spargel, Wirsing, Zucchini

Juli

Aprikosen, Bananen, Blaubeeren, Erdbeeren, Himbeeren, Johannisbeeren, Kiwis, Pfirsiche, Pflaumen, Stachelbeeren, Wassermelonen, Weintrauben, Auberginen, Blumenkohl, Bohnen, Erbsen, Gurken, Kohlrabi, Kopfsalat, Mais, Pfifferlinge, Radieschen, Rettich, Tomaten, Weißkohl, Wirsing, Zucchini

August

Aprikosen, Bananen, Birnen, Blaubeeren, Erdbeeren, Granatäpfel, Himbeeren, Johannisbeeren, Kiwis, Mirabellen, Papayas, Pfirsiche, Pflaumen, Preiselbeeren, Wassermelonen, Weintrauben, Auberginen, Blumenkohl, Bohnen, Erbsen, Gurken, Chinakohl, Kopfsalat, Mais, Möhren, Paprika, Pfifferlinge, Porree, Radicchio, Tomaten, Weißkohl, Wirsing, Zwiebeln

September

Bananen, Feigen, Granatäpfel, Khakifrüchte, Kaktusfeigen, Kiwis, Papayas, Pflaumen, Wassermelonen, Weintrauben, Blumenkohl, Bohnen, Chinakohl, Eisbergsalat, Gurken, Kopfsalat, Möhren, Paprika, Pfifferlinge, Porree, Radicchio, Radieschen, Rettich, Spinat, Tomaten, Weißkohl, Wirsing, Zwiebeln

Oktober

Bananen, Birnen, Feigen, Granatäpfel, Khakifrüchte, Kaktusfeigen, Kiwis, Papayas, Zitronen, Bleichsellerie, Blumenkohl, Chinakohl, Eisbergsalat, Fenchel, Gurken, Möhren, Paprika, Porree, Radicchio, Rote Bete, Sellerie, Spinat, Weißkohl, Wirsing, Zwiebeln

November

Ananas, Avocados, Bananen, Feigen, Granatäpfel, Khakifrüchte, Kaktusfeigen, Orangen, Papayas, Zitronen, Bleichsellerie, Chinakohl, Eisbergsalat, Fenchel, Grünkohl, Meerrettich, Möhren, Radicchio, Rosenkohl, Rote Bete, Sellerie, Weißkohl, Zwiebeln

Dezember

Ananas, Äpfel, Avocados, Bananen, Mandarinen, Orangen, Papayas, Preiselbeeren, Zitronen, Artischocken, Bleichsellerie, Chinakohl, Eisbergsalat, Fenchel, Grünkohl, Meerrettich, Möhren, Radicchio, Rosenkohl, Rote Bete, Sellerie, Tomaten, Weißkohl, Zwiebeln

Enzyme

Enzyme gehören zu den vielseitigsten Substanzen der Natur und sind so alt wie das Leben auf unserem Planeten. Sie waren beteiligt, als sich unbelebte in belebte Materie umwandelte, als sich Moleküle zur ersten lebenden Urzelle zusammenschlossen.

Das „Elixier des Lebens"

Schon die Menschen der Antike waren fasziniert von dieser unsichtbaren Kraft, die Stoffe umwandeln konnte: Traubensaft in Wein, Milch in Käse. Eine Macht der Götter, so glaubten sie.
Seit langer Zeit setzen Menschen - meist unwissentlich - Enzyme im täglichen Leben ein: beim Bierbrauen, beim Keltern von Wein oder in der Ledergerberei. Die ersten Hinweise auf Enzyme als Heilmittel stammen aus Vorderasien. Bereits vor 2.000 Jahren behandelte man dort offene Wunden durch das Auflegen gekauter Feigen - die Geburtsstunde der Enzymtherapie. Auch die Ureinwohner der Karibik kannten und nutzten die Heilwirkung von Enzymen. Sie pflegten schlecht heilende Wunden, Verbrennungen und Vereiterungen durch das Auflegen von Ananasscheiben. Denn sie hatten gelernt, dass dies die Wundheilung verbesserte und Schmerzen schneller abklingen ließ. Heute weiß man, dass dafür Bromelain verantwortlich ist. Ein Enzym, das Eiweiße abbaut und Bakterien abtötet.

Enzyme sind so genannte Biokatalysatoren, d. h., sie aktivieren und beschleunigen biochemische Reaktionen in lebenden Organismen. Biokatalysatoren sind an allen Stoffwechselvorgängen im Körper maßgeblich beteiligt. Ohne Enzyme gäbe es bei unserer Körpertemperatur von 37 °C keine vernünftige Reaktion. Enzyme stehen im Mittelpunkt jeder stoffwechselaktiven Zelle, während Hormone und Vitamine nur Steuerungsfunktionen ausüben. So besteht über 90 % des Zelleiweißes aus Enzymen. Man unterscheidet Zellenzyme, die ihre Funktion in der Zelle selbst ausüben, Plasmaenzyme, die im Blut ihre Wirkung haben und Sekretenzyme (z.B. Pepsin, Trypsin, Lipase), die im Magen-Darm-Kanal ausgeschüttet werden. Die meisten Enzyme können ihre Aufgabe allein erfüllen, manche Enzyme brauchen Hilfsstoffe, so genannte Koenzyme, um optimal wirken zu können.
Viele Nahrungsmittel sind besonders wegen ihres hohen Enzymanteils gesund. Hierzu gehören beispielsweise die Ananas mit ihrem Bromelain, die Papaya mit ihrem Papain oder Joghurt mit seinem Enzym Laktase zur besseren Milchzuckerverwertung. Neben der

Zufuhr über enzymreiche Nahrungsmittel ist man heute in der Lage, dem Körper durch spezielle Präparate Enzyme zuzuführen und gezielt zur Behandlung verschiedener Krankheiten einzusetzen. Gezielt heißt jedoch nicht, dass nur eine eng definierte, lokal begrenzte Wirkung im Körper erreicht wird. Eine Therapie mit oral verabreichten Enzympräparaten entfaltet ihre Wirkung im ganzen Organismus. Man nennt sie daher auch systemische Enzymtherapie. In der Regel enthalten solche Präparate so genannte Hydrolasen. Das sind Enzyme, die unter Einbeziehung von Wasser höher strukturierte Moleküle, wie beispielsweise Eiweiße, in ihre Bausteine zerlegen.

Durch die Einnahme von Enzymen werden organische Defizite ausgeglichen: Die Enzyme gelangen über die Blutbahn in die betroffenen Gewebeteile und unterstützen den Organismus bei der Auf- bzw. Abbauarbeit. Darüber hinaus greifen Enzyme unterstützend in das natürliche Entzündungsgeschehen ein und beschleunigen so den Heilungsprozess. Enzyme haben sich in der Behandlung von entzündlichen Erkrankungen bestens bewährt: bei Venenentzündungen ebenso wie bei Entzündungen der Prostata oder der Eileiter, bei rheumatischen Erkrankungen und bei Wundheilungsstörungen. Auch in der Sportmedizin sind sie zur Behandlung von Prellungen, Blutergüssen etc. kaum mehr wegzudenken.

Darüber hinaus steigern Enzyme die Abwehrbereitschaft des Körpers. Sie stellen somit eine wirksame und verträgliche Therapie bei Immunschwächekrankheiten und ganz besonders bei Krebserkrankungen dar. Wie man heute weiß, ist Krebs fast immer mit einer Schwächung des Immunsystems verknüpft. Durch die klassischen Verfahren - Chemotherapie, Bestrahlung und Operation - wird das ohnehin geschwächte Abwehrsystem des Körpers noch mehr geschädigt, ein Rückfall ist dann fast schon vorprogrammiert. Die begleitende Gabe von Enzymen reduziert nicht nur die Nebenwirkungen der Chemo- und Strahlentherapie, sondern stabilisiert und aktiviert das gesamte Immunsystem.

Enzyme sind biologische Wirkstoffe, die die Abwehrkraft des Körpers stärken, Entzündungsprozesse regulieren und die Wundheilung fördern. Enzyme unterstützen den Organismus bei der Bekämpfung entarteter Zellen ebenso wie bei der Bekämpfung von Viren. Seit über 30 Jahren wird die systemische Enzymtherapie daher von vielen Ärzten mit Erfolg eingesetzt.

Vorzeitiges Altern ist vermeidbar

Jeder Mensch altert - daran lässt sich nicht rütteln. Vermeidbar ist jedoch ein vorzeitiger Alterungsprozess mit all seinen negativen Begleiterscheinungen wie Alterskrankheiten und Verschleiß.

Vorzeitiges Altern hängt eng mit einer Destabilisierung der körpereigenen Abwehr zusammen. Mit zunehmendem Alter verliert unser Immunsystem nämlich immer mehr an

Schlagkraft. Das führt einerseits dazu, dass man anfälliger für Infektionskrankheiten wird. Andererseits werden aber auch Fehlleistungen der eigenen Körperzellen nicht mehr schnell genug entdeckt. So steigt beispielsweise die Anzahl der gegen den eigenen Körper gerichteten Antikörper mit zunehmendem Alter. Die Folge all dieser Prozesse: Alterserkrankungen, Krebs und Verschleißerscheinungen.

Es ist daher sinnvoll, ja fast unerlässlich, das nicht mehr so leistungsfähige Immunsystem zu unterstützen. Enzyme stärken die körpereigene Abwehr, indem sie beispielsweise die Fresszellen des Immunsystems aktivieren und fehlgeleitete Immunreaktionen verringern. Ananas, Papayas, Feigen und Äpfel gehören zu den enzymreichsten Früchten. Machen Sie regelmäßig eine Kur mit einem guten Enzympräparat. Enzyme sind sehr sicher in der Anwendung, haben so gut wie keine Nebenwirkungen und verhindern vorzeitige Alterungsprozesse.

Max Wolf ist der Vater der systemischen Enzymtherapie. Auch er nahm über Jahrzehnte Enzyme ein. Bis kurz vor seinem Tod mit 91 Jahren erfreute er sich bester Gesundheit und war geistig voll aktiv! Max Wolf vertrat die Meinung:

In Verbindung mit einer gesunden Lebensführung können Enzyme das Leben um einige wertvolle Jahre verlängern.

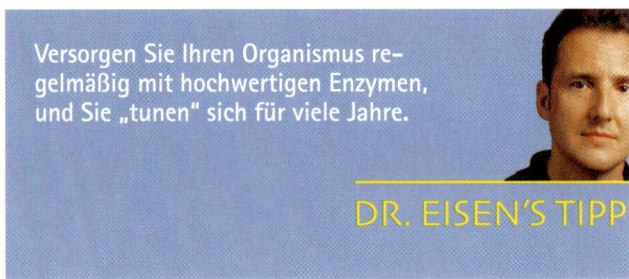

Versorgen Sie Ihren Organismus regelmäßig mit hochwertigen Enzymen, und Sie „tunen" sich für viele Jahre.

DR. EISEN'S TIPP

Ballaststoffe

Dieser Begriff umfasst eine Vielzahl von unverdaulichen Substanzen, die im Dünndarm nicht resorbiert werden und weitgehend unverändert in den Dickdarm gelangen. Die meisten Ballaststoffe sind Kohlenhydrate pflanzlichen Ursprungs. Es handelt sich dabei um Zellwandbestandteile (z. B. Zellulose, Pektine und Lignin) sowie um intrazelluläre Substanzen (Pflanzengummis und -schleime). Sie dienen der Pflanze primär als Gerüstsubstanzen, schützen das Innere der Pflanzenzelle vor dem Austrocknen oder werden in Folge von Verletzungen gebildet (Pflanzengummis). Die besonderen physikalischen Eigenschaften von Ballaststoffen beruhen auf ihrem Wasserbindungsvermögen, ihrer Viskosität, ihrer Bindungskapazität für Gallensäuren und ihrer Fähigkeit zum Kationenaustausch. Die wichtigsten Ballaststoffquellen unserer Nahrung sind Getreide, Gemüse, Obst und Kerne.

Ballaststoffe wirken in vielfältiger Weise auf unser Verdauungssystem ein: Eine hohe Ballaststoffzufuhr verzögert die Entleerung des Magens. Erwünschte Wirkung ist ein schneller einsetzendes und anhaltenderes Sättigungsgefühl. Stark quellende Ballaststoffe verkürzen die Passagezeit in Dünn- und Dickdarm. Weiterhin beeinflussen Ballaststoffe die Resorption der einzelnen Nahrungsbestandteile im Dünndarm. So wird z.B. bei einer ballaststoffreichen Ernährung weniger Zucker aufgenommen. Ballaststoffe erhöhen die Ausscheidung von Gallensäure und Cholesterin, was bei der Therapie von Fettstoffwechselstörungen von Bedeutung ist.

Im Dickdarm führen sie durch mehrere Mechanismen zu einer Erhöhung des Stuhlvolumens und einer damit verbundenen weicheren Stuhlkonsistenz. Ballaststoffe haben zudem einen sehr positiven Einfluss auf die Zusammensetzung der Darmflora und den pH-Wert im Darm. Aufgrund dessen ist ihre Bedeutung bei der Vorbeugung und Therapie vieler Erkrankungen wie Obstipation, Divertikulose, Kolonkarzinom, Diabetes mellitus und Fettstoffwechselstörungen gestiegen. Nach neuen Untersuchungen verbessern Ballaststoffe die Immunabwehr und verringern das Krebsrisiko.

Ballaststoffe sind also kein leerer Ballast, sondern ein wichtiger Bestandteil unserer Nahrung. Die tägliche Zufuhr sollte bei rund 30 g liegen.

Optimale Ballaststoffquellen

1 Tasse Weizenkleie. . . . . 23 g

1 mittelgroße Avocado. . . . . 12 g

1 Tasse Haferkleie . . . . 10 g

100 g Mandeln. . . . . 10 g

1 Tasse Kürbiskerne . . . . 9 g

1/2 Tasse Bohnen. 8 g

100 g getrocknete Aprikosen. . . . . 8 g

100 g weiße Bohnen . . . . 8 g

100 g Erdnüsse. . . . . 7 g

1 Tasse Himbeeren oder Brombeeren. . . . . 7 g

1 Apfel. . . . . 6 g

1 Tasse gekochte Vollkornnudeln . . . . 5 g

1 Tasse Haferflocken . . . . 5 g

100 g Erbsen. . . . . 5 g

3 Feigen. . . . . 5 g

1 Kartoffel. . . . . 5 g

1 große Karotte . . . . 4 g

100 g Linsen . . . . 3 g

Lebensgrundlage Wasser

Der Anfang aller Dinge ist das Wasser; aus Wasser ist alles, und ins Wasser kehrt alles wieder zurück. (Thales von Milet, 650 bis 560 v. Chr.).

Alle Lebensvorgänge auf der Erde sind direkt oder indirekt an das Vorhandensein von Wasser gebunden.

In allen lebenden Organismen ist Wasser das Transport- und Lösungsmittel. So vollziehen sich Aufnahme, Abgabe und Transport von Stoffen meist in wassergelöstem Zustand. Wasser ermöglicht den für Lebensprozesse notwendigen Quellzustand der Eiweiße und bestimmter Kohlenhydrate. Die meisten biologischen Reaktionen der Zellen vollziehen sich in wässrigem Milieu, und bei vielen Stoffwechselreaktionen ist Wasser das Ausgangs- oder Endprodukt.

Zur Zeit mehren sich die Hinweise darauf, dass Wasser im Körper nicht nur als pures Lösungsmittel dient, sondern selbst elementare Auswirkungen auf Gesundheit und Leistungsfähigkeit hat. Hormone, Vitamine und Enzyme funktionieren nur dann optimal, wenn der Stoffwechsel gut mit Wasser versorgt ist.

Neben seiner Funktion im Stoffwechsel ist das Wasser Lebensraum für viele Lebewesen.

Das Naturprodukt Wasser besteht chemisch aus zwei Molekülen Wasserstoff und einem Molekül Sauerstoff, symbolisiert durch das Formelzeichen H_2O. Rund 71 % der Erdoberfläche sind mit Wasser bedeckt. Davon stehen allerdings nur etwa 0,7 % als Süßwasser - also als Basis für die Trinkwasserherstellung - zur Verfügung.

Wie keine andere Substanz auf der Erde bewegt sich Wasser in einem ständigen Kreislauf. Durch die Einwirkung von Sonne und Wind verdunsten aus den Weltmeeren, Seen, Flüssen sowie vom Festland pro Minute rund 1 Milliarde Kubikmeter Wasser. Es steigt als Wasserdampf in die Atmosphäre, kühlt dort ab, verdichtet sich zu winzigen Wassertröpfchen und sammelt sich in Wolken. Der Wind transportiert einen Teil der Wolken über die Kontinente, wo sie ihre Feuchtigkeit als Regen, Schnee oder Hagel abgeben. Ein Teil dieser Niederschläge gelangt in Bäche, Flüsse, Seen und schließlich ins Meer. Ein anderer Teil versickert im Boden, bleibt dort haften oder wird zu Grundwasser, das wiederum Bäche, Flüsse und Quellen speist.

Wasser und seine Quellen

Mineralwasser stammt aus unterirdischen Wasservorkommen. Es ist ursprünglich rein und enthält von Natur aus Mineralien und Spurenelemente. Es wird am Quellort abgefüllt und erhält eine amtliche Anerkennung.

Heilwasser heißt ein Mineralwasser, das aufgrund seiner besonderen Zusammensetzung und Wirkung den Status eines Fertigarzneimittels besitzt. Es muss amtlich anerkannt sein.

Quellwasser entstammt ebenfalls unterirdischen Wasservorkommen. Für dieses Wasser gibt es keine gesetzlich vorgeschriebenen Mindestmengen an Mineralstoffen oder Spurenelementen. Es wird ebenfalls am Quellort abgefüllt, besitzt jedoch keine amtliche Anerkennung.

Tafelwasser kann aus Leitungswasser, Mineralwasser, Sole oder Meerwasser hergestellt sein. Ihm dürfen bestimmte Zusatzstoffe beigemischt werden. Die Abfüllung ist nicht örtlich gebunden, eine amtliche Anerkennung benötigt dieses Wasser nicht.

Leitungswasser setzt sich zu zwei Dritteln aus Grundwasser und zu einem Drittel aus Oberflächenwasser - aus Seen, Talsperren oder dem Uferfiltrat von Flüssen - zusammen. Es muss vor dem Genuss aufbereitet werden. Wasserwirtschaft und unabhängigen Wissenschaftlern zufolge ist dieses Trinkwasser das am besten kontrollierte Lebensmittel. Es enthält Mineralstoffe, Salze und Spurenelemente. Welche Stoffe in welcher Konzentration enthalten sein dürfen, regelt die Trinkwasserverordnung.

Der Wasserhaushalt des Menschen

Im menschlichen Organismus ist Wasser ein unverzichtbarer und der anteilsmäßig am häufigsten vorkommende Bau- und Betriebsstoff. Altersabhängig besteht unser Körper zu 60 bis 75 % aus Wasser. Rund drei Viertel davon befinden sich im Inneren der Zellen, ein Viertel außerhalb. Dieses Viertel verteilt sich auf die Blutflüssigkeit (3 bis 4 Liter) und die Zirkulation zwischen den Zellen (8 bis 9 Liter).

Wasserreichstes Organ ist die Niere (etwa 83 %), gefolgt von Herz und Lunge (etwa 79 %) sowie Milz und Muskeln (etwa 76 %), Gehirn (etwa 75 %) und Haut (etwa 72 %). Das Fettgewebe enthält je nach Ausprägung und Menge hingegen nur 13 bis 30 % Wasser.

Machen Sie einmal einen einfachen Versuch: Braten Sie ein frisch geschlachtetes, nicht abgehangenes Filetstück in der Pfanne. Sie werden erleben, dass Ihre Augen immer größer, das Filetstück aber immer kleiner werden wird, da durch das Erhitzen sehr viel Wasser verdampft ist. Erhitzen Sie hingegen ein Stück Schmalz in einer Form und lassen es anschließend wieder erkalten, so nimmt sein Volumen nur wenig ab.

Leider ist der enorme Wasseranteil des menschlichen Körpers kein großzügig angelegtes Wasserreservoir, von dem der Organismus bei Wassermangel zehren kann. Die Körperflüssigkeit unterliegt einem ständigen Kreislauf. Eine regelmäßige und ausreichende Zufuhr über Nahrung und Getränke ist daher lebensnotwendig. Der Mensch scheidet permanent Wasser aus. Dabei ist der Wasserverlust über den Darm mit rund 100 ml am geringsten. Bedeutender ist die Ausscheidung über die Nieren (etwa 1 Liter) und über Haut und Lungen (ebenfalls etwa 1 Liter).

Unter Berücksichtigung aller im Wasserhaushalt des Menschen wirksamen Faktoren beträgt der tägliche Wasserverlust 2 bis 3 Liter. Bei starker Schweißbildung steigt er um mehrere Liter an.

Für ein störungsfreies Funktionieren des Stoffwechsels muss die verlorene Flüssigkeitsmenge möglichst wieder in voller Höhe zugeführt werden. Besonders in der Kindheit und im Alter ist der Mensch anfällig für Störungen des Wasserhaushalts. Die Flüssigkeitszufuhr wird über das Durstempfinden reguliert. Dieser natürliche Regelmechanismus lässt jedoch im Alter nach. Selbst bei erheblichen, z.B. krankheitsbedingten, Wasserverlusten oder bei extremer Hitzebelastung klagen ältere Menschen selten über Durst und trinken zu wenig.

Die absolute Mindesttrinkmenge beträgt 1 Liter pro Tag. Wenn Sie Ihrer Vitalität einen Gefallen tun wollen, dann sollten Sie aber täglich 2 bis 2,5 Liter Flüssigkeit aufnehmen. Da wir über Nahrung bereits viel Wasser erhalten, ist eine reine Trinkmenge von 1,5 bis 2 Liter optimal. Nimmt der Mensch länger als drei Tage kein Wasser zu sich, treten lebensgefährliche Komplikationen auf. Unsere wichtigste Wasserquelle ist Trinkwasser, in Deutschland weitgehend gleich bedeutend mit Leitungswasser.

Der Mensch kann drei Minuten ohne Sauerstoff, drei Tage ohne Flüssigkeit und drei Wochen ohne Nahrung auskommen.

Wasser - unser wichtigstes Lebensmittel

Wie soeben beschrieben nehmen ältere Menschen aufgrund des herabgesetzten Durstempfindens weniger Wasser zu sich als junge. Dies führt zu einer chronischen Austrocknung (Dehydratation), besonders innerhalb der Zellen. Dieser chronische Wassermangel führt zu einer vorzeitigen Reduzierung und Verschlechterung aller Stoffwechselvorgänge, was einen frühen Zelltod und damit den allgemeinen Alterungsprozess beschleunigt. Viele ältere Personen, die unter plötzlich aufgetretenen Gesundheitsproblemen (z.B. Verwirrtheit) leiden, erholen sich vollständig nach einigen Tagen erhöhter Wasserzufuhr.

Wasser ist vielleicht das beste Anti-Aging-Mittel.

Die meisten Menschen könnten sich einige Jahre Lebensqualität und Vitalität bewahren, würden sie nur genug Wasser trinken. Die Betonung liegt auf Wasser, nicht auf Flüssigkeit. Denn viele Getränke haben leider eine Wasser treibende Wirkung, sodass der wertvolle Baustoff Wasser sogar vermehrt ausgeschieden wird. Viele Menschen glauben, genügend zu trinken und entwässern ihren Körper dabei ständig. Denken Sie in diesem Zusammenhang an Kaffee, Alkoholika, zuckerhaltige Getränke und süßstoffhaltige Flüssigkeiten. Sie alle wirken Wasser treibend. Deshalb wird in südlichen Ländern zu jeder Tasse Kaffee als Ausgleich ein Glas Wasser serviert!

Wasser ist durch nichts zu ersetzen.

Besonders bei Stress scheidet unser Körper vermehrt Wasser aus. Die in solchen Situationen vermehrt ausgeschütteten Stresshormone sorgen dafür, dass Wasser aus dem Körper geschwemmt wird. Eine ausreichende Wasserzufuhr ist deshalb gerade in Stressperioden obligat.

Neben Gehirnleistungsstörungen oder Austrocknung beruhen noch viele weitere Befindlichkeitsstörungen und Krankheitszustände direkt oder indirekt auf Wassermangel. Trinken Sie doch einfach einmal 4 Wochen lang 2 Liter Wasser pro Tag und prüfen Sie danach, wie es Ihnen geht. Ich bin mir sicher, Sie werden nie mehr weniger Wasser zu sich nehmen wollen. Bei Nieren- oder Herzerkrankungen sollten Sie natürlich vorher Ihren Arzt fragen.

Trinken Sie täglich 2 Liter Wasser und Ihr Körper wird vor Vitalität überquellen.

Jungbrunnen Sauerstoffwasser

Als Steigerung normalen Wassers gilt das so genannte Sauerstoffwasser. Dieses mit frischem, reinem Sauerstoff angereicherte „Turbowasser" kann Wohlbefinden, Vitalität und Leistungsfähigkeit erheblich verbessern.

Lebensenergie Sauerstoff

Wie Wasser ist auch Sauerstoff unentbehrlicher Grundstoff jeglichen Lebens. Leben und Energie bilden eine Einheit, denn Lebensvorgänge können nur ablaufen, wenn Energie vorhanden ist.

Auch beim Menschen benötigen alle Lebensvorgänge Energie: körperliche und geistige Leistungen, Wachstum und Regeneration sowie Funktionsabläufe in den Organen. Gesundheit und Wohlbefinden sind also an ein hohes Energiepotenzial gebunden.

Sauerstoff enthält zwar selbst keine Energie, ist aber Voraussetzung für die Energiegewinnung aus den Energie tragenden Nährstoffen. In dieser Funktion ist Sauerstoff durch nichts ersetzbar.

Der Mensch nutzt im Wesentlichen nur den Sauerstoff aus der Umgebungsluft. Die atmosphärische Luft ist ein physikalisches Gasgemisch, das hauptsächlich aus Stickstoff und Sauerstoff besteht. Der Sauerstoffanteil beträgt dabei etwa 21 % und ist überall gleich - egal ob im Wald, in den Bergen, am Meer oder in der Großstadt.

Der Sauerstoffhaushalt des Menschen

Sauerstoff wird - anders als Wasser - bei den im Körper ablaufenden Energie liefernden Vorgängen verbraucht. In körperlicher Ruhe setzt der Mensch pro Minute etwa 250 ml Sauerstoff um, d.h. 15 Liter pro Stunde oder rund 360 Liter pro Tag. Bei erhöhter körperlicher Arbeit steigt der Sauerstoffverbrauch zum Teil erheblich an.

Ort der Energiegewinnung sind kleine Kraftwerke innerhalb der Zellen, die Mitochondrien, die in mehrstufig ablaufenden biochemischen Reaktionen aus Sauerstoff und Nährstoffen energiereiche Verbindungen herstellen. Endprodukte dieser biologischen Oxidation sind Kohlendioxid und Wasser.

Unser Körper kann keine nennenswerten Sauerstoffvorräte anlegen oder selbst Sauerstoff herstellen. Deshalb sind wir auf eine kontinuierliche Zufuhr angewiesen.

Erschöpfung durch Sauerstoffmangel

Die Atmosphäre enthält Sauerstoff in „Hülle und Fülle". Eine Sauerstoffknappheit der Umgebungsluft ist derzeit überhaupt nicht vorstellbar. Demnach müsste die natürliche und naturgemäße Versorgung des Menschen eigentlich sichergestellt sein. Doch das ist erstaunlicherweise nicht der Fall. Mangelzustände in der individuellen Sauerstoffversorgung sind mittlerweile weit verbreitet.

Nach Expertenmeinung sind bis zu 40 % aller in der Bevölkerung auftretenden körperlichen Beschwerden auf akuten oder chronischen Sauerstoffmangel zurückzuführen.

Wir können es am eigenen Leib deutlich spüren: Schon ein beginnender Sauerstoffmangel in schlecht belüfteten Räumen führt zu Müdigkeit, Gähnreflex, Kopfschmerzen und Konzentrationsschwäche. Sind die Sauerstoffdefizite ausgeprägter stellen sich durch Sauerstoffmangel bedingte Schmerzen ein, z. B. bei Durchblutungsstörungen des Herzens (Angina pectoris) oder der Waden (Schaufensterkrankheit).

Sauerstoffmangel wird ausgelöst durch einen natürlichen, mit der Alterung in Verbindung stehenden Prozess sowie durch bestimmte Faktoren der Lebens- und Ernährungsweise. So verschlechtern Stress und ständige Überforderung, Rauchen, Fehlernährung und Bewegungsmangel schleichend den Sauerstoffstatus. Hinzu kommen die verbreitete - vielen Menschen aber gar nicht bewusste - Untugend der Mangelatmung und die mit dem Alterungsprozess zusammenhängende Abnahme des arteriellen Sauerstoffpartialdrucks. Hauptursache dafür ist die Verschlechterung der Lungenfunktion mit einer Abnahme des Atemminutenvolumens von durchschnittlich 5 bis 7 Liter eines jungen Erwachsenen auf 3 bis 4 Liter eines älteren Menschen.

Weiterhin sind an diesem Prozess die Verringerung der Herzfunktion, durch Verkalkung engere Gefäße, Übergewicht, Bewegungsmangel und Genussmittelmissbrauch beteiligt. Setzt man nun folgerichtig Sauerstoff mit Energieproduktion gleich, so kann man davon ausgehen, dass der Energiestatus mit zunehmendem Alter stetig abnimmt. Feststellbar und körperlich erlebbar als Leistungsabfall, Vitalitätsverlust sowie geistiger und körperlicher Erschöpfung. Verschiedene Sauerstofftherapien (Seite 65) stellen eine wirkungsvolle und effektive Möglichkeit dar, die Sauerstoffversorgung unseres Körpers zu verbessern. **Der erschöpfte Organismus schreit geradezu nach Sauerstoff.**

Mit Sauerstoff angereichertes Wasser – eine neue Dimension der Sauerstoffversorgung

Wasser enthält Sauerstoff auf zweierlei Art: chemisch gebunden als Bestandteil des Wassermoleküls und physikalisch als gelöstes Gas in Form des molekularen Sauerstoffs O_2. Mit Sauerstoff angereichertes Wasser besitzt einen erhöhten Anteil an physikalisch gelöstem Sauerstoff. Unter üblichen Bedingungen, d.h. bei Raumtemperatur und normalem Luftdruck, kann Wasser im Durchschnitt etwa 8 bis 10 mg Sauerstoff pro Liter aufnehmen. Durch Spezialverfahren lässt sich der natürliche Sauerstoffgehalt von Wasser auf das bis zu Zehnfache steigern. So erreicht er Werte von bis zu 70 mg Sauerstoff pro Liter, unter günstigen Bedingungen - z. B. bei gekühltem Wasser - sogar mehr.

Bereits 1968 veröffentlichten russische Wissenschaftler erste Untersuchungen über die Wirkung von sauerstoffhaltigem Wasser. Beeindruckend und überzeugend sind die Verbesserungen nicht nur im subjektiven Befinden der behandelten Personen. Sie sind auch objektiv in der Veränderung von Blutbildern und Laborwerten nachweisbar. Professor Wodick, Physiologe und Sportmediziner an der Universität Ulm, bestätigte erst jüngst die Leistungen von Sauerstoffwasser.

Die Wirkung von Sauerstoffwasser

Die wohltuende Wirkung von Sauerstoffwasser tritt besonders dann ein, wenn es regelmäßig getrunken wird. Aufgrund der einfachen Anwendung sollte es in keinem Haushalt, in dem Anti-Aging eine Rolle spielt, fehlen. Optimal ist eine tägliche Trinkmenge von rund 1 Liter, verteilt über den Tag.

Nach dem Trinken gelangt das Sauerstoffwasser in den Magen-Darm-Trakt. Hier wird ein Teil des Sauerstoffs freigesetzt und erreicht direkt die Magen-Darm-Zellen. Der Rest gelangt über Kapillaren zunächst in die Leber. Von dort verbreitet er sich im ganzen Körper und entfaltet die folgenden Wirkungen:

- **Stärkung des Immunsystems und Steigerung der natürlichen Abwehrkräfte**
- **Erhöhung der körperlichen Leistungsfähigkeit und Vitalität**
- **Verbesserung der Ausdauer**
- **Aktivierung von Heilungs- und Regenerationsprozessen**
- **Abbau von Erschöpfungs- und Müdigkeitszuständen**
- **Minderung von Kreislaufproblemen (z.B. Migräne)**
- **Unterstützung der Verdauung und Ausscheidungsfunktion des Darms**
- **Förderung des Stoffwechsels**
- **Unterstützung einer Gewichtsabnahme durch optimierte Fettverbrennung**
- **Linderung von Allergien und Neurodermitis bei lokaler Anwendung**
- **Belebung von müder, welker und abgespannter Haut bei äußerlicher Anwendung**

Genussmittel

Genussmittel dienen allein dazu, uns das Leben angenehmer, sprich genussvoller zu gestalten. Vorsicht ist bei übermäßigem Konsum geboten, da alle Genussmittel schädigende, teilweise sogar lebensbedrohliche Eigenschaften besitzen.

Kaffee – der Deutschen liebstes Suchtgetränk

Pro Jahr trinkt jeder Bundesbürger durchschnittlich 190 Liter Kaffee. Damit hat der Kaffeekonsum den Bierkonsum mit 144 Liter pro Kopf und Jahr überholt.

Kaffee enthält eine Vielzahl von Einzelsubstanzen: Kaffee-, Chlorogen- und Chinasäure, Koffein, Kalium, Trigonellin, Cholin etc.. Der Koffeingehalt schwankt zwischen 0,9 und 3 %. In einer Tasse Kaffee stecken 70 bis 100 mg Koffein. Es wird im Körper rasch resorbiert und entwickelt nach etwa 30 Minuten die stärkste Wirkung. Während kleinere Koffeindosen durch Stimulation des Parasympathikus entspannend wirken, erhöhen hohe Dosen die Herzfrequenz. Die Blutgefäße im Körper erweitern sich, während sich die Blutgefäße im Gehirn zusammenziehen, die Gehirndurchblutung sich aber paradoxerweise verbessert.

Koffein erhöht die Reaktionsfähigkeit der Muskulatur und kann deshalb bei empfindlichen Menschen Unruhe und Spannungsgefühle auslösen.

Durch die Freisetzung von Adrenalin steigt bei Kaffeegenuss die Nervosität. Die gleichzeitige Einnahme von Zucker oder Eiweiß reduziert diese Wirkung. Koffein erhöht auch die Nierenausscheidung. Kaffee darf deshalb streng genommen nicht als dem Körper zur Verfügung stehende Flüssigkeit gerechnet werden.

Kaffee enthält kleine Mengen von Opioiden, also Drogen, was seine aktivierende und Schlaf hemmende Wirkung erklärt. Bei einem ausgeglichenen vegetativen Nervensystem zeigt gelegentlicher Kaffeegenuss durchaus positive Wirkung: Der Kreislauf wird aktiviert, der Stoffwechsel beschleunigt, Eiweiße besser verdaut und die Hirntätigkeit angeregt. Zusätzlich tritt ein leicht euphorisierender Effekt ein. Labile Personen erleben jedoch manchmal das Gegenteil: Bei ihnen können nervöse Herzbeschwerden, Verdauungsstörungen, Sodbrennen, Übelkeit, Völlegefühl und Durchfall auftreten.

Interessanterweise ist die Wirkung von Kaffee auf den Blutdruck sehr gering. Nach Kaffeegenuss ist kein hoher Blutdruck feststellbar. Auch niedriger Blutdruck lässt sich durch Kaffee nicht wesentlich anheben. Bedeutsamer ist die Tatsache, dass mehr als vier Tassen Kaffee schwarz getrunkener Kaffee pro Tag das Infarktrisiko um etwa 40 % erhöhen können. Zwar ist die genaue Ursache noch unbekannt, doch hat man festgestellt, dass Koffein keine Rolle spielen kann, da Teetrinker mit ähnlich hoher Zufuhr kein erhöhtes Risiko haben.

Koffein kann die Wirkung von Schmerzmitteln beträchtlich steigern. So enthalten viele populäre Schmerzmittel Kombinationen aus Paracetamol oder Acetylsalicylsäure und Koffein.

Leider erhöht Kaffee - besonders bei Männern - schnell den Cholesterinspiegel. Vor allem dann, wenn dazu noch geraucht wird. Auch koffeinfreier Kaffee führt zu solchen Cholesterinanstiegen.

Wie bereits bei den Kohlenhydraten erwähnt, stimuliert das im Kaffee enthaltene Koffein eine vermehrte Zuckerbildung aus Eiweiß in der Leber. Da auch die gleichzeitig erhöhte Fettsäurekonzentration die Muskulatur anregt, bevorzugt Fette zu verbrennen, steigt der Blutzuckerspiegel. Die Folge ist bekannt: chronischer Hyperinsulinismus, der Wegbereiter für viele Risikokrankheiten.

Alles in allem ist Kaffee gar nicht so ungesund, wie oftmals dargestellt. Die tägliche Trinkmenge sollte jedoch drei bis vier Tassen nicht übersteigen.

Alkohol – Gift für Herz, Hirn und Leber

Landläufig versteht man unter Alkohol den Äthylalkohol (C_2H_5OH). Dieser wird im Körper auch in Spuren von Darmbakterien gebildet und kommt in geringen Konzentrationen in einigen Nahrungsmitteln vor. Der menschliche Körper ist daher auf einen minimalen Blutalkoholspiegel eingestellt und besitzt hierfür ausreichende Abwehrmechanismen.

Ganz andere Größenordnungen werden jedoch beim Genuss alkoholischer Getränke erreicht. Der chronisch

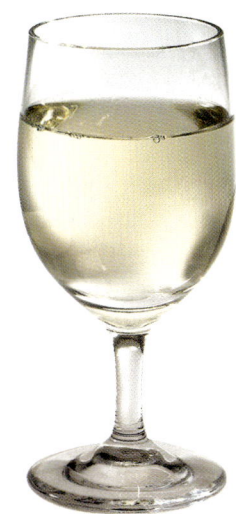

überhöhte Alkoholkonsum wächst zu einem großen Problem für die Gesellschaft heran. Die Neigung zu Alkoholismus ist vererbbar. So besitzen Kinder von Alkoholikern ein vierfach höheres Risiko ebenfalls daran zu erkranken als die Allgemeinbevölkerung. Jährlich gibt jeder Deutsche rund 350 € für alkoholische Getränke aus - Kinder und Senioren eingerechnet.

Jeder siebte Mann und jede zehnte Frau sind heute suchtgefährdet. Jährlich sterben rund 20.000 Menschen direkt oder indirekt an Alkoholkonsum. Allein in Deutschland leben schätzungsweise 2 Millionen Alkoholkranke. Dabei ist der Anteil der Frauen in den letzten 15 Jahren auf 25 % angestiegen. Im Vergleich zur Normalbevölkerung erkranken chronische Trinker neunmal häufiger an Leberzirrhose, zwölfmal häufiger an Krebs und verunglücken drei- bis fünfmal häufiger tödlich.

Die Aufnahme von Alkohol erfolgt fast vollständig über den Magen (20 bis 30 %) und den oberen Dünndarm (70 bis 80 %). Die Resorption erhöht sich z. B. bei leerem Magen oder heißen Getränken und vermindert sich bei gleichzeitiger Nahrungszufuhr. Abends wird Alkohol schneller resorbiert als morgens und tagsüber.

Hauptabbauort ist die Leber. Das Enzym Alkoholdehydrogenase oxidiert Ethanol zum eigentlich toxischen Acetaldehyd. Dieses wird in den Mitochondrien zu Acetat weiteroxidiert und gelangt so in den Stoffwechsel. Bei höheren Alkoholkonzentrationen wird Ethanol auch durch ein in allen Zellen vorhandenes Enzym (MEOS) abgebaut.

Für die anfänglich euphorische Wirkung bei Alkoholgenuss sind Alkoholstoffwechselprodukte verantwortlich. Da Alkohol alle Organe schädigt, ist allein die Trinkmenge für Grad und Ausmaß der Schädigung verantwortlich.

Die wohl bekanntesten Auswirkungen erhöhten Alkoholkonsums betreffen die Leber. Im ersten Stadium kommt es zu Fetteinlagerungen in den Fettzellen. Eine solche Fettleber ist prinzipiell reversibel, der spätere Bindegewebsumbau in die Leberzirrhose ist dann aber nicht mehr rückgängig zu machen. Leberzirrhose führt zu einer Störung der Gallensekretion (Gelbsucht) und einer Verringerung der Proteinsynthese (Blutungsneigung und Ödeme). Durch einen erhöhten Druck im Pfortadersystem kommt es zu Bauchwassersucht und Speiseröhrenkrampfadern, die eine lebensbedrohliche Blutungsquelle darstellen können. Regelmäßiger Alkoholkonsum stört den Mineralhaushalt, was einen Mangel an Phosphat, Magnesium, Kalium und Kalzium nach sich zieht. Störungen des Hormonhaushalts führen vor allem bei Männern zu einer Verweiblichung, verbunden mit Impotenz und Hodenverkleinerung. Auch der Verdauungsapparat ist in seiner Funktion beeinträchtigt, sodass es leicht zu Sodbrennen, Magenschleimhautentzündungen und Helicobacterpylori-Infektionen kommt. Massiv beeinträchtigt wird auch das Herz-Kreislauf-System. Die Folge sind

Durchblutungsstörungen in Herz und Gehirn sowie die Ausbildung einer Muskelerkrankung (Kardiomyopathie). So leiden Alkoholiker häufig an Herzrhythmusstörungen. Weiterhin wird das Nervensystem in großem Umfang beeinträchtigt. Hier kommt es zu zentral nervösen Erscheinungen wie Gangstörungen, Wesensveränderungen und Polyneuropathien, die durch Kribbeln und Missempfindungen in den Extremitäten gekennzeichnet ist. **Salopp gesagt „vertrinkt" man entweder die Leber, das Herz oder das Hirn.**

Weitere Folgen eines regelmäßigen Alkoholkonsums sind eine Fehlbesiedlung des Darms, gepaart mit der Entwicklung von Magen-Darm-Störungen sowie einer Schwächung des gesamten Immunsystems. Bereits erwähnt wurde die starke Förderung eines Hyperinsulinismus schon durch kleine Mengen.
Die negativen Auswirkungen von Alkohol sind damit leider immer noch nicht erschöpft. Ein häufig geschädigtes Organ ist die Bauchspeicheldrüse. Die meisten Personen die mit einer akuten Pankreatitis in ein Krankenhaus eingeliefert werden, konsumierten zuvor reichlich Alkohol. Alkohol hemmt die Harnsäureausscheidung in der Niere, sodass der Harnsäurespiegel regelmäßig erhöht ist.
Die psychischen Folgen chronischen Alkoholkonsums sind meist bekannt: reduzierte Stresstoleranz, erhöhte Aggressivität, Neigung zu Depressionen und Passivität sowie Angstzustände. Ein erhöhtes Krebsrisiko bei chronischen Alkoholkonsum ist sozusagen nur noch das i-Tüpfelchen.

Obwohl Alkohol in seiner Gesamtheit gefährlich ist, haben kleinere Mengen laut neuesten Erkenntnissen durchaus positive Wirkung. So können kleine Mengen vor Herzinfarkt schützen, da daraus ein Anstieg des HDL-Cholesterin und eine verminderte Blutplättchenverklumpung resultieren.
Problematisch ist eine Empfehlung von Alkohol zum Schutz vor Herzinfarkt trotzdem, da die negativen Wirkungen eines chronischen Alkoholkonsums in aller Regel den positiven Effekt bei weitem übersteigen. Einen Grenzwert, ab dem schädliche Wirkungen von Alkohol mögliche positive Effekte übersteigen, gibt es nicht, da hierbei stets auch individuell verschiedene Risiken zu berücksichtigen sind. Bei vorsichtiger Abwägung lässt sich für den gesunden Mann eine Zufuhr von 20 g Alkohol pro Tag als gesundheitlich noch verträglich angeben. Bei einer gesunden Frau sind es nur 10 g Alkohol pro Tag. 20 g Alkohol entsprechen etwa 0,5 l Bier, 0,25 l Wein und 6 cl Weinbrand.

Rauchen – Gift für Schönheit und langes Leben

Obwohl das Rauchen heute allgemein als gesundheitsschädlich anerkannt ist, werden dennoch in Deutschland pro Jahr und Einwohner durchschnittlich knapp 2.000 Zigaretten für insgesamt etwa 20 Milliarden € verpafft. Die gewünschte Wirkung einer Zigarette besteht darin, dass Nikotin die Konzentration stärkt und das Gehirn wacher erscheinen lässt. Es hemmt Aggression, Spannung und Angst. Verantwortlich hierfür ist der Parasympathikus - der Teil unseres Nervensystems, der für Ruhe- und Energieaufbau sorgt. Er wird durch Nikotin stimuliert.
Der eine raucht, um seine Langeweile nicht ertragen zu müssen, der andere raucht, um seine Nervosität und Anspannung zu bewältigen.

Leider sind die positiven Wirkungen damit bereits erschöpft. Die negativen Folgen hingegen sind vielfältig und grausam.
Zigarettenrauch besteht aus rund 3.800 verschiedenen Substanzen. Hauptbestandteile sind Kohlendioxid und Kohlenmonoxid, Stickoxide, Kohlenwasserstoffe (Teer), Phenole, Formaldehyd, Nikotin, Nitrosamine, Ammoniak, Nickel, Kadmium und radioaktive Stoffe. Interessanterweise ist nicht der so genannte Hauptstromrauch, der direkt in die Lungen inhaliert wird, am aggressivsten, sondern der Nebenstromrauch, der von abgelegten Zigaretten aufsteigt. Er enthält von allen gefährlichen Stoffen zwischen zwei- und 40-mal mehr als der inhalierte Rauch und 50-mal mehr Krebs erregende Stoffe! Raucher verpesten also die Atemluft und reichern sie mit Schadstoffen an. Die Anreicherung rührt übrigens von der unvollständigen Verbrennung der vor sich hin glimmenden Zigarette.

Passivrauchen ist eine moderne Form der Körperverletzung.

Egal ob Haupt- oder Nebenstromrauch, die Auswirkungen von Rauchen sind alles andere als lustig. Es beginnt bereits in den Bronchien. Normalerweise reinigen unsere Flimmerhärchen die Atemluft von Staub, Ruß und festen Bestandteilen. Aber schon das Rauchen einer einzigen Zigarette lähmt diese Funktion für Stunden. Raucher müssen deshalb morgens den angesammelten Dreck erst einmal mühsam abhusten. Die Lungen von Rauchern sind nach wenigen Jahren pechschwarz von den abgelagerten Teerpartikeln. Der Husten wird dadurch noch gefördert, dass eingeatmete Stick- und Schwefeloxide (saurer Regen in der Lunge) ständig Entzündungsreize in den Bronchien auslösen und die Schleimbildung erhöhen.

Jede chronische Entzündung erschwert langfristig die Sauerstoffaufnahme in die Lungenbläschen. Daraus resultiert eine chronische Minderversorgung mit Sauerstoff. Die Sauerstoffversorgung wird zusätzlich durch das im Zigarettenrauch enthaltene Kohlenmonoxid (CO) massiv beeinträchtigt. CO konkurriert mit Sauerstoff um die Bindung an Hämoglobin, unserem Blutkörperchentaxi, das Sauerstoff durch den ganzen Körper transportiert.

CO besitzt eine 300-mal stärkere Bindungskraft an Hämoglobin als Sauerstoff, weswegen bereits kleinste Mengen für Störungen - wie etwa Kopfschmerzen, Müdigkeit, Herzprobleme - ausreichen.

Zigaretten enthalten mit Nikotin, ein sehr starkes Gift, das ab 50 mg tödlich wirkt. Schon eine aufgegessene Zigarette kann ein Baby töten! Eine intensiv inhalierte Zigarette bringt etwa 3 mg Nikotin in den Körper. Nur durch einen schnellen Abbau in der Leber kann verhindert werden, dass ein Raucher nach 20 Zigaretten tot umfällt.

Nikotin wirkt vor allem auf das vegetative Nervensystem und hat in Abhängigkeit von der Dosis erregende oder hemmende Eigenschaften. Weiterhin sind die Gefäße betroffen, die unter Nikotineinfluss nicht nur verengt, sondern auch anfälliger für Thrombosen und Embolien werden. Gerade jüngere Frauen, die zusätzlich noch die Pille einnehmen, erleiden in letzter Zeit vermehrt Herzinfarkte. Generell besitzen Raucherinnen und Raucher ein drei- bis viermal so hohes Risiko für Herzinfarkt und Schlaganfall als Nichtraucher. Als Gefäßgift stört Nikotin auch die Regeneration von Bindegewebe und Haut. Besonders Frauen schaden durch Rauchen massiv ihrer Haut.

Es gibt noch eine Menge weiterer negativer, teilweise sogar tödlicher Wirkungen des Rauchens. Jeder muss selbst entscheiden, ob er für den Genuss ein solches Risiko eingehen will.

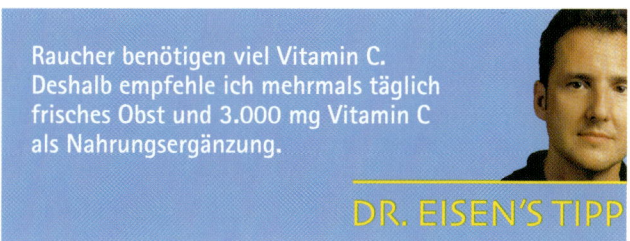

Raucher benötigen viel Vitamin C. Deshalb empfehle ich mehrmals täglich frisches Obst und 3.000 mg Vitamin C als Nahrungsergänzung.

DR. EISEN'S TIPP

Übergewicht

Übergewicht stellt eines der größten volkswirtschaftlichen Probleme unserer Gesellschaft dar. Denn fast jeder zweite Deutsche hat zu viel Fett auf den Rippen.

Woher kommt das Übergewicht?

„Herr Doktor ich weiß ja, dass ich zu dick bin, aber ich esse wirklich nicht zu viel", oder „Ich weiß wirklich nicht, woher mein Übergewicht kommt". Ernährungsberater kennen solche Beteuerungen nur zu gut. Zum Teil wird dabei natürlich eine falsche Beurteilung der täglichen Nahrungsmenge zu Grunde gelegt. Doch in den meisten Fällen haben die Übergewichtigen wirklich Recht, denn die zugeführte Nahrungsmenge steht in keinem Verhältnis zu dem starken Übergewicht, das sich manche Menschen im Laufe ihres Lebens angegessen haben.
Hier handelt sich um grundlegende biochemische Abläufe im Stoffwechsel, die bei der heutigen Ernährungsweise einfach keine Berücksichtigung mehr finden. Während viele Ernährungsberater immer noch auf der längst widerlegten Theorie der vermehrten Kalorien- und Fettzufuhr herumreiten, zeigen neueste amerikanische Studien ganz andere Zusammenhänge auf. Diese werde ich Ihnen verständlich darlegen, damit Sie selbst durch Änderung Ihrer Ernährungsgewohnheiten neue Strategien gegen Übergewicht und vorzeitige Alterung aufbauen können.

Das Problem liegt nicht primär im Fettstoffwechsel, sondern im Zucker- sprich Kohlenhydratstoffwechsel begründet.

Zuerst muss ein veraltetes Dogma der Ernährungsberatung kritisch hinterfragt werden. Es handelt sich hierbei um die Theorie, dass fünf bis sechs kleinere Mahlzeiten über den Tag verteilt besser für den Körper seien, als drei große. Obwohl diese Theorie niemals durch positive Studienergebnisse belegt wurde, hält sie sich sehr hartnäckig in der Beratungspraxis vieler Ernährungsspezialisten. Es mag sein, dass eine kleine Mahlzeit für das Verdauungssystem weniger belastend ist, viel entscheidender ist jedoch ihre Zusammensetzung.
Betrachten wir die Ernährungssituation unserer Vorfahren, nach deren genetischem Muster auch der moderne Mensch funktioniert: Die Menschen vor vielen tausend Jahren besaßen keine Vorratskammer oder Kühlschrank, wo sie sich jederzeit nach Lust und Laune bedienen konnten. Sie mussten vielmehr in mühevoller Arbeit Pflanzen und Früchte

sammeln und konnten diese nur begrenzt aufbewahren. Doch waren unsere Urahnen von Natur aus mit der Fähigkeit ausgestattet, nach einem opulenten Mahl eine große Menge der aufgenommenen Energie als Fettgewebe zu speichern. Dieses Fettgewebe wurde dann in Zeiten schlechter Nahrungsversorgung wieder abgebaut. Mithilfe ihrer Körperdepots konnten sie so auch in mageren Zeiten eine gleich bleibende Leistung erbringen.

Dieses Prinzip der Speicherung von Energie in Form von Fettdepots hat sich bis heute nicht geändert. Was sich jedoch geändert hat sind die fehlenden Zeiten eingeschränkter Nahrungszufuhr.

Glukose wird im Körper insulinabhängig verstoffwechselt (siehe Seite 91). Diese Insulinfreisetzung nach einer Kohlenhydratzufuhr ist lebensnotwendig. Gerade in der heutigen Zeit üppiger Nahrungszufuhr hat Insulin jedoch neben den positiven Eigenschaften dramatische Wirkungen: Sobald nämlich die Insulinproduktion angelaufen ist, wird die Fettverbrennung (Lipolyse) im Körper gehemmt. Der Körper hat also gar keine Chance, nach einer Kohlenhydratzufuhr in den nächsten Stunden Fettgewebe abzubauen. Im Rahmen einer normokalorischen Ernährung stellt dies kein großes Problem dar, da wir ja die zugeführte Nahrung etwa in gleichem Umfang wieder verbrennen können. Bei einer Diät stellen sich jedoch enorme Nachteile ein. Steigt nämlich nach einer - auch relativ kleinen - Mahlzeit der Insulinspiegel im Blut, können wir in diesem Moment nicht auf unsere Fettreserven zur Energiebereitstellung zurückgreifen.

Gehen wir einmal davon aus, eine normalgewichtige Frau verbraucht pro Tag etwa 2.000 kcal, ein Mann etwa 2.500 kcal. Viele glauben nun, dass sie bei einer Diät mit einer Zufuhr von 1.000 kcal auch nur von diesen 1.000 kcal leben können. Doch muss der Organismus auch in Zeiten reduzierter Nahrungsaufnahme seinen Grundumsatz zuzüglich des Leistungsbedarfs erfüllen. Er benötigt also nach wie vor eine Kalorienmenge von 2.000 bzw. 2.500 kcal. Während einer Diät würde er natürlich gerne die fehlenden 1.500 kcal aus dem Fettgewebe holen. Aber der erhöhte Insulinspiegel nach jeder zuckerhaltigen Mahlzeit verschließt, bildlich gesprochen, das Tor zur Fettverbrennung. Der Körper hat dann nur eine einzige Alternative: die Energiebereitstellung aus der Magermasse. Als Folge wird Glykogen aus Muskulatur und Leber sowie Eiweiß aus der Muskulatur abgebaut. Dies bewirkt einen deutlichen Magermasseverlust.

Rasche und hohe Gewichtsverluste stellen sich ein. Da die Magermasse aber sehr viel Wasser enthält, geht natürlich bei einer Crashdiät hauptsächlich Wasser verloren. Wer sich dann auf die Waage stellt, wird erstaunt feststellen, wie schnell das Gewicht schwindet. Ein Blick in den Spiegel zeigt aber den wirklichen Gewichtsverlust: Bei unveränderten Problemzonen wirkt die Haut fahl und blass.

Die Auswirkungen einer Crashdiät sind jedoch viel dramatischer, als es auf den ersten Blick scheint. Durch die hohen Magermasseverluste wurde der Kalorienverbrauch entscheidend herabgesetzt. Nach der Rückkehr zu einer normalen Ernährung haben Sie leider rasch Ihr altes Gewicht wieder erreicht bzw. meistens sogar etwas mehr. Dieser Jo-Jo-Effekt ist vielen bestens bekannt.

Die typische Karriere von Übergewichtigen

Viele Personen, die mich aufgrund ihres Übergewichts aufsuchen, erklären mir, dass sie nicht wüssten, warum sie so viel zugenommen hätten, sie würden doch gar nicht so viel essen. Sie sind dann sehr erstaunt, wenn ich ihnen dies glaube. Zu oft schon wurden sie als heimliche Esser und Lügner abgestempelt.

Betrachten wir eine typische Übergewichtigenkarriere am Beispiel von Frau Müller: **Mit 20 Jahren** ist sie rank und schlank, wiegt bei 170 cm Körpergröße gerade einmal 60 kg. Ihre Körperzusammensetzung sieht so aus:

Magermasse:	48 kg	
Körperfett:	12 kg	
Körpergewicht:	60 kg	Idealgewicht mit 20 % Körperfettanteil
		Geschätzter Kalorienverbrauch 2.000 kcal pro Tag

Zehn Jahre später hat Frau Müller zwei Kinder und 10 kg zugenommen. Wie eine Messung der Körperzusammensetzung zeigt, hat sie leider fast nur Fett zugenommen, da sie weniger Sport treiben konnte als früher. Das Bild hat sich verschoben:

Magermasse:	50 kg	
Körperfett:	20 kg	
Körpergewicht:	70 kg	Mäßiges Übergewicht mit etwa 28,5 % Körperfettanteil
		Geschätzter Kalorienverbrauch rund 2.100 kcal pro Tag

Sie beschließt, etwas zu ändern und macht eine Diät. Diese verspricht ihr 10 kg in fünf Wochen, was sie mit einiger Mühe und Leistungsverlusten auch schafft. Leider hat Frau Müller eine ungünstige Diät gewählt und ihrem Körper durch Halbierung der Nahrungsmenge (FdH) auch wertvolle Nährstoffe vorenthalten. So hat sie zwar 9 kg Magermasse, aber nur 1 kg Fett verloren. Doch ist sie froh, 10 kg weniger zu wiegen. Dabei hat sich ihre Körperzusammensetzung deutlich verschlechtert:

Magermasse:	41 kg	
Körperfett:	19 kg	
Körpergewicht:	60 kg	Deutliches Übergewicht mit über 31 % Körperfettanteil
		Geschätzter Kalorienverbrauch etwa 1.700 kcal (!) pro Tag

Ein Drama! Obwohl Frau Müller mit viel Mühe ihr Gewicht wie mit 20 Jahren wieder erreicht hat, ist sie fetter als mit 70 kg. Sie glauben mir nicht? Vergleichen Sie die Kleidergrößen, dann verstehen Sie mich.

Fazit

1. Das Körpergewicht ist völlig egal, denn nur die Körperzusammensetzung zählt.
2. Jeder sollte seine Körperzusammensetzung mindestens einmal jährlich bestimmen lassen.
3. Gewichtsverluste durch ungünstige Diäten können eine schlechtere Körperzusammensetzung nach sich ziehen. Im Beispiel wäre Frau Müller mit 70 kg besser bedient gewesen als mit 60 – und sie wäre optisch schlanker!
4. Wichtig sind allein die Fettverluste bei weitestgehendem Erhalt der stoffwechselaktiven Magermasse.
5. Besonders dramatisch ist der niedrigere Kalorienverbrauch. Frau Müller darf nach der Diät täglich nur noch 1.700 kcal zu sich nehmen, um nicht wieder zuzunehmen. Das sind 300 kcal weniger als mit 20 Jahren und sogar 400 kcal weniger als mit 70 kg.
6. Manchmal wäre es besser, sein Gewicht zu behalten, denn mit einer schlechten Diät fangen die Probleme erst an.

Eine wichtige Größe, die nicht nur ein Wert für die Leistungsfähigkeit und Vitalität eines Menschen ist, sondern auch Hinweise auf den Kalorienverbrauch gibt, ist das Verhältnis von Magermasse zu Fettmasse. Je größer das Verhältnis, desto besser.

Verfolgen wir das Schicksal von Frau Müller noch etwas weiter: **Weitere 20 Jahre** sind ins Land gezogen. Frau Müller ist mittlerweile ein richtiger Diätprofi geworden. Keine Crash-diät ist ihr fremd, denn sie hat alle schon ausprobiert. Mit 50 Jahren weiß sie mehr über Diäten als viele Ärzte. Oder vielleicht doch nicht? Gerade hat sie die brandaktuelle Diät aus der neuen Frauenzeitschrift erfolgreich hinter sich gebracht und ist stolz auf ihre 70 kg. Die Waage ist leider ihr einziger Trost, denn schon lange schaut sie nicht mehr in den Spiegel. Hauptsache das Gewicht stimmt. Betrachten wir ihre Körperzusammensetzung genauer:

Magermasse:	35 kg	
Körperfett:	35 kg	
Körpergewicht:	70 kg	Massives Übergewicht mit über 50 % Körperfettanteil
		Geschätzter Kalorienverbrauch etwa 1.150 kcal (!) pro Tag

Tolle Leistung! Frau Müller hat nur 20 Jahre gebraucht, um sich fast zu Tode zu diäten. Besonders interessant ist, dass sie jetzt nur noch 1.150 kcal zum Leben braucht. Glauben Sie ihr jetzt, wenn sie sagt, sie würde vom bloßen Anschauen zunehmen? Frau Müller ist kein Einzelfall, sondern fast die Regel. Bei der Messung der Körperzusammensetzung habe ich hunderte ähnlicher Verläufe erlebt. Jede weitere ungünstige Diät führt Frau Müller schneller zum Grab. Sie hat nur die Chance durch ein Insulin sparendes, Magermasse schonendes und Fett verbrennendes Konzept eine bessere Körperzusammensetzung zu erreichen.

15 % der Übergewichtigen essen zu viel
35 % der Übergewichtigen essen normal
50 % der Übergewichtigen essen nur wenig

MERKE

Grundlagen einer Insulin sparenden Diät

Werden 100 Ernährungsberater nach einer sinnvollen Diät gefragt, geben 99 folgende Antwort: „Weniger essen, mehrere kleine Mahlzeiten einnehmen, auf Kalorien achten und den Fettkonsum einschränken." Diese Dogmen geistern seit Jahrzehnten in den Köpfen solcher Berater herum und werden immer und immer wiederholt. Die wenigsten denken darüber nach, ob sie überhaupt noch gültig sind.

Ich möchte hier eine neue Ernährungsweise mit sinnvollen Zielen vorstellen, wie ich sie in den vergangenen 12 Jahren meiner Ernährungsberatung an über 4.000 Personen kennen lernen konnte. Sie basiert auf den neuesten ernährungsmedizinischen und ernährungsphysiologischen Erkenntnissen und wurde in zahlreichen Studien überprüft.
Insulin spielt eine zentrale Rolle bei der Kohlenhydratverbrennung. Dies lässt den Kohlenhydratabbau in einem neuen Licht erscheinen und zeigt, dass es parallel zum Cholesterin auch **„gute"** und **„schlechte"** Kohlenhydrate gibt. Vergessen Sie die Einteilung in leicht und schwer resorbierbare Kohlenhydrate. Sie bringt in der praktischen Umsetzung nichts. Nutzen Sie vielmehr die Einteilung der Kohlenhydrate in solche mit einem **niedrigen** und solche mit einem **hohen glykämischen Index**. Sie ist von entscheidender Bedeutung. Ohne Hungern und Kalorienzählen hat diese Einteilung nur ein logisches Resultat: einen schlanken Körper zu bekommen und zu erhalten.
Damit werden auch Verdauungsbeschwerden oder Unpässlichkeiten nach manchen Mahlzeiten der Vergangenheit angehören und Sie werden von Tag zu Tag vitaler und leistungsfähiger. Zuvor will ich jedoch einige Irrtümer ausräumen.

Die Theorie von der Kalorieneinsparung
Bei genauerer Betrachtung vieler Diäten erkennt man einen stets wiederkehrenden Grundsatz: Alle Diäten, die primär mit einer Kalorienreduktion arbeiten, beruhen auf dem Prinzip, dass nicht aufgenommene Energie auch zu keiner Fettzunahme führen kann. Die Kalorientheorie geht davon aus, dass zu viel zugeführte Nahrung zwangsläufig zu Fettleibigkeit führt. Obwohl diese Theorie nie in Studien bewiesen wurde, hält sie sich seit über 50 Jahren hartnäckig als unumstößliches Gesetz in der Ernährungsberatung.
Doch ist unser Umfeld voll von übergewichtigen Menschen, die verbissen jeden Tag Kalorien zählen und trotzdem kein Gramm abnehmen. Natürlich spielt die Kalorienzufuhr eine gewisse Rolle bei der Entwicklung von Übergewicht oder dem Abbau von Fettpolstern. **Aber der Mensch ist kein mathematisches Modell.** Entscheidend ist vielmehr, in welcher Form die Kalorien zugeführt werden.

Ein weiteres Problem stellt die Tatsache dar, dass der Kaloriengehalt von Nahrungsmitteln nur schwer zu bestimmen ist und stark von der Verarbeitung abhängt. So wird der Kaloriengehalt von Fleisch in hohem Maß vom Futter der Tiere und den Tieren selbst bedingt. Auch die Zubereitungsart verändert den Kaloriengehalt der Nahrungsmittel. Zudem wird der moderne Mensch von der Evolution her in seinen Steuerungsmöglichkeiten quasi immer noch als Urmensch behandelt. Jede Nahrungseinschränkung bringt den Organismus aus Sicht der Evolution also in akute Lebensgefahr. Er setzt alles daran, den Grundumsatz zu senken, um bei ausreichender Nahrung erneut Reserven aufzubauen. Kein Diätprogramm sollte deshalb die Grenze von 1.000 bis 1.200 kcal pro Tag unterschreiten.

Vergessen Sie Diäten doch einfach!

Essen nach Lust und Laune und dabei schlank bleiben
Viele werden sich fragen, ob das überhaupt möglich ist. Natürlich ist es das, und der Genuss kommt dabei auch nicht zu kurz. Die Grundlagen erklärt vorliegendes Buch, und bei der praktischen Umsetzung sind Sie an der Reihe. Nachdem Sie erfahren haben, welche Lebensmittel Ihnen schaden und welche eine positive Lebensenergie und ein besseres Körpergefühl bewirken, liegt es an Ihnen, was Sie einkaufen. Doch vergessen Sie nie: Auch beim Essen darf der Spaß nicht kurz kommen, sonst ist die beste Motivation bald erschöpft.

Die einzig wahre und anhaltende Motivation zur Ernährungsumstellung besteht darin, das neue Lebensgefühl in vollen Zügen zu genießen.

Lassen Sie Frust und schlechtes Gewissen links liegen und seien Sie nicht zu streng mit sich selbst. Wenn Sie am Sonntag zu Kaffee und Kuchen eingeladen sind, nichts wie hin. Am nächsten Tag treten Sie dann einfach wieder etwas kürzer. Aber machen Sie die Ausnahme nicht zur Regel. Nur so bleibt man glücklich schlank! Nicht das Fett oder der Zucker an einem Tag entscheidet, sondern die Menge, die Sie in einer Woche oder einem Monat zu sich nehmen. Viele werden sich wundern, welche Nahrungsmittel bei richtiger Anwendung erlaubt sind. Probieren Sie doch statt Kalorienzählen einmal neue vollwertige Rezepte aus.
Warmer Leberkäse schmeckt auch als dünne Scheibe auf einem Vollkornbrötchen hervorragend, und das volle Korn verbrennt zugleich einen kleinen Teil des aufgenommenen Fettes.

Genuss statt Qual – so lautet das Motto.

Die folgenden Nahrungsmittel haben eine hohe Nährstoffdichte und unterstützen die schlanke Linie. Man nennt diese Nahrungsmittel auch **Fettverbrenner** (Fatburner). Denn durch ihren Verzehr wird die Fettverbrennung angekurbelt, und Fett gelangt erst gar nicht in die Speicher. Sogar bereits eingelagertes Fett wird zur Energiegewinnung wieder herangezogen.

Obst:	Ananas	Äpfel	Bananen
	Birnen	Grapefruits	Melonen
	Preiselbeeren	Zitronen	
Gemüse:	Artischocken	Blumenkohl	Brokkoli
	Fenchel	Grünkohl	Möhren
	Kürbis	Paprika	Pilze
	Porree	Rote Bete	Sellerie
	Spargel	Spinat	Tomaten
	Weißkohl	Zucchini	Zwiebeln
Hülsenfrüchte:	Erbsen	Bohnen	Linsen
Fettarme Milch und Milchprodukte			
Fisch, mageres Fleisch und Geflügel			

Die Lösung für alle überflüssigen Pfunde?

Mit etwas Geduld schon. Im Gegensatz zu Crashdiäten mit hohen Gewichtsverlusten durch Eiweiß- und Wasserabbau, lassen Fatburner die Problemzonen langsam aber sicher schmelzen. Rechnen Sie mit 1 kg Gewichtsverlust in drei Wochen. Bedenken Sie dabei aber, dass 4 bis 5 kg Fettverlust ungefähr einer Kleidergröße entsprechen. Das zählt mehr als Gewichtsverluste auf der Waage!

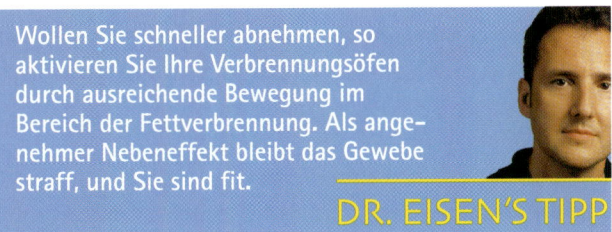

Wollen Sie schneller abnehmen, so aktivieren Sie Ihre Verbrennungsöfen durch ausreichende Bewegung im Bereich der Fettverbrennung. Als angenehmer Nebeneffekt bleibt das Gewebe straff, und Sie sind fit.

DR. EISEN'S TIPP

Fatburner

Als Fatburner bezeichnet man Nahrungsmittel oder Nahrungsergänzungsmittel, die dabei helfen, einen schlanken und vitalen Körper zu bekommen bzw. zu erhalten. Hier die wichtigsten Fatburner und Fettblocker.

1. Komplexe Kohlenhydrate
Die Bedeutung dieser Kohlenhydrate mit einem niedrigen glykämischen Index ist außerordentlich groß. Egal, ob im Hinblick auf einen schlanken Körper oder Anti-Aging, immer sind komplexe Kohlenhydrate mit der Schlüssel zum Erfolg. Essen Sie nach Herzenslust Vollkornprodukte, Hülsenfrüchte, Gemüse und Obst, und ein Pfund Fett nach dem anderen verschwindet.

Tipp
Ein selbst gemachtes, ungezuckertes Müsli mit frischen Früchten am Morgen vertreibt Kummer und Specksorgen. Besser als mit dieser Nährstofflawine können Sie den Tag nicht beginnen. Aber greifen Sie nicht zum gezuckerten Fertigmüsli, auch wenn es noch so lecker aussieht!

2. Eiweiß
1 g Eiweiß liefert gerade einmal 4 kcal, benötigt aber zu seiner Verarbeitung wesentlich mehr Energie, die es aus dem Körper holt. Man verbraucht also Kalorien beim Essen! Besonders Eiweiß aus Fisch, Milchprodukten, Hülsenfrüchten und Vollkorngetreide ist ein guter Fatburner. Auch Fleisch liefert viel Eiweiß, hat aber leider meist Fett und Purine (Harnsäure) im Schlepptau.

Tipp
Essen Sie häufiger ein Linsengericht. Die eiweißreichen Linsen enthalten auch viele Nähr- und Ballaststoffe.

3. Magnesium
Magnesium ist der Zündfunke für den Stoffwechsel der Zellen. Besonders Vollkornprodukte, Obst, Gemüse und Nüsse enthalten Magnesium. Es gilt als gesichert, dass die normale Nahrung den für eine optimale Zellfunktion notwendigen Magnesiumbedarf des Körpers nicht decken kann.

Tipp
Nehmen Sie täglich 300 bis 600 mg Magnesiumcitrat ein, und Ihre Zellen arbeiten optimal.

4. Vitamin C

Ascorbinsäure ist das wichtigste Vitamin für eine gute Fettverbrennung, da es an zentralen Stoffwechselvorgängen beteiligt ist und die Bildung von Noradrenalin fördert. Dieses Hormon unterstützt nicht nur den Fettabbau, sondern auch die Stressbewältigung. Übergewichtige haben meist einen latenten Mangel an Vitamin C, was die Gewichtsabnahme nicht gerade erleichtert. Für eine optimale Unterstützung der Fettverbrennung benötigt man einige Gramm Vitamin C pro Tag. Am besten werden sie in drei bis vier Portionen eingenommen, da Vitamin C relativ schnell wieder ausgeschieden wird.

Tipp
Essen Sie zu jeder Vitamineinnahme immer etwas frisches Obst. Die darin enthaltenen bioaktiven Substanzen fördern zusätzlich den Fettabbau.

5. L-Carnitin

Dieser Stoff steuert unseren Fettstoffwechsel in die schlanke Richtung. Carnitin befindet sich zu 95 % in der Skelettmuskulatur sowie in kleineren Mengen in Herzmuskulatur, Leber und Nieren. Es wird im Körper aus den Aminosäuren Lysin und Methionin hergestellt und ist somit kein essenzieller Wirkstoff. Mit der Nahrung nehmen wir täglich 20 bis 30 mg auf.
Hauptaufgabe von Carnitin ist der Transport von Fettsäuren aus den Speichern in die Mitochondrien der Zellen zur Fettverbrennung. Carnitin erhöht die Ausdauer der Muskulatur und die Leistungsfähigkeit des Herzmuskels.
Nach den vorliegenden Erfahrungen kann die tägliche Einnahme von 1.000 bis 2.000 mg Carnitin die Energiegewinnung hin zu mehr Fettverbrennung lenken. Voraussetzung ist, dass beim Training die Grundsätze einer optimalen Fettverbrennung erfüllt werden (Siehe Kapitel Bewegung!).
Carnitin ist überwiegend in Fleisch vorhanden. Dabei gilt: je dunkler das Fleisch, desto höher sein Carnitingehalt. So enthält dunkles Truthahnfleisch etwa zehnmal mehr Carnitin als helles. Gute Carnitinquellen sind Schweine- und Rindfleisch, Schafherz, Kaninchen, Innereien sowie in geringerer Konzentration Hefe, Milch und Hühnerei.

6. Cholin

Neben seiner Funktion im Nervenstoffwechsel ist Cholin auch ein effektiver Fatburner, da es im Körper Carnitin freisetzt. Zusammen mit Vitamin C bilden diese drei Stoffe ein schlagkräftiges Team im Kampf gegen das Fett in unserem Körper. Cholin verhindert darüber hinaus die Verfettung der Leber.

Tipp
Cholin ist reichlich in Sojaprodukten enthalten. Probieren Sie einmal Soja (Tofu) als Fleischersatz. Sie werden erstaunt sein über den guten Geschmack.

7. Chrom
Neben seiner Bedeutung für den Zuckerstoffwechsel (siehe Seite 89 „Kohlenhydrate") erhöht Chrom auch die Fettverbrennung um das Vierfache.
Tipp
90 % aller Amerikaner leiden unter Chrommangel. In Deutschland dürfte die Rate ähnlich hoch sein. Nehmen Sie deshalb öfter Chrom ein.

8. Jod
Jod ist wichtiger Bestandteil unserer Schilddrüsenhormone. Nur eine optimal funktionierende Schilddrüse ist Garant für einen schlanken Körper.
Tipp
Eine besonders gut Jodquelle ist Seefisch. Steht Fisch nicht regelmäßig auf Ihrem Speiseplan, so verwenden Sie zumindest jodiertes Speisesalz.

9. Taurin
Taurin setzt sich aus den zwei Aminosäuren Cystein und Methionin zusammen und ist selbst Baustein für andere Aminosäuren. Taurin ist reichlich im Herzgewebe, in den Muskeln und im zentralen Nervensystem vorhanden.
In der Technoszene kennt man Taurin als Aufputschmittel. Doch ist es auch ein guter Fatburner. Der Körper benötigt Taurin für die Fettverdauung, für die Aufnahme von fettlöslichen Vitaminen und für die Regulierung des Blutcholesterinspiegels. Taurin regt zudem die Hirnanhangdrüse zur vermehrten Bildung von Wachstumshormonen an. Es unterstützt die Sehkraft und wird daher auch als Therapeutikum bei der Makuladegeneration - einer Erkrankung der Netzhaut mit fortschreitender Erblindung - eingesetzt.
Tipp
Sie müssen nicht gleich zu Powerdrinks greifen. Auch Ei, Fleisch, Milch, Fisch, Krabben, Muscheln und Austern enthalten Taurin.

10. Linolsäure
Alle essenziellen ungesättigten Fettsäuren besitzen eine Fett abbauende Wirkung. Am ausgeprägtesten ist sie bei der Linolsäure, die vor allem in Nachtkerzenöl enthalten ist. Einer englischen Studie zufolge bewirkt die tägliche Einnahme von 500 mg Nachtkerzenöl

eine durchschnittliche Gewichtsabnahme von einigen Kilogramm in mehreren Monaten.
Tipp
Einen ähnlich guten Effekt erzielen hochwertige Fischöle. Nehmen Sie diese wegen ihrer vitalen Bedeutung regelmäßig ein.

11. Leptin
Das Hormon Leptin wird von Fettzellen produziert. Es spielt eine Rolle bei der Zusammenarbeit zwischen Energieversorgern und Energiespeichern. Die Leptinkonzentration steigt mit zunehmenden Fettspeichern. Bei Versuchen mit Mäusen stellte man bei einer Leptingabe eine Reduzierung der Nahrungsaufnahme und eine Steigerung des Energieverbrauchs fest. Beim Menschen konnten bisher (leider) keine therapeutischen Ergebnisse erzielt werden. Leptin wird unter dem Einfluss eines so genannten ob-Genes gebildet, sodass man in Fachkreisen eine genetische Veranlagung bei der Entwicklung einer Fettsucht diskutiert.
Tipp
Solange die Frage einer möglichen Vererbung von Übergewicht nicht geklärt ist, sollten Sie mit anderen Mitteln versuchen, Ihr Körpergewicht in den Griff zu bekommen.

12. Wachstumshormon
Unsere körpereigene Schlankheitspille sorgt dafür, dass in den Nachtstunden Fett abgebaut und Muskulatur aufgebaut wird. Zwar klingt es wie ein Märchen, aber wir könnten wirklich im Schlaf abnehmen. Die Betonung liegt auf könnten, denn unsere heutigen Gewohnheiten ersticken die Wirkung des Wachstumshormons oft im Keim.
So blockiert ein spätes Abendessen durch seinen Insulinanstieg die Produktion dieses Wunderhormons. Zweitens mangelt es an Eiweiß. Wo kein Eiweiß ist, gibt es keine Aminosäuren, und ohne Aminosäuren findet keine ausreichende Hormonproduktion statt. Drittens fehlen Vitamine, vor allem Vitamin B6 und C. Und schließlich ist unser Körper in überhitzten Schlafzimmern mehr mit der Wärmeregulation als mit der Bildung von Wachstumshormon beschäftigt.
Tipp
Nehmen Sie spätestens 4 Stunden vor dem Schlafengehen Ihre letzte Abendmahlzeit zu sich, und gehen Sie möglichst 1 bis 2 Stunden vor Mitternacht zu Bett. Dann kann Ihre Hirnanhangdrüse so richtig Wachstumshormon freisetzen. Sie unterstützen Sie dabei, indem Sie vor dem Schlafengehen eine kleine Portion (maximal 50 g) mageres Fleisch oder Fisch zusammen mit einer Portion Vitamin C zu sich nehmen. Noch einfacher geht es mit einem Aminosäurengemisch in Kapselform, das die

entscheidenden Aminosäuren und Vitamine enthält. Bezugsadressen finden Sie im Anhang.

13. Schilddrüsenhormone

Bei Unterfunktion der Schilddrüse haben Sie keine Chance, einen schlanken Körper zu bekommen. Lassen Sie deshalb Ihre Schilddrüsenhormone prüfen, wenn Sie unter einer unerklärlichen Gewichtszunahme leiden. Eine Unterfunktion gehört unbedingt in ärztliche Behandlung.

Tipp

Sie unterstützen Ihre normal funktionierende Schilddrüse, indem Sie mit Ihrer Ernährung für eine optimale Verfügbarkeit von Jod, Tyrosin (eiweißreiche Nahrungsmittel) und Selen sorgen.

14. Noradrenalin

Dieses Hormon wird bei Stress in den Nebennieren produziert. Es saugt Fett aus den Depots, um daraus Energie zu gewinnen. Noradrenalin lässt uns Stress mit einem Lächeln bewältigen.

Tipp

Stress macht also schlank. Aber nur dann, wenn Sie in Stresssituationen nicht zu Schokolade oder Gummibärchen greifen.

15. Glukagon

Während Insulin ein wahrer Dickmacher ist, sorgt das ebenfalls in der Bauchspeicheldrüse gebildete Glukagon für einen schlanken Körper. Denn Glukagon holt das Fett aus den Speichern und führt es der Verbrennung zu.

Tipp

Vermeiden Sie zu viele zuckerhaltige Nahrungsmittel, und Ihr Glukagonhaushalt kommt in Schwung.

16. Enzyme

Wo etwas Sinnvolles in unserem Körper geschieht, dürfen selbstverständlich Enzyme nicht fehlen. Enzyme, vor allem Bromelain und Papain, spalten Eiweiße und stellen dem Organismus so Stoffe zur Verfügung, die wiederum die Fettverbrennung unterstützen. Enzyme sind also nur indirekte Fatburner.

Tipp

Essen Sie öfters Ananas oder Mango, und Ihre Eiweißverdauung wird munter.

17. Apfelessig – Schlankheitsmittel der Natur
Apfelessig wird schon seit längerem als Nahrungsergänzungsmittel eingesetzt. Doch schaffte er erst in den letzten Jahren den Durchbruch aufgrund seiner Fett abbauenden und entschlackenden Wirkung. Apfelessig trägt auf verschiedene Weise zur Gewichtsreduktion bei. Seine Inhaltsstoffe sind wahre Beschleuniger unseres Zellstoffwechsels, sodass mehr Nährstoffe in Energie umgewandelt und dabei auch die Fettspeicher angeknabbert werden.
Aufgrund seines Pektingehalts hat Apfelessig einen sättigenden Effekt. Vor den Mahlzeiten eingenommen, zügelt er den Appetit. Als Ballaststoff verbessert Pektin auch die Magen-Darm-Funktion und hilft bei der Entsorgung von Giftstoffen. Apfelessig legt sich wie ein Film über die Darmschleimhaut und vermindert so die Zuckeraufnahme. Infolgedessen muss weniger Insulin freigesetzt werden. Und weniger Insulin bedeutet mehr Fettverbrennung. Pektin hat noch eine fantastische Eigenschaft: Es verbindet sich gerne mit Gallensäuren, wodurch weniger Fett in das Blut aufgenommen wird. Dies erklärt auch die Cholesterin senkende Eigenschaft von Apfelessig.
Nicht zu vergessen ist der Vitalstoffreichtum von Apfelessig, besonders an Kalium, Eisen, Fluor, Kalzium, Magnesium sowie den Vitaminen B1, B2, B3, B6 und C. Empfohlen wird die Einnahme von ein bis zwei Esslöffeln 30 Minuten vor der Mahlzeit.
Tipp
Es gibt auch Apfelessigkapseln. Sie wirken ebenso gut, sind aber einfacher zu handhaben und geschmacksneutral.

18. Chitosan – der biologische Fettblocker
Der Ballaststoff Chitosan steckt in der Schale von Tiefseekrabben. Chitosan kann bis zum 16fachen seines Gewichts an Fett binden und so die Fettaufnahme aus der Nahrung drastisch reduzieren. Durch den Entzug von Fett wird auch der Cholesterinspiegel merklich gesenkt. Chitosan wirkt wie ein Magnet: Es bindet Fett, absorbiert es aus dem Darm und führt es auf natürlichem Weg aus dem Körper ab. Es hilft somit eine bessere Figur zu erreichen und die Blutfettwerte zu reduzieren. Zusätzlich unterstützt Chitosan als hochwertiger Ballaststofflieferant die Verdauung. Nach einer in Helsinki durchgeführte Studie, reduziert die Gabe von Chitosan den Körperfettanteil binnen mehrerer Wochen um bis zu 8 %.
Mit der empfohlenen Einnahme von dreimal täglich 1.000 mg Chitosan wird eine Fettmenge von rund 50 g eingespart. Dies bedeutet eine Kalorienreduktion von 450 Kalorien pro Tag - hochgerechnet ein Fettabbau von 1 kg in knapp 16 Tagen. Sinnvoller wäre aber trotzdem, gleich weniger Fett zu essen.

Ernährungstipps für einen schlanken Körper

Meist begehen Menschen mit Gewichtsproblemen ähnliche Ernährungsfehler. Bei nur etwa 0,1 % aller Übergewichtigen sind Stoffwechselstörungen die tatsächliche Ursache des Übergewichts. Alle anderen essen einfach mehr, als sie verbrauchen. Hier die Grundzüge einer Ernährungsweise, die dabei helfen, den Körper schlank zu erhalten.

Günstig	Ungünstig
1. Zeit der Nahrungsaufnahme	
drei Mahlzeiten alle 4 bis 5 Stunden	Zwischenmahlzeiten (Snacks)
ohne kalorienhaltige Zwischenmahlzeiten	Zwischengetränke
den Tag mit einem Frühstück beginnen	nüchtern aus dem Haus gehen
regelmäßig trinken (2 bis 2,5 Liter pro Tag)	unregelmäßig oder zu wenig trinken
letzte Mahlzeit etwa um 18.00 Uhr	kurz vor dem Zu-Bett-Gehen noch essen
2. Auswahl der Nahrungsmittel	
ausgewogene Mischkost	fette Speisen
keine leeren Kalorien	Kohlenhydrate mit hohem glykämischen Index
wenig Alkohol	Alkohol
Mineralwasser, Tee	Limonaden, Softdrinks
3. Nahrungsmenge	
bedarfsgerechte Portionen (nach Grundumsatz)	übermäßig essen
bei Sättigung mit dem Essen aufhören	bei Sättigung weiteressen
ausreichend kauen	zu hastig essen

Weitere Faktoren: körperliche Aktivität, Hormone, Vererbung, Medikamente

> Der Körper erzeugt selbst keine Kalorien,
> sie kommen alle durch den Mund.

MERKE

Schlankmacher - ein Bad im Jungbrunnen

- Vollkornprodukte, Vollkornnudeln, Vollkornreis
- Obst, Gemüse, Rohkost, Hülsenfrüchte, Pilze
- Salate mit leichten Dressings
- Fisch, Geflügel ohne Haut, Wild, mageres Fleisch, magerer Schinken
- Eier (ohne Eigelb), fettarme Milchprodukte wie Käse, Quark, Joghurt
- hochwertige kaltgepresste Pflanzenöle
- Nüsse, Samen, Kerne, Sprossen
- Kräuter, Gewürze, Essig
- Wasser, Kräuter- und Früchtetee, ungezuckerte Obst- und Gemüsesäfte
- Dünsten, Dämpfen, fettarmes Braten
- Wachstumshormon
- Chitosan
- L-Carnitin
- Magnesium
- Vitamin C
- Jodsalz
- ungesättigte Fettsäuren
- Eiweiß und Aminosäuren
- Kälte
- Sauerstoff
- sinnvoller Sport
- Verdauungsspaziergänge
- Treppensteigen

Dickmacher - ein Schritt zum Grab

- Weißmehlprodukte wie Weißbrot, Brötchen, Brezen
- Kohlenhydrate mit hohem glykämischem Index, Torten, Kuchen
- Gebäck, Plätzchen, Pralinen, Eiscreme
- Schokoriegel, gezuckerte Müsliriegel, Süßigkeiten
- Nudeln, Spätzle, Kartoffeln, weißer Reis, Pommes frites
- Nahrungskombinationen aus Fett und Zucker - das Dickmacherduo schlechthin
- raffinierte Fette, Mayonnaise, fettreiche Dressings und Dips
- fettes Fleisch, fette Wurst und Schinken
- Pizza und Junkfood (Hamburger etc.)
- Fertig- und Mikrowellengerichte, Konservenkost
- Konservierungsstoffe
- Panade
- falsches Frühstück
- Zwischenmahlzeiten
- spätes Abendessen
- hochprozentige Alkoholika, Likör, Süßweine
- gesüßte und zuckerhaltige Getränke, Limonaden
- Nährstoffmangel
- Crashdiäten
- Stress im Übermaß
- Bewegungsmangel
- Fernsehen
- Fahrstühle und Rolltreppen

Nahrungsergänzungsmittel mit Power

Grüner Tee

Man kann geschmacklich zu grünem Tee stehen wie man will - in der Hitliste der Anti-Aging-Nahrungsmittel rangiert er weit oben, denn seine Inhaltsstoffe schützen vor vorzeitiger Alterung.

Grüner Tee ist keine Erfindung der Neuzeit. Bereits vor mehr als 4.700 Jahren soll ihn der chinesische Kaiser Sheng-Nung durch Zufall entdeckt haben und von seiner Wirkung begeistert gewesen sein. Als Heimat des grünen Tees gilt die chinesische Provinz Szechuan. Grüner Tee wurde ursprünglich als Arzneimittel gegen Kopfschmerzen, Tumore und rheumatische Erkrankungen eingesetzt. Um das Jahr 520 n. Chr. entdeckte der indische Mönch Bodhidharma, der in China den Zen-Buddhismus lehrte, seine unterstützende Wirkung bei Meditation und Entspannung. Im Gepäck buddhistischer Mönche kam grüner Tee einige Jahrzehnte später nach Japan. Ab dem 16. Jahrhundert wurde er nach Europa importiert. Schwarztee setzte sich erst zu Beginn des 20. Jahrhunderts durch.

Grüner und schwarzer Tee stammen von einer Teepflanze (Camellia sinensis). Sie gedeiht besonders gut in Ostasien. Bei der Schwarzteeherstellung werden die welken Blätter zerrissen, damit die Zellinhaltsstoffe an der Blattoberfläche mithilfe von Feuchtigkeit und Hitze durch ihre eigenen Enzyme zersetzt und oxidiert werden können. So entstehen Teeöle, der Gerbstoffgehalt reduziert sich und die Koffeinwirkung nimmt zu. Dieses Herstellungsverfahren zerstört jedoch wichtige Vitamine und sekundäre Pflanzstoffe. Schwarztee ist deshalb eigentlich ein koffeinhaltiges Genussmittel.

Grüntee wird wesentlich schonender hergestellt. Die Erhitzung findet nur sehr kurz statt, sodass wichtige Wirkstoffe erhalten bleiben.

Inhaltsstoffe

1. Vitamine

Zu den wirkungsvollsten Bestandteilen zählen antioxidative Vitamine, besonders Vitamin C sowie B-Vitamine und Vitamin A. Sie sind für die entzündungshemmenden, Zellen schützenden und alterungsverzögernden Eigenschaften von Grüntee verantwortlich. Die enthaltenen Bioflavonoide unterstützen das Immunsystem und wirken Krebs hemmend. Weitere Inhaltsstoffe senken den Cholesterinspiegel und beugen Pilzwachstum vor.

2. Mineralstoffe und Spurenelemente

Fluor sorgt für gesunde Zähne, Kalzium versorgt die Knochen und unterstützt die Muskelfunktion. Das Allroundmineral Zink ist besonders für gesunde Zellen und eine intakte Immunabwehr verantwortlich. Mangan schließlich hilft bei der Blutzuckerregulation und festigt die Knochen.

3. Ätherische Öle

Sie lassen den Tee aromatisch duften und anregend oder beruhigend wirken.

4. Koffein

Grüntee enthält weniger Koffein - oder Tein - als Schwarztee oder Kaffee. Durch seine Bindung an Gerbstoffe entfaltet das Koffein seine durchblutungssteigernde und anregende Wirkung wesentlich sanfter. Dennoch hilft grüner Tee gegen Übermüdung und steigert die Konzentration.

5. Gerbstoffe

Besonders Gerbstoffe (Polyphenole) sind für die gesundheitsfördernde Wirkung von grünem Tee verantwortlich. Sie haben eine heilende Wirkung auf das Magen-Darm-System, wirken als gutes Antioxidans und sind entzündungshemmend.

Zubereitung

Grüner Tee entfaltet seine optimale Wirkung nur bei richtiger Zubereitung. Reservieren Sie für ihn eine eigene Kanne, die nicht mit Spülmittel oder Kaffee in Berührung kommt. Bringen Sie frisches Leitungswasser zum Sieden. Anschließend lassen Sie es auf 70 bis 80 °C abkühlen und gießen es dann über die Teeblätter. Nach etwa 2 Minuten ist der Tee trinkfertig. Eine längere Ziehdauer erhöht die beruhigende Wirkung. Grüner Tee muss dunkel, trocken und kühl gelagert werden, um nichts von seiner Wirkung einzubüßen.

Sorten und Geschmacksrichtungen

Im Handel sind mehr als 100 verschiedene Sorten Grüntee erhältlich. Gelegentlich werden sie zusätzlich noch aromatisiert und untereinander gemischt, sodass das Angebot fast unüberschaubar geworden ist. Leider sind manche Sorten in Verruf geraten, nachdem man in ihnen Rückstände von Schwermetallen und Insektenvernichtungsmittel fand. Achten Sie deshalb auf eine gute und sichere Bezugsquelle.

Noni – das Hausmittel der Südsee

Seit mehr als 2.000 Jahren nutzen die Völker des Südpazifiks Noni als bewährtes Heilmittel. Es wird aus der Frucht des Morindastrauches gewonnen, der neben den Südseeinseln auch in Australien, Neuseeland und Malaysia wächst.

Die besondere Wirkung von Noni beruht auf der einzigartigen Zusammensetzung aus über 100 verschiedenen Vitaminen, Mineralstoffen, Enzymen, Aminosäuren und Spurenelementen. Noni kann zur allgemeinen Stärkung und Kräftigung wie auch zur Behandlung verschiedenster Krankheiten eingesetzt werden. Bei wissenschaftlichen Untersuchungen fiel besonders der hohe Gehalt an Enzymen auf. Enzyme sind maßgeblich am Wachstum der Zellen bzw. deren Regeneration beteiligt. Da der Körper sich etwa alle 100 Tage erneuert, ist ein optimaler Enzymhaushalt von essenzieller Bedeutung für unsere Gesundheit. Noni enthält weiterhin reichlich sekundäre Pflanzeninhaltsstoffe. Eine Besonderheit stellt der hohe Anteil an Xeroninen dar, die eine geregelte Zellfunktion gewährleisten. Xeronine sorgen unter anderem dafür, dass die Durchlässigkeit der Zellwände für Nährstoffe wie Aminosäuren und Proteine verbessert wird. Die bessere Zellversorgung führt zu einer Immunstärkung und gesteigerten Gehirnleistung. Darüber hinaus verlängert Noni die Teilungsfähigkeit der Zellen. Diese Eigenschaft ist von immenser Wichtigkeit für den Menschen, kann sie doch den Alterungsprozess verzögern.

Algen – Vitalstoffbomben aus dem Wasser

Algen gehören zu den ältesten Pflanzen auf unserem Planeten. Man teilt die rund 8.000 Sorten in die drei Hauptgruppen Rotalgen (Rodophyta), Blau- oder Grünalgen (Chlorophyta) und Braunalgen (Phaeophyta) ein.

Alle Algen zeichnen sich durch einen enormen Vitalstoffgehalt aus, der sich außerordentlich positiv auf unsere Gesundheit auswirkt. Algen erfüllen eine für unsere Erde lebenserhaltende Funktion: Sie produzieren 80 % des Sauerstoffs. Besonders die zu den Blaualgen zählenden Spirulina-Algen sind extrem starke Sauerstoffproduzenten. Leider hat die ausgesprochen gute Überlebens- und Anpassungsfähigkeit der Algen eine Kehrseite: Algen speichern auch sehr viele Schadstoffe und Umweltgifte. Aus diesem Grund werden Algen für kommerzielle Zwecke meist kontrolliert in Algenfarmen gezüchtet.

Die Braunalge Kelp ist in den kalten Gewässern des nordwestlichen Pazifiks beheimatet. Sie ist reich an Vitaminen - besonders des B-Komplexes - und Mineralstoffen und gilt als eines der nährstoffreichsten Nahrungsmittel überhaupt. Erwähnenswert sind daneben der natürliche Jodgehalt und der hohe Gehalt an Alginaten (Salz der Alginsäure). Diese Alginaten besitzen eine hohe Entgiftungsfähigkeit. Vor allem Schwermetalle und radioaktive Stoffe werden mit ihrer Hilfe vermehrt vom Körper ausgeschieden. So setzte man Kelp-Präparate nach der Tschernobyl-Katastrophe unterstützend zur Behandlung von Verstrahlungen ein.

Kelp gilt in vielen Ländern als allgemeines Aufbau- und Stärkungsmittel. Besonders Japaner schätzen seine vielfältige Wirkung. Nach aktuellen Studien hemmt Kelp das Wachstum von Krebszellen bis hin zu ihrer vollkommenen Zerstörung. Kelp hat einen senkenden Effekt auf Cholesterin-, Trigylzerid- und Blutzuckerspiegel. Weiterhin stimuliert es das Immunsystem und lässt Haare und Nägel schneller wachsen. Besonders wirkungsvoll sind Konzentrate, die im menschlichen Körper besser aufgeschlossen werden können und so schneller wirken als konventionelle Seetangpräparate. Kelp empfiehlt sich für Menschen, die in Industriegebieten, Großstädten oder in Regionen mit potenzieller radioaktiver Belastung leben. Im beruflichen Umfeld ist Kelp Personen anzuraten, die mit Chemikalien, Gasen oder radioaktivem Material arbeiten.

Alfalfa – der Vater aller Nährstoffe

Hinter Alfalfa verbirgt sich die Kleeart Luzerne. Bereits die Araber nutzten die vitalisierende Wirkung dieser Pflanze und nannten sie Alfalfa, übersetzt „Vater aller Nährstoffe". Der Biologe Frank Bourer stieß bei seinen Untersuchungen auf sensationelle Inhaltsstoffe: So enthalten die Blätter acht wichtige Enzyme sowie Vitamin A, E, B6 und D. Auffallend ist der hohe Gehalt an Vitamin K, das die Blutgerinnung unterstützt. Daneben ist die Pflanze reich an Kalzium, Magnesium, und Kalium. Alfalfa unterstützt die Aufnahme von Proteinen und Kohlenhydraten und hat eine abführende und entwässernde Wirkung. Sein appetitanregender Effekt kommt gerade ältere Menschen zugute, die häufig unter Appetitlosigkeit leiden. Die natürlichen Inhaltsstoffe bauen freie Radikale ab, schwemmen sie vermehrt aus und schützen so auch vor Herzinfarkt. Alfalfa kann rheumatische Beschwerden und Arthroseschmerzen lindern und hat Cholesterin senkende Eigenschaften. Durch eine sanfte Stimulation der Hirnanhangdrüse fördert es die Hormonausschüttung. Alfalfa ist ein hervorragendes Vitaltonikum für Körper, Geist und Seele.

Tribulus terrestris – der Zündfunke für Testosteron

Das Heilkraut Tribulus terrestris gedeiht in Osteuropa, Indien und Afrika. In diesen Gebieten wird es seit vielen Jahrhunderten als Heilmittel bei Erkrankungen wie z.B. Muskelschwund, Herzproblemen, verringerter Libido, Impotenz und Unfruchtbarkeit eingesetzt. Hauptwirkstoff dieser Pflanze ist Protodioscin. Diese hormonähnliche Verbindung bewirkt über die Stimulation der Hirnanhangdrüse eine Erhöhung von Testosteron und Progesteron.
Wie Studien ergaben, regt Tribulus die Herzmuskelaktivität an, wirkt antibakteriell und stärkt das Immunsystem. Tribulus erwies sich als sehr effektives Mittel, um die Energie und Ausdauer bei sportlichen Aktivitäten zu steigern. Es besitzt auch einen Muskel aufbauenden Effekt, der aber - im Gegensatz zu Anabolika - keine negativen Auswirkungen

hat. Im sexuellen Bereich schließlich erhöht Tribulus die Libido und verbessert die Fruchtbarkeit. Im mentalen Bereich stellte man eine allgemeine Erhöhung der Vitalität fest. Tribulus ist ein ideales Mittel, um sinkende Testosteronspiegel im Rahmen einer Anti-Aging-Behandlung sanft und ohne Nebenwirkungen zu unterstützen.

Kolostrum – Urkraft der Natur

Die Erstmilch aller Säugetiere - so auch des Menschen - nennt man Kolostrum. Diese spezielle Muttermilch wird in den ersten 24 bis 48 Stunden nach der Geburt von der Brustdrüse produziert. Sie versorgt das Neugeborene in den ersten Lebenstagen mit allen lebensnotwendigen Stoffen. Die Erstmilch unterscheidet sich in Farbe und Inhaltsstoffen von der später produzierten Muttermilch. Sie zeichnet sich durch einen hohen Gehalt an Immunsystem stimulierenden Substanzen aus, die den Säugling vor Krankheitserregern schützen. Es ist allgemein bekannt, dass gestillte Kinder weniger Allergien bekommen, widerstandsfähiger gegen Infekte sind und seltener an Magen-Darm-Erkrankungen leiden.

Kolostrum wurde in seiner Bedeutung für den Erwachsenen bereits im 18. Jahrhundert erkannt. Wissenschaftlich analysiert und untersucht wurde es erst um 1950. Dabei entdeckte man eine Fülle von gesundheitsfördernden Stoffen. In Kolostrum sind Immunstoffe und Wachstumsfaktoren in einem perfekt ausgewogenen Verhältnis kombiniert. Zudem beinhaltet es zahlreiche Nährstoffe, Aminosäuren, Vitamine, Mineralien sowie Spurenelemente. Höchst wertvoll sind die enthaltenen Immunglobuline (Antikörper), die besondere Aufgaben im Rahmen der körpereigenen Abwehr wahrnehmen. Weitere schützende Stoffe sind das Laktoferrin mit seiner entzündungshemmenden und antibakteriellen Wirkung und das Bakterien tötende Lysozym. Die reichlich vorhandenen Wachstumsfaktoren entsprechen weitgehend den Wirkungen des menschlichen Wachstumshormons. Sie haben einen stark hemmenden Einfluss auf alle Alterungsprozesse.

Inhaltsstoffe im Überblick
- Vitamine: Vitamin A, B1, B2, B6, B12, C, D, E, Folsäure, Koenzym Q10
- Mineralstoffe: Natrium, Kalium, Kalzium, Magnesium, Eisen, Kupfer, Zink, Chrom, Phosphor, Selen
- Organische Moleküle: Kreatinin, Kreatin, Melatonin, L-Carnitin, Biotin etc.
- alle Aminosäuren
- Enzyme, Koenzyme

- Immunfaktoren: IgG, IgA, IgM, IgE, Laktoferrin, Transferrin, Interferon, Interleukine etc.
- Wachstumsfaktoren: IGF-1, IGF-2, TGF, EGF, VEGF, PDGF etc.
- Endorphine

Das Nahrungsergänzungsmittel Kolostrum wird natürlich nicht aus menschlicher Muttermilch gewonnen. Dazu sind die benötigten Mengen zu groß. Es stammt aus der Erstmilch der Rinder. Nach wissenschaftlichen Erkenntnissen ist die Wirkung vollkommen vergleichbar. Ein spezielles Herstellungsverfahren garantiert den Erhalt der wichtigen Inhaltsstoffe. Kolostrum empfiehlt sich als sinnvolles Nahrungsergänzungsmittel besonders für folgende Einsatzgebiete:

- ein durch Krankheit geschwächtes Immunsystem
- psychophysische Erschöpfungszustände
- starker körperlicher und geistiger Stress
- nach Operationen, Strahlenbehandlungen und Chemotherapien
- Verletzungen und Verbrennungen
- Infektanfälligkeit
- entzündliche Darmerkrankungen
- als begleitende Therapie bei Krebserkrankungen
- allergische Erkrankungen

Brainfood

Das Gehirn ist eines unserer wichtigsten Organe. Es ist der Sitz all dessen, was uns zum Menschen macht. Was ist von zentralerer Bedeutung für ein erfolgreiches und erfülltes Leben als ein optimal funktionierendes Gehirn? Gehirnzellen reagieren wesentlich sensibler als andere Zellen unseres Körpers auf Nahrung, Nahrungsergänzungsstoffe und Vitamine. Viele Nahrungsstoffe sorgen dafür, dass unser Gehirn stets funktioniert.

Ein neues diagnostisches Verfahren - die Positronenemissions-Tomographie (PET) - hat dazu beigetragen, den Hirnstoffwechsel und die Funktion verschiedenster Stoffe auf das Gehirn zu entschlüsseln. Damit verloren viele alte Lehrsätze ihre Gültigkeit. Während man früher glaubte, Gehirnzellen seien nicht in der Lage, sich zu regenerieren, weiß man heute, dass sogar Zellen neu gebildet werden können und das Gehirn ständig neue Verzweigungen und Rezeptoren anlegt. Auch die Funktion und die Wirkpfade der Überträgerstoffe zwischen den einzelnen Hirnzellen, der Neurotransmitter, werden immer klarer. So verändern Konzentrationsschwankungen einzelner Neurotransmitter verschiedene Funktionen im Gehirn.

Neurotransmitter sind aus speziellen Nährstoffen aufgebaut. Die Verfügbarkeit eines bestimmten Nährstoffes beeinflusst daher die Qualität und Wirksamkeit einzelner Neurotransmitter. Tryptophan beispielsweise, eine mit der Nahrung aufgenommene Aminosäure, ist wichtiger Baustoff von Serotonin, dem mit am besten untersuchten Neurotransmitter. Es kommt also nicht so sehr auf die absolute Größe eines Gehirns an, sondern auf die möglichst weit reichende und vielfältige Verdrahtung. Diese Verdrahtung und die Überträgerstoffe lassen sich durch eine sinnvolle Nahrungsergänzung positiv beeinflussen.

Sie selbst haben es in der Hand, über Ihre Ernährung Ihre Hirnfunktion zu steuern.

Nach wissenschaftlicher Meinung ist die Oxidation durch freie Radikale der größte Feind der Hirnzellen. Freie Radikale bewirken in den Nervenzellen einen Rückzug von Verzweigungen, was einen dramatischen Rückgang der Kommunikationsfähigkeit der Zelle nach sich zieht. Ein Gehirn altert vor allem dann schnell, wenn es von vielen freien Radikalen angegriffen und geschädigt wird. Die beste Möglichkeit, solche altersbedingten Gehirndefizite zu vermeiden oder umzukehren, besteht darin, mehr Antioxidantien in das Gehirn zu bringen und die zerstörerischen freien Radikale so zu neutralisieren.

Wer Angst vor der Alzheimer-Krankheit hat, der sollte bereits heute mit der Einnahme von Antioxidantien beginnen. Denn das Risiko daran zu erkranken steigt an, wenn die Zufuhr an Antioxidantien sinkt.

Steinzeiternährung – Kraftfutter fürs Gehirn

Auf der Suche nach einer idealen Nahrung für unser Gehirn hilft ein Blick auf die Ernährung unserer Urahnen. Die Entwicklung unseres Gehirns stammt aus einer Zeit, in der sich die Menschen als Jäger und Sammler vor allem vom Fleisch erlegter Tiere und von Wildpflanzen ernährten. Die Steinzeiternährung unterscheidet sich elementar von der Ernährungsweise heutiger Menschen. Unsere Vorfahren holten sich alles, was sie brauchten von Pflanzen ihrer Umgebung. Ergänzt wurde diese pflanzliche Nahrung durch Wildbret und Fische. Getreide, das in der modernen Ernährung eine große Rolle spielt, und Milchprodukte kannten unsere Vorfahren bis zum Ende der Steinzeit praktisch nicht.

Steinzeiternährung	Moderne Ernährung
65 % pflanzliche Nahrungsmittel (Früchte, Beeren, Wildgemüse, Wurzeln, Hülsenfrüchte, Pilze, Nüsse)	55 % neuartige Lebensmittel (Getreide, Milch, Milchprodukte, Zucker, Süßstoffe, raffinierte Fette, Alkohol)
35 % mageres Wild, Wildgeflügel, Eier, Fisch und Krustentiere	28 % fettes Fleisch, Zuchtgeflügel, Eier, Fisch und Krustentiere
	17 % Früchte, Gemüse, Hülsenfrüchte, Nüsse

Die Zusammenstellung der modernen Ernährung ist umso bedenklicher, da unser Stoffwechsel und Enzymsystem noch wie vor Jahrmillionen aufgebaut sind. Betrachten wir die Nahrungskomponenten der Steinzeit genauer im Hinblick auf Anregungen für unsere moderne Ernährung.

Früchte, Gemüse, Hülsenfrüchte und Nüsse
Früchte, Gemüse und Beeren waren die Grundnahrungsmittel unserer Ahnen. Dabei stand ihnen eine wesentlich reichhaltigere Auswahl zur Verfügung. Unsere Vorfahren brauchten

sich um Nahrungsergänzungsmittel und Vitamine keine Gedanken zu machen, da sie sowieso reichlich davon zu sich nahmen. Zugleich gelangten etwa 100 g Ballaststoffe in den Körper. Das entspricht etwa der zehnfachen Menge, die wir heute an Ballaststoffen aufnehmen. Auch die Kohlenhydratzufuhr unterschied sich von der heutigen - nicht nur durch die bessere Qualität. Früchte, Beeren, Pilze, wilde Gemüse und Wurzeln enthielten weitgehend Kohlenhydrate mit einem niedrigen glykämischen Index, d.h. mit einer schwach ausgeprägten Wirkung auf den Blutzuckerspiegel. Dies verhinderte gefährliche Insulinanstiege.

Hülsenfrüchte liefern sehr viel pflanzliches Eiweiß. Nüsse sind zwar sehr fettreich, enthalten aber günstig zusammengesetzte Fette.

Fisch und Fleisch

In Fisch stecken besonders Omega-3-Fettsäuren, die für eine optimale Gehirnfunktion außerordentlich wichtig sind.

Das Fleisch von Wildtieren hat einen geringeren Anteil an gesättigten und einen höheren Anteil an einfach und mehrfach ungesättigten Fettsäuren. Dabei enthält es relativ niedrige Anteile an Omega-6- und höhere Anteile an Omega-3-Fettsäuren. Das in Wildfleisch vorliegende Verhältnis von 2,3 bis 2,6 : 1 gilt als ideal. Offensichtlich war die Fettquelle bei Jägern und Sammlern aber Knochenmark. Das darin enthaltene Fett besteht zu 60 bis 70 % aus einfach ungesättigten Fettsäuren. Der Rest setzt sich zu etwa zwei Dritteln aus gesättigten und zu einem Drittel aus mehrfach ungesättigten Fettsäuren zusammen. Auch hier ist das Verhältnis von Omega-6- zu Omega-3-Fettsäuren mit 2,4 bis 2,9 : 1 ideal.

Die geringe Menge an pflanzlichem Fett, die Steinzeitmenschen aufnahmen, stammte hauptsächlich aus Nüssen und Samen. Deren Fettanteile bestehen ebenfalls überwiegend aus einfach ungesättigten Fettsäuren. Zudem ist das Verhältnis von mehrfach ungesättigten Omega-6- zu Omega-3-Fettsäuren wesentlich ausgewogener, als dies heute bei den meisten industriell hergestellten Pflanzenfetten der Fall ist. Somit dürfte sich die hohe Fettzufuhr der Jäger und Sammler auch durch eine günstigere Fettqualität sehr positiv auf deren Gesundheit ausgewirkt haben.

Unsere Vorfahren deckten 35 % ihres Kalorienbedarfs durch Eiweiß, also zwei- bis dreimal mehr als heute empfohlen wird. Ein hoher Eiweißanteil in der Nahrung hat nach neuesten Erkenntnissen aber einen günstigen Einfluss auf die Blutfette. Denn Gesamt- und LDL-Cholesterin sowie die Triglyzeride werden dadurch gesenkt, das HDL-Cholesterin angehoben. Bei Diabetikern wird außerdem die Glukosetoleranz verbessert und der Insulinspiegel herabgesetzt. Doch Achtung, greifen Sie jetzt nicht gleich zum fetten Bauchfleisch! Im Gegensatz zum Fleisch der Steinzeit steckt modernes Fleisch voller gesättigter Fettsäuren.

Unsere Vorfahren nahmen nur etwa 6 % ihrer Kalorien in Form von solchen tierischen Fetten zu sich, unsere moderne Ernährung enthält mehr als das Doppelte.
Helles Geflügelfleisch ohne Haut ist ungefähr vergleichbar mit dem Fleisch der Steinzeit.

Müsli, Nudeln und Brot

Nahrungsmittel aus angebautem Getreide sind für den Menschen relativ neu. Erst in den letzten 10.000 Jahren wurde Getreide durch Ackerbau als Nahrungsquelle erschlossen. Die Nahrung der Steinzeit enthielt praktisch kein Getreide. Heute ist es aus der Ernährung nicht mehr wegzudenken. Leider ist Getreide - vor allem Weizen - immer wieder Ursache für Nahrungsmittelallergien, verbunden mit Kopfschmerzen, Verdauungsproblemen und Depressionen.

Milchprodukte

Auch Milch und Milchprodukte verzehrten unsere Steinzeitahnen nicht. Dazu wäre eine Tierhaltung erforderlich gewesen, die unsere Vorfahren jedoch nicht kannten. Milchprodukte im Übermaß können die Körperfunktionen stören, da sie dem Körper eine große Menge von gesättigten Fettsäuren und teilweise unbeweglichen Eiweißen zuführen.

Der Mensch ist das einzige Säugetier, das nach der Stillzeit noch Milch trinkt!

Führen Sie sich diesen Satz ganz gewissenhaft vor Augen. Manche Milchprodukte sind gar nicht so gesund, wie man uns immer wieder glauben machen möchte. Viele Menschen leiden heute unter einer Milchunverträglichkeit, da ihnen die zur Verdauung von Milch erforderlichen Enzyme fehlen. Kuhmilch ist überdies eine häufige Ursache von Allergien.

Zucker

Unsere Vorfahren kannten keinen raffinierten Zucker als Süßungsmittel. Sie verwendeten süße Früchte und Honig. Interessanterweise nahmen sie in etwa die gleiche Menge an Kohlenhydraten auf wie der moderne Mensch. Doch stammten sie aus nährstoffreichen Früchten und Gemüse. Wir decken nur etwa ein Viertel unseres Kohlenhydratbedarfs durch Früchte und Gemüse, das meiste kommt durch leere Kalorien in Form von Zucker und Süßspeisen. Eine direkte Schädigung unserer Gehirnzellen durch Zucker ist noch ungeklärt. Mit Sicherheit führen aber unsere erhöhten Insulin-, Zucker- und Cholesterinwerte im Blut zu einer steigenden Zahl von Schlaganfällen und Gehirnfunktionsstörungen.

Raffinierte Fette

Industriell hergestellte Öle und Backfette belasten unseren Organismus. Unsere Vorfahren deckten gut 20 % des Kalorienbedarfs durch Fett, heute sind es über 35 %. Wir leiden vor allem an einer Überversorgung mit mehrfach ungesättigten Fettsäuren und gehärteten Fetten.

Unterschiede in der Nährstoffaufnahme

	Steinzeitmensch	Neuzeitmensch
Folsäure (mcg/Tag)	360	170
Vitamin C (mg/Tag)	600	80
Vitamin A (mcg/Tag)	17	7
Vitamin E (mg/Tag)	33	8
Zink (mg/Tag)	43	10
Kalzium (mg/Tag)	2.000	750
Natrium (g/Tag)	0,8	4
Ballaststoffe (g/Tag)	100	12

Tipps für mehr Hirnpower aus der Nahrung

- Machen Sie Obst und Gemüse zum Hauptbestandteil Ihrer Nahrung.
- Sorgen Sie für eine optimale Eiweißzufuhr über Geflügel ohne Haut, sehr mageres Fleisch und Wild.
- Essen Sie häufig Hülsenfrüchte, Nüsse, Samen und Mandeln.
- Essen Sie zwei bis dreimal pro Woche fettreichen Fisch und Krustentiere, oder nehmen Sie Fischölkapseln ein.
- Vermindern Sie die Zufuhr an Omega-6-Fettsäuren.
- Meiden Sie Fertiggerichte.
- Ergänzen Sie ihre Ernährung regelmäßig durch Nährstoffpräparate.
- Erhöhen Sie Ihre Kaliumzufuhr, und senken Sie Ihren Kochsalzverbrauch.
- Meiden Sie Lebensmittel, die unsere Steinzeitvorfahren niemals aßen: raffinierter Zucker, Margarine, Butter, Salz, Süßspeisen, fettes Fleisch, zu viele Milchprodukte, Speiseöle, Softdrinks, alkoholische Getränke in höherem Maß.
- Achten Sie auf Ihre Blutfettwerte und das Homozystein.
- Achten Sie auf einen optimalen Blutdruck.
- Bewegen Sie sich täglich mindestens 30 Minuten.
- Sorgen Sie für ein Idealgewicht.
- Trinken Sie pro Tag mindestens 2 Liter kalorienfreie Flüssigkeit.

Schokolade

Schokolade als Gehirnnahrung? Ja, Schokolade enthält Substanzen, die das Gehirn vor Alterserscheinungen und Krankheiten bewahren können. Nach neuesten Erkenntnissen der Harvard Universität leben Menschen, die Schokolade essen, im Durchschnitt ein Jahr länger. Ursache sind wahrscheinlich die Polyphenole der Schokolade, dieselbe Art von Antioxidantien, wie sie auch in Rotwein, Tee, Früchten und Gemüse vorkommt. In 100 g Schokolade stecken rund 400 mg Phenole, etwa genauso viel wie in 0,25 l Rotwein.

Zwei Teelöffel Kakao, die Portion für eine Tasse heißen Kakao, enthalten etwa 150 mg Phenole. Zartbitterschokolade besitzt am meisten, weiße Schokolade überhaupt keine Phenole. Schon länger bekannt ist die stimmungsaufhellende und euphorsierende Wirkung von Schokolade.

Rotwein

Rotwein enthält, im Gegensatz zu Weißwein, eine große Anzahl von Antioxidantien, die das Gehirn vor freien Radikalen schützen. Rotwein bewahrt somit vor Schlaganfall und altersbedingtem Gedächtnisverlust. Aber Vorsicht, es kommt auf die Dosis an: Während größere Mengen die Gehirnzellen abtöten, entfalten kleinere Mengen die erwähnten schützenden Eigenschaften. Optimal ist ein Glas Wein pro Tag, am besten zu einer Mahlzeit. Neben seiner antioxidativen Wirkung schützt Rotwein auch die Blutgefäße. Denn er erhöht das HDL-Cholesterin und senkt das LDL-Cholesterin. Weiterhin reduzieren die antioxidativen Polyphenole die Blutgerinnung und fördern so die Durchblutung. Durch eine Erhöhung des Östrogenspiegels wird die Schutzfunktion von Rotwein vervollständigt. Neue Forschungsergebnisse weisen darauf hin, dass Alkohol die Bildung von kritischen Verzuckerungen von Eiweißen verhindern kann. Diese Glykosylierung ist einer der Faktoren für Zellalterung (siehe auch „Glykosylierung" auf Seite 34).

Wichtige Substanzen für das Gehirn

Östrogene

Viele Wissenschaftler sind heute der Ansicht, dass Östrogene ein sehr wirksames Mittel zur Verbesserung des Gedächtnisses, gerade auch für ältere Frauen, sind. Östrogene dienen besonders der Aufrechterhaltung und Wiederherstellung des Erinnerungsvermögens. Sie erhöhen die Aktivität der Neurotransmitter, besonders des Acetylcholins. Unter Östrogeneinfluss verbessert sich auch die Verdrahtung der Hirnzellen. Wie Studien gezeigt haben, sind Frauen, die nach ihren Wechseljahren zehn Jahre lang ihren Östrogenspiegel durch Östrogengaben ausglichen, ein Drittel weniger gefährdet, an Alzheimer-Krankheit zu erkranken, als Frauen, die dies nicht taten.

Wie jüngste Forschungen ergaben, haben Östrogene auch eine starke antioxidative Wirkung auf die Gehirnzellen und sind somit eine effektive Altersbremse.

Pregnenolon – Turbolader für das Gehirn

Pregnenolon gehört zur Gruppe der Steroidhormone, die eine besondere Wirkung auf unser Gehirn haben. Je höher die Pregnenolonkonzentration im Gehirn, umso besser ist die Gedächtnisleistung. Interessanterweise zeigen aber bereits kleinste Mengen Wirkung. Pregnenolon wird als direkte Vorstufe des Hormons DHEA produziert. Es wirkt quasi als Umkehrmittel zu Melatonin. Während Melatonin ein optimaler Schlafregenerator ist, unterstützt Pregnenolon eine optimale Tagaktivität. So gewährleistet es ein ausgeglichenes Gefühlsleben, hilft bei Stresssituationen sowie bei Depressionen und Angstzuständen. Wie alle Hormonpräparate gehört auch Pregnenolon unbedingt in die Hand eines erfahrenen Arztes.

Vitamine

Die Gehirn unterstützenden Eigenschaften der B-Vitamine sowie der Vitamine E und C wurden bereits auf Seite 146 ff. dargestellt. Besonders die Vitamine der B-Gruppe und Folsäure sind für eine optimale Gehirnfunktion unentbehrlich. Wie aktuelle Forschungsergebnisse belegen, können auch höher dosierte Gaben von Vitamin E und C einen Gedächtnisverlust verlangsamen und den Beginn der Alzheimer-Krankheit verzögern.

Selen

Das Spurenelement Selen ist von außerordentlicher Wichtigkeit für die Gehirnfunktion. Die Nervenzellen benötigen Selen zur Produktion von Glutathion, einem der wichtigsten Antioxidantien für das Gehirn. Selenmangel gilt zudem als Ursache für depressive Verstimmungen. Viele Studien haben gezeigt, dass Selengaben eine deutliche Stimmungsaufhellung und abnehmende Angstgefühle bewirken können.

Zink

Die Hauptaufgabe von Zink ist seine Gegenspielerfunktion zu Kupfer. Kupfer hat nämlich die unangenehme Eigenschaft, sich in Gehirnzellen einzulagern und dort den geregelten Ablauf zu stören. Zinkmangel führt deshalb zu Nervosität und innerer Unruhe bis hin zu

Gereiztheit. Leider enthält unsere Nahrung mehr als genügend Kupfer, aber kaum Zink. Nehmen Sie deshalb regelmäßig Zink als Nahrungsergänzung ein - Ihr Gehirn wird es Ihnen danken.

Alpha-Liponsäure (Thioctsäure)

Dieses wichtige Antioxidans besitzt eine einzigartige Wirkung auf das Gehirn. Durch ihren molekularen Aufbau durchdringt die Alpha-Liponsäure leicht die Blut-Hirn-Schranke und wird schnell vom Hirngewebe aufgenommen. Damit ist sie das einzige Antioxidans, das problemlos ins Gehirn gelangen kann. Ein weiterer Vorteil besteht darin, dass Alpha-Liponsäure sowohl fett- als auch wasserlöslich ist. Damit kann sie ihre Wirkung gleichermaßen in den wasser- wie den fetthaltigen Gebieten des Gehirns entfalten. Zudem zerstört Alpha-Liponsäure genau die freien Radikalen, die die Hirnzellen am meisten gefährden, nämlich Stickstoffradikale und Stickoxid. Mit ihren antioxidativen Eigenschaften ist die Alpha-Liponsäure in der Lage, die Leistung der Mitochondrien, der Energiefabriken der Zellen, zu steigern. Wie Versuche gezeigt haben, kann Alpha-Liponsäure das Gedächtnis entscheidend verbessern und vor einem Schlaganfall bewahren.

Das Haupteinsatzgebiet der Alpha-Liponsäure ist jedoch seit über 20 Jahren die Behandlung diabetischer Nervenstörungen (Polyneuropathie). Hierbei kommt es durch chronisch hohe Blutzuckerwerte zu einer Störung der peripheren Nervenzellen. Die Folgen sind Gefühlsstörungen, Kribbeln und ein Taubheitsgefühl, besonders in den Beinen. Alpha-Liponsäure ist auch ein beliebtes Mittel, um bei Diabetikern den Blutzuckerspiegel zu kontrollieren und die Verzuckerung von Eiweißen zu hemmen.

Leider nehmen wir mit der täglichen Nahrung nur sehr geringe Mengen an Alpha-Liponsäure auf. Nahrungsmittel, die nachweislich Alpha-Liponsäure enthalten sind Spinat, Brokkoli, Tomaten, Rosenkohl, Reiskleie sowie Rinderleber, -herz und -nieren. Doch müsste man mehr als 7,5 kg Spinat essen, um 2 mg Alpha-Liponsäure aufzunehmen. Die ärztliche Empfehlung für gesunde Menschen liegt jedoch bei 10 bis 50 mg Alpha-Liponsäure pro Tag, Diabetiker benötigen sogar 200 bis 600 mg. Dabei gilt zu beachten, dass Dosierungen über 100 mg den Blutzuckerspiegel merklich senken können. Für Nichtdiabetiker könnte diese Menge also zu hoch sein.

Cholin - Baustoff für Neurotransmitter

Cholin ist die Vorstufe von Acetylcholin, einem der wichtigsten Neurotransmitter im Gehirn, der vor allem für Gedächtnisleistungen benötigt wird. Bei Cholin handelt es sich, chemisch gesehen, um eine Aminosäure. Eine weitere wichtige Wirkung von Cholin besteht darin, dass es in Kombination mit Fettsäuren die Cholin-Phospholipide bildet. Diese verleihen den Zellmembranen Struktur und sind wichtig für die Übertragung von Signalen zwischen Zellkern und Zellmembran. Cholin hilft weiterhin beim Abbau von Homozystein, das für Arteriosklerose und Herzinfarkt und damit Durchblutungsstörungen und Schlaganfall verantwortlich gemacht wird. Obwohl Cholin für die normale Funktion des Gehirns enorm wichtig ist, haben Studien nicht eindeutig belegen können, ob eine zusätzliche Zufuhr über die Nahrung von Nutzen ist. Die Cholinmenge in der Nahrung lässt sich mit der Einnahme von Lezithin erhöhen

Soja-Lezithin aus dem Reformhaus entfacht in Ihrem Gehirn ein wahres Feuerwerk an Geist, Intellekt und frischen Ideen. Kopfarbeiter sollten es täglich auf dem Speiseplan haben. Auch bei Prüfungen kann Lezithin so manchen Punkt einbringen.

DR. EISEN'S TIPP

Phosphatidylserin –Schlüssel zu einem leistungsfähigen Gehirn

Bei dieser Substanz handelt es sich um ein viel versprechendes Mittel zur Förderung von Gehirnleistung und Gedächtnis. Phosphatidylserin ist ein fettreicher Nährstoff, der in allen Zellmembranen, besonders aber im Gehirn, vorkommt und leicht die Blut-Hirn-Schranke durchdringen kann. Es hat die Funktion eines Schleusenwärters und sorgt für eine reibungslose Kommunikation von Nervenzelle zu Nervenzelle. Bei der Aufnahme in den Körper gelangt es innerhalb von Minuten ins Gehirn. Hunderte von Studien haben bereits seine positiven Wirkungen auf das Gedächtnis bewiesen. Es gehört zu den wenigen Mitteln, die auch den strengen Blicken skeptischer Hirnforscher standhalten.

Wie Studien mehrheitlich ergeben haben, kann die Einnahme von Phosphatidylserin die Gedächtnisleistung um etwa 30 % verbessern. Interessanterweise zogen dabei die Personen mit dem größten Gedächtnismangel den größten Nutzen daraus. Durchschnittlich verjüngte sich das Gedächtnis um 12 Jahre. Zwar kann es kein besseres Gedächtnis verleihen, aber es hilft, das Erinnerungsvermögen wiederherzustellen, welches man ohne Alterungsprozesse hätte. Weiterhin führt Phosphatidylserin zu einer deutlichen Verbesserung des Lernvermögens.

Die positiven Auswirkungen von Phosphatidylserin wurden bei PET-Untersuchungen festgestellt. Es scheint die Energie des Gehirns zu erhöhen, indem die Reizweiterleitung in den Nervenzellen gestärkt wird. Aktuelle Studien belegen, dass Phosphatidylserin die Werte einiger Neurotransmitter erhöht, zu denen der Gedächtnisverbesserer Acetylcholin gehört. Die optimale Dosierung beträgt wohl 300 mg pro Tag. Grundsätzlich profitieren alle Menschen ab dem 40. Lebensjahr von Phosphatidylserin, doch können gerade ältere Personen deutliche Ergebnisse erzielen.

Koenzym Q10

Dieses Koenzym ist Gehirnnahrung und Verjüngungskur in einem. Q10 schützt das Gehirn vor Alterungserscheinungen und altersbedingten Erkrankungen. Unsere Zellen benötigen Q10 für die optimale Energieerzeugung. Q10-Mangel führt zu einer Energiekrise mit allgemeinen Funktionsstörungen. Durch den Transport von Elektronen erleichtert dieses Koenzym nämlich den Ablauf der Energieerzeugung. Zudem wehrt es die zerstörerischen freien Radikalen ab. Im Zusammenspiel mit Vitamin C agiert Q10 besonders in den Zellmembranen und bewahrt sie vor der Zerstörung. Neben seiner wichtigen Funktion für die Gehirnzellen schützt Q10 auch die Herzmuskelzellen und unterstützt ihre Leistungsfähigkeit. Leider reduziert sich der Q10-Gehalt in unseren Zellen mit zunehmendem Alter - besonders in den Nierenzellen. Je älter man wird, desto weniger produziert der Körper von dieser wichtigen Substanz, was altersbedingte Gehirnstörungen begünstigen kann.

Diese verjüngende Wirkung auf Gehirnzellen wurde in Tierversuchen eindrucksvoll nachgewiesen. Man kann davon ausgehen, dass dieser Effekt auf den Menschen übertragbar ist. Die empfohlene Dosis liegt bei 10 bis 30 mg pro Tag.
Nehmen Sie Q10 ein und Sie verjüngen Ihr Gehirn.

Ginkgo - Raketentreibstoff für das Gehirn

Ginkgo ist wohl die wirkungsvollste, am besten erprobte und ungefährlichste Möglichkeit, das Gehirn vor Alterungserscheinungen zu bewahren und gleichzeitig das Gedächtnis (kognitive Funktion) zu verbessern. Der zu den Frauenhaarfarnen zählende Ginkgobaum gedeiht in den USA und in China. Für therapeutische Zwecke wird der Extrakt aus den Blättern der Pflanze - Ginkgo biloba genannt - verwendet.

Auch wenn viele Schulmediziner Ginkgo nur gering schätzen, belegen doch rund 50 Studien aus den vergangenen 15 Jahren seine positive Wirkung auf das Gehirn. So ist Ginkgo in der Lage, das Erinnerungs- und Konzentrationsvermögen zu erhöhen, Durchblutungsstörungen und Schwindel zu verbessern und vor der Alzheimer-Krankheit zu schützen. Die Hauptwirkung von Ginkgo besteht in der Zerstörung von das Gehirn schädigenden freien Radikalen. Darüber hinaus hemmt es Entzündungen in Gehirn- und Nervenzellen. Zusätzlich erhöht Ginkgo die Blut- und Sauerstoffzirkulation in den Hirnkapillaren, was die Blutviskosität verringert und das Blut verdünnt. Man nimmt an, dass Ginkgo die Stoffwechselaktivität im Gehirn steigert, was ebenfalls die Gehirnleistung verbessert. Einige Wissenschaftler vermuten, dass Ginkgo besser als alle auf dem Markt befindlichen Medikamente gegen die Alzheimer-Krankheit hilft. Die optimale Dosierung beträgt bei den meisten Menschen 100 bis 120 mg pro Tag. Zeigt sich nach vier Wochen keine Wirkung, sollte die Dosis verdoppelt werden.

Mit Ginkgo können Sie Ihre Vergesslichkeit vergessen!

Johanniskraut – natürliche Hilfe gegen Depressionen

Johanniskraut (Hypericum Perforatum) gehört zu den ältesten Heilmitteln. Angeblich war Paracelsus der erste Therapeut, der es bei psychischen Erkrankungen einsetzte. Johanniskraut empfiehlt sich besonders bei leichten bis mittelschweren Depressionen. Zweifel über die Wirksamkeit bestehen mittlerweile nicht mehr, denn zahlreiche Versuche in Europa und Amerika haben Johanniskraut als wirksames Antidepressivum bestätigt - mit ähnlich guter Wirksamkeit wie konventionelle Antidepressiva. Johanniskraut unterstützt vor allem die Behandlung von Winterdepressionen. Die stimmungsaufhellende Wirkung beruht auf Hypericin, dem Hauptbestandteil der Pflanze. Weitere wichtige Stoffe sind das Hyperforin und Quercitrin. Sie verlangsamen den Serotoninabbau im Gehirn. Setzen Sie jedoch nicht ohne Rücksprache mit Ihrem Arzt ein konventionelles Antidepressivum zu Gunsten von Johanniskraut ab. Nehmen Sie auch kein Johanniskrautpräparat parallel zu anderen Antidepressiva ein.

Kava Kava – das Entspannungselixier der Südsee

Der Strauch Kava Kava ist auf den Inseln des Südpazifiks beheimatet, wo er auch „berauschender Pfeffer" heißt. Kava Kava wird seit über 100 Jahren wissenschaftlich analysiert und gehört heute zu den am besten untersuchten Pflanzen. Die Polynesier gewinnen den pharmakologisch wirksamen Bestandteil der Pflanze aus den Wurzeln. Die gemahlene Wurzel wird mit Kokosmilch vermischt und bei vielen politischen und religiösen Zeremonien getrunken. Kava Kava besitzt eine ausgeprägte angst- und spannungslösende Eigenschaft. Es wird deshalb auch gerne bei diesen Beschwerden als nebenwirkungsarme Alternative zu Psychopharmaka eingesetzt. Darüber hinaus soll Kava Kava auch zu einer verbesserten Leistungsfähigkeit und Schmerzlinderung beitragen. Wissenschaftliche Studien mit standardisierten Extrakten in Westeuropa bestätigten die gute Wirkung.

Das Dr. Eisen Vitalkonzept

Umstellung der Ernährung auf eine ausgewogene und vollwertige Powerkost ist ohne Zweifel die richtige Grundlage eines schlanken und vitalen Körpers. Das wissen Sie jetzt. Aber was können Sie tun, wenn Sie 5, 10 oder gar 20 kg und mehr zu viel Fett haben? Dann kann es schnell frustrierend werden, wenn sich der gewünschte Erfolg nicht in einer absehbaren Zeit einstellt.

Aus diesem Grund beschäftige ich mich seit mehr als 12 Jahren mit einem Konzept zum gesunden Abnehmen, mit dem in dieser Zeit bereits mehr als 4.000 Menschen erfolgreich abgenommen haben und ihr Gewicht stabil halten: dem **Dr. Eisen Vitalkonzept.**

Es handelt sich dabei nicht um ein Diätprogramm, sondern um ein Ernährungsprogramm, mit dem Sie Ihre Körperzusammensetzung auf ideale Weise verbessern können, um nicht nur schlanker, sondern auch gesünder zu werden.

Denn schaut man sich das Programm genauer an, wird auch klar, dass durch Umsetzung neuester medizinischer und ernährungswissenschaftlicher Erkenntnisse eine sinnvolle Gewichtsabnahme die unmittelbare Folge sein muss. Der Körper erhält nicht nur hochwertigste Nährstoffe, damit die Maschine Mensch leistungsfähig und effektiv arbeiten kann, es werden darüber hinaus die Voraussetzungen geschaffen, dass Fettpolster quasi aufgelöst werden, während die Magermasse geschont wird.

Da die Erklärung dieses Konzeptes den Rahmen dieses Buches sprengen würde, darf ich Sie auf die Adresse im Anhang verweisen, wo Sie jederzeit nähere Informationen erhalten können.

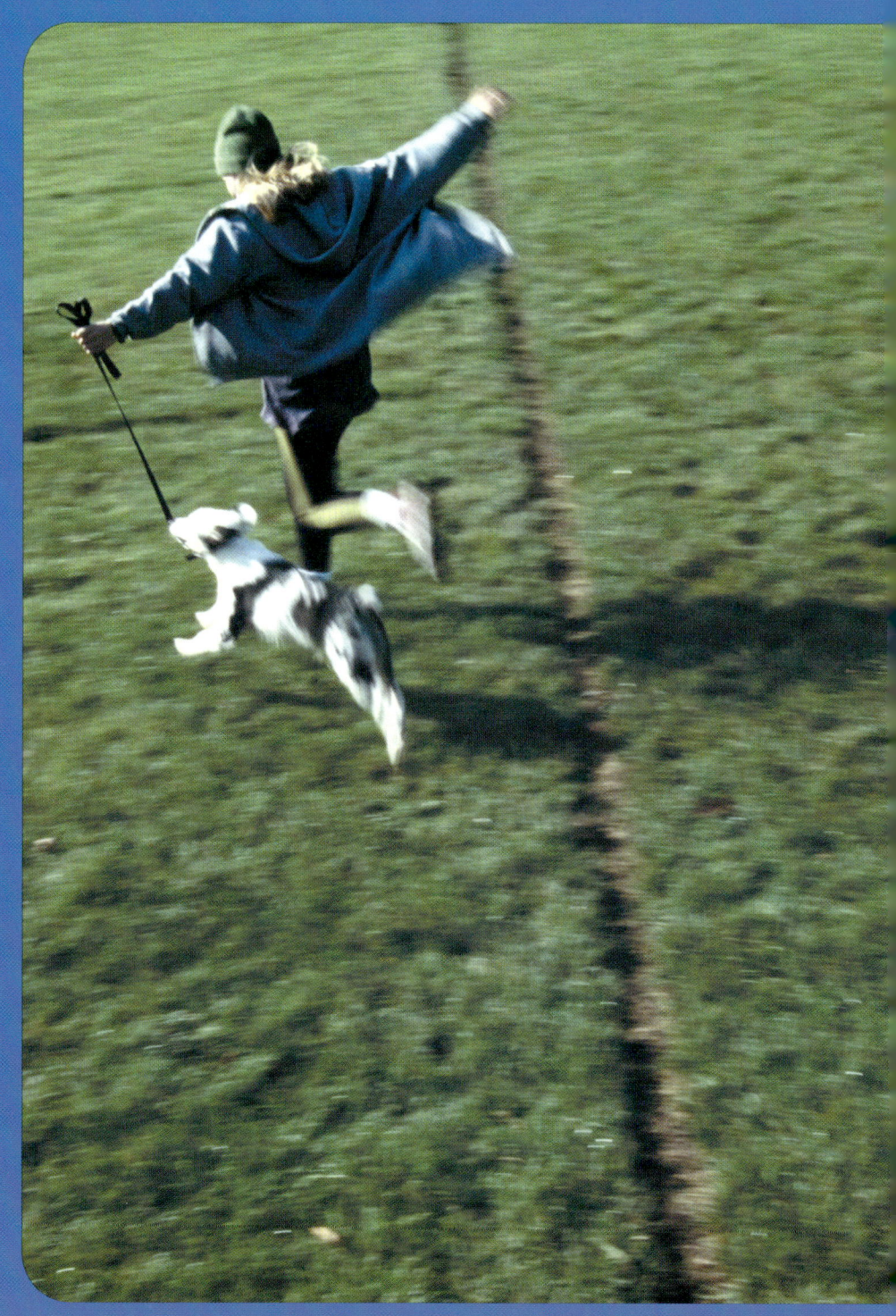

Die Bewegung

Noch bis vor wenigen Jahrzehnten mussten fast alle Menschen für das tägliche Brot körperlich sehr hart arbeiten. Dies galt gleichermaßen für die Feldarbeit, für handwerkliche Tätigkeiten, für die Jagd sowie für kriegerische Auseinandersetzungen.

Im Laufe seiner Entwicklungsgeschichte hat der Mensch sich über Jahrtausende an ständige körperliche Arbeit gewöhnt und seine einzelnen Organsysteme darauf abgestimmt. Stets wechselten Anspannung und Entspannung, das vegetative Nervensystem war im Gleichgewicht. Die volle körperliche und geistige Funktionstüchtigkeit war für das tägliche Überleben zwingend notwendig.

Unsere Vorfahren legten pro Tag 30 bis 40 km zurück. Ein typischer Mitteleuropäer schafft diese Distanz heutzutage bestenfalls mit dem Auto auf dem Weg zur Arbeit. Wie bereits beschrieben, ist der moderne Mensch evolutionstechnisch noch immer ausgelegt wie der Urmensch. Unsere Stoffwechselsysteme sind somit auf die Bewältigung dieser Entfernung hin ausgerichtet.

Diese Auslegung bereitete schon bei der Ernährung gravierende Probleme. Auch mit der heutigen Bewegungsarmut hat unser Organismus - gelinde gesagt - Probleme. An der biologischen Tatsache, dass ein Organismus nur so lange erhalten bzw. ausgebildet wird, wie seine Funktionen auch beansprucht werden, hat sich bis heute nichts geändert So werden die einzelnen Organsysteme in Ruhe nur zu einem geringen Prozentsatz beansprucht, der notwendige Reiz zur Anpassung fehlt. Je seltener ein Reiz - beispielsweise durch Bewegung - erfolgt, umso stärker nimmt die Anpassungsfähigkeit des Körpers ab. Ist dann einmal eine erhöhte Anstrengung notwendig, wird der Organismus leicht überfordert und bricht zusammen.

Während starke Reize (Leistungssport) eher schaden, fördern angemessene Reize die körperlichen, geistigen und seelischen Funktionen. Interessanterweise ist eine Verbesserung der körperlichen Fitness vom Alter unabhängig. Gerade in fortgeschrittenem Alter ist ein wohldosiertes Training besonders nutzbringend.

Ich möchte im Folgenden zunächst die wichtigsten Einflüsse körperlicher Bewegung und Sport auf die verschiedenen Organsysteme erläutern. Auf dieser Grundlage werde ich dann aufzeigen, wie Sie Ihre körperliche Leistungsfähigkeit mit einfachen Trainingsmethoden entscheidend verbessern können. Denn die Bewegung ist nach der Ernährung eine weitere wichtige Säule des Anti-Aging-Konzepts und darf nicht vernachlässigt werden.

Die größte Sorge der Steinzeitmenschen war es, genügend Kalorien für die anstrengende Jagd zu bekommen. Unsere größte Sorge ist es heute, genügend Bewegung für die enorme Kalorienmenge zu bekommen.

Die positiven Auswirkungen von körperlichem Training

Warum Sport?

Wie wir heute wissen, erhöhen bestimmte Verhaltensweisen die Anfälligkeit für das Auftreten gewisser Krankheiten. Zu diesen Risikofaktoren gehören Rauchen, Alkohol, Bluthochdruck, Übergewicht, falsche Ernährungsgewohnheiten und - ganz wichtig - Bewegungsmangel. Er begünstigt die Entstehung von Herz- und Gefäßerkrankungen sowie von Schädigungen des Bewegungsapparats.

Es sterben etwa genauso viele Menschen durch Bewegungsarmut wie durch Rauchen.

Laut aktuellen Untersuchungen treiben zwei Drittel aller Deutschen keinerlei Sport und sind daher körperlich völlig untrainiert. Diese Entwicklung beginnt bereits im Kindergarten und setzt sich in der Schule fort.

Beliebter werden leider nur die Extremsportarten - wie Drachenfliegen, Fallschirmspringen etc. - die gesundheitlich wertlos sind, dafür aber teilweise ein hohes Verletzungsrisiko in sich bergen.

Die Ausdauerleistungsfähigkeit nimmt mit zunehmendem Alter ständig ab. Während aber bei Untrainierten ab dem 30 Lebensjahr pro Lebensdekade ein Abfall von 9 % stattfindet, beträgt der Abfall bei Trainierten nur maximal 5 %.

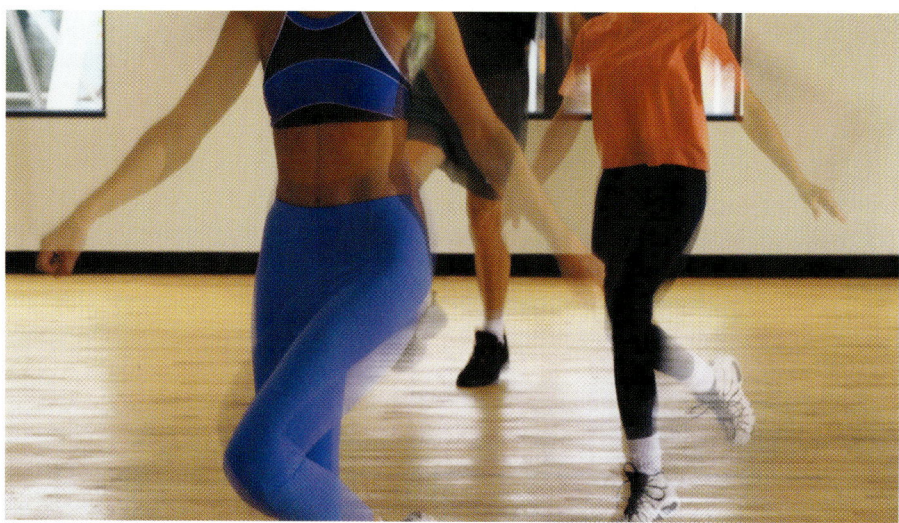

Was bewirkt sportliche Betätigung?

Die positiven Einflüsse auf unseren Organismus sind so vielfältig, dass hier nur die wichtigsten beschrieben werden können.

1. Muskulatur

Bei einer Intensität der Belastung von mindestens 50 % der maximalen Leistungsfähigkeit kommt es zu einer Massen- und Kraftzunahme.

Der Sinn einer gut entwickelten Muskulatur besteht in einer besseren Stabilisierung des passiven Halte- und Stützapparats (Gelenke und Wirbelsäule) und einer verbesserten Ausdauerleistung. Die Erhöhung des Energieumsatzes, die maßgeblich für den Kalorienverbrauch verantwortlich ist, wirkt der Entstehung von Übergewicht entgegen und fördert bei bestehendem Übergewicht den Fettabbau im Rahmen einer Diät.

2. Herz und Kreislauf

Unter dem Einfluss von Sport arbeitet das Herz ökonomischer. Durch Reduzierung der Herzschläge pro Minute wird die Herzarbeit wesentlich vermindert und die Durchblutung der Herzkranzgefäße verbessert. Zusätzlich kommt es zur Ausbildung eines besonders leistungsfähigen Herzmuskels. Auch der Kreislauf wird für Belastungen widerstandsfähiger, und ein erhöhter Blutdruck sinkt.

Das Sportlerherz ist ein gleichmäßig und harmonisch vergrößertes, besonders leistungsstarkes Herz, das sich ohne Belastung problemlos wieder zurückbildet. Neben den positiven Veränderungen am Herzmuskel erweitern sich auch die koronaren Herzgefäße, und es bilden sich vermehrt Umgehungskreisläufe.

Das Schlagvolumen in Ruhe beträgt bei Untrainierten etwa 70 ml, bei Trainierten etwa 105 ml. Unter Belastung steigt es auf 120 ml bzw. auf bis zu 200 ml.

Eddie Mercks, dreifacher Radweltmeister, hatte übrigens ein Herzvolumen von 1.700 ml, ein normales Männerherz bringt es auf 750 bis 800 ml.

Das Schlagvolumen fällt bei Untrainierten bei hohen Herzfrequenzen wieder ab (Optimum bei 110 bis 120 Schlägen/Minute). Bei Trainierten hingegen bleibt das Volumen bis in hohe Frequenzen (200 Schläge/Minute) konstant.

All diese Veränderungen senken die Herzfrequenz in Ruhe. Eine Senkung um 10 Schläge/Minute bedeutet bereits eine Energieeinsparung von etwa 15 %. Die niedrigsten jemals gemessenen Ruheherzfrequenzen bei Skilangläufern der Weltspitze lagen bei unter 30 Schlägen/Minute.

Ausdauertraining erhöht auch die Kapillardichte durch Kapillarneubildung im

Muskelgewebe. Die verbesserte intramuskuläre Blutverteilung führt schließlich zu einer höheren Durchblutungsrate bei Belastung.

3. Atmung

Der erhöhte Sauerstoffbedarf bei Belastung bewirkt umfangreiche Anpassungsvorgänge des Atmungssystems. Gleichzeitig verbessert sich die Sauerstoffaufnahmekapazität.

4. Bewegungsapparat

Bewegung stärkt Knochen, Sehnen, Bänder und Gelenke. Stabile Knochen beugen Osteoporose vor und helfen bei ihrer Behandlung, gestärkte Gelenkknorpel mildern eine Arthrose.

5. Stoffwechsel

Durch sportliche Betätigung stabilisiert sich der Blutzuckerspiegel. Bei Diabetikern kann sich der erhöhte Blutzuckerspiegel durch Entlastung der Bauchspeicheldrüse eventuell sogar wieder normalisieren. Weiterhin wird die Leberfunktion (Entgiftung) gestärkt. Mit zunehmendem Trainingszustand kann vermehrt Fett zur Energiegewinnung herangezogen werden. Der Stoffwechsel ist bei Übergewichtigen auf Fettspeicherung und Ablagerung in den Depots ausgelegt, bei Trainierten eher auf Fettverbrennung und Wärmegewinnung. In Kombination mit einer Diät werden erhöhte Blutfette gesenkt.

6. Innere Drüsen

Ihre Funktion steigt an und bewirkt eine ökonomische Hormonausschüttung sowie eine verbesserte Stresstoleranz.

7. Nervensystem

Sport erhöht geistige Leistungsfähigkeit, Gedächtnis und Konzentration.

8. Psyche

Sport ist ein geeignetes Mittel, um Aggressionen abzubauen und Stress auszugleichen. Er schützt vor Schädigungen durch permanenten Ärger und Überforderung, fördert den Schlaf und wirkt ausgleichend.

Sport mobilisiert die Selbstheilungskräfte unseres Körpers und führt zu innerer Ausgeglichenheit und Zufriedenheit. Sportler sind in der Regel ruhiger, gelöster und entscheidungsfreudiger.

9. Immunsystem

Moderater und sinnvoller Sport stabilisiert das Immunsystem, stärkt die Abwehrkräfte gegen Infektionen und senkt das Krebsrisiko.

Übertriebener Sport hingegen - häufig wird gerade im Hobbybereich zu intensiv trainiert - reduziert die Immunabwehr (Immunsuppression), was die Anfälligkeit für Infektionen erhöht.

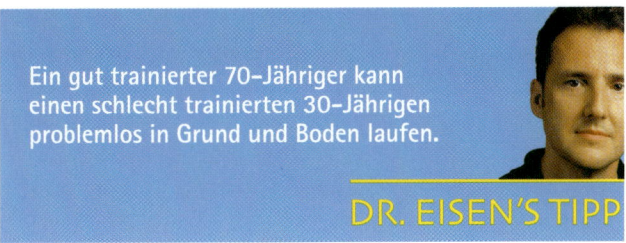

Ein gut trainierter 70-Jähriger kann einen schlecht trainierten 30-Jährigen problemlos in Grund und Boden laufen.

DR. EISEN'S TIPP

Risikofaktor Bewegungsmangel

Bewegungsmangel ist in den letzten Jahren zu einem der wichtigsten Risikofaktoren für Herz- und Gefäßerkrankungen, Übergewicht, Bluthochdruck sowie für Wirbelsäulen- und Gelenkerkrankungen geworden. Bei Bewegungsmuffeln liegt die Herzinfarktrate doppelt so hoch wie bei sportlich aktiven Menschen.

Es gilt stets zu bedenken, dass unser Organismus noch immer ausgelegt ist wie vor tausenden von Jahren. Damals wechselten sich Phasen von Belastung und Bewegung harmonisch mit Phasen von Ruhe und Entspannung ab. Unser heutiger Tagesablauf ist jedoch dadurch gekennzeichnet, dass wir uns acht Stunden im Beruf ärgern und stressen. Anschließend setzen wir uns mit einer massiven Überflutung von Stresshormonen ins Auto, fahren nach Hause und schlafen dann vor dem Fernseher ein.

So werden die Stresshormone jedoch nicht beseitigt. Besuchen Sie hingegen auf dem Heimweg ein Fitnessstudio und bauen eine Stunde lang Ihre Stresshormone ab, kommen Sie frisch und gut gelaunt nach Hause und können sich das - hoffentlich nicht allzu üppige Abendessen - schmecken lassen.

Stellen Sie sich doch einmal vor, wie es wäre, wenn Sie täglich mehrere Stunden einem Wild nachlaufen müssten: Zwischendurch würden Sie etwas gesammeltes Obst und Gemüse essen, und nach Stunden dürften Sie endlich eine schöne Portion mageres Wildmuskelfleisch genießen.

Würden Sie auch dann vor jeder Treppe erzittern, wo Sie bereits nach zehn Stufen erschöpft und schnaufend stehen bleiben müssen? Hätten Sie auch dann noch Angst vor dem Blick in den Spiegel angesichts der unförmigen Fettpolster, die sich um Ihren Körper schlängeln? Bestimmt nicht! Wie viele Studien belegen, kann regelmäßige Bewegung viele Krankheiten verhindern oder sogar heilen. Die gesamte Diätindustrie wäre zum Konkurs verurteilt – moderate, ausgewogene Nahrung und regelmäßige Bewegung sind die Feinde jeden Fettpolsters.

„Sport" leitet sich vom lateinischen „dispertare" (sich zerstreuen, sich vergnügen) ab. Lassen Sie sich also beim Sport keine grauen Haare wachsen. Sport soll und kann Sie von Problemen lösen, Sie fit und gesund halten und Spaß und Lebensfreude bringen. Sport ist ein idealer und unverzichtbarer Baustein einer gesunden Lebensführung.

Ein kleiner Hoffnungsschimmer ist die zunehmende Zahl der Besucher von Fitnessstudios, die vermehrt auf Gesundheit statt auf Muskeln und Schönheit Wert legen. Sport könnte zur Überlebensstrategie des Menschen an der Schwelle des 21. Jahrhunderts werden.

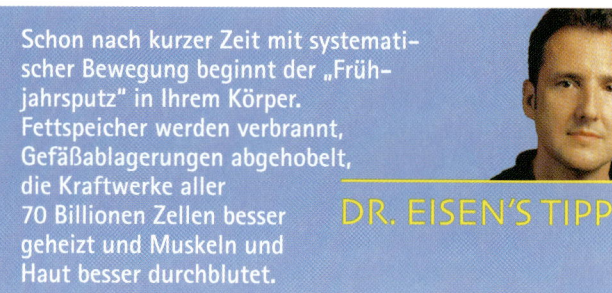

Schon nach kurzer Zeit mit systematischer Bewegung beginnt der „Frühjahrsputz" in Ihrem Körper. Fettspeicher werden verbrannt, Gefäßablagerungen abgehobelt, die Kraftwerke aller 70 Billionen Zellen besser geheizt und Muskeln und Haut besser durchblutet.

DR. EISEN'S TIPP

Der Energiestoffwechsel

Um unsere Muskeln zur Arbeit und damit in Bewegung zu bringen, muss chemische in mechanische Energie umgewandelt werden. Unmittelbare Energiequelle ist immer das Adenosintriphosphat (ATP).

Aufgrund der begrenzten ATP-Vorräte im Körper nutzt der Muskel zum Wiederaufbau von ATP noch weitere Energieträger. Die chemische Energie wird also durch Verbrennung bzw. Abbau vier verschiedener Stoffe bereitgestellt:

1. Adenosintriphosphat (ATP)

ATP ist sozusagen unser Brennstoff - vergleichbar mit Heizöl. Bei seiner Verbrennung entsteht Energie für alle möglichen Stoffwechselvorgänge. Die ATP-Bildung vollzieht sich in den Mitochondrien, den Kraftwerken unserer Zellen. Der Körper versucht stets, möglichst viel ATP aus Glukose und Fettsäuren herzustellen.

Wie jeder Verbrennungsmotor erzeugt auch unsere Muskulatur mehr Wärme als mechanische Arbeit. Der Wirkungsgrad liegt bei nur 20 bis 25 %, die restlichen 75 bis 80 % erzeugte Energie verpuffen als Wärme.

2. Kreatinphosphat (KP)

3. Glukose (Glykolyse)

4. Fettsäuren (Fettsäuren)

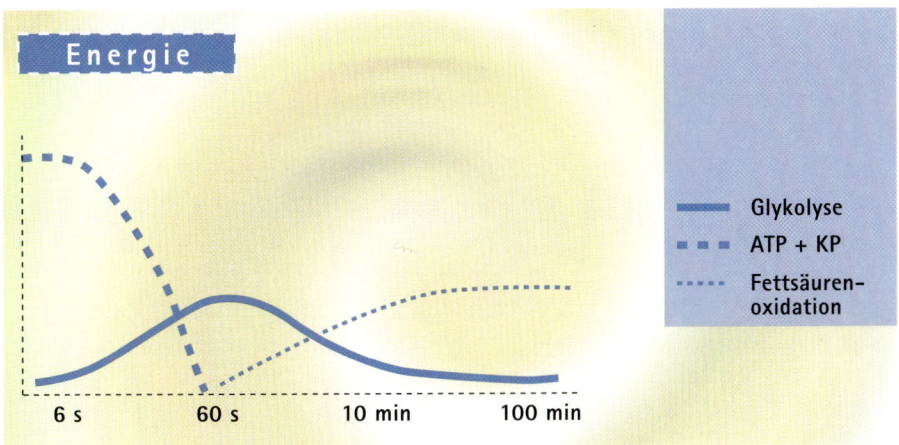

Energieversorgung für die Muskelkontraktion

Der Energieabbau bei der Muskelkontraktion kann ohne Einbeziehung von Sauerstoff *(anaerob)* wie auch mit Sauerstoff *(aerob)* erfolgen. Demnach unterscheidet man anaerobe und aerobe Energiegewinnung.

Zu Beginn jeder intensiven sportlichen Belastung muss der Muskel die notwendige Energie auf anaerobem Weg aufbringen. Unser Herz-Kreislauf-System reagiert zu langsam, um gleich am Anfang einer Belastung eine aerobe Antwort zu geben.

Erste Energie liefernde Reaktion ist die Spaltung des im Muskel gespeicherten ATP in Adenosindiphosphat (ADP) + Phosphat. Der Vorrat von 6 mmol/kg Muskelfeuchtgewicht reicht jedoch nur für einige Sekunden. Um weitere Muskelarbeit zu ermöglichen, stellt jetzt der Kreatinphosphatspeicher ATP her (KP + ADP -> Kreatinin + ATP). Die energiereichen Phosphate (ATP, KP) reichen für eine Gesamtarbeitszeit von etwa 20 Sekunden aus (siehe Grafik auf Seite 249).
Die Energiebereitstellung in diesen ersten Sekunden verläuft ohne nennenswerte Laktatbildung (alaktazide Phase). Die Inanspruchnahme dieser alaktaziden Ausdauer erfordert eine maximale Belastungsintensität, beispielsweise einen 100-m-Spurt.

Nach etwa 20 Sekunden intensiver Belastung sind diese beiden Stoffe bereits verbraten. Der Körper stellt jetzt auf die Energiegewinnung durch den anaeroben Glukoseabbau (Glukose -> 2 ATP + Milchsäure) um, der ebenfalls nur einige Minuten andauert. Diese laktazide Phase findet bei allen intensiven Belastungen ohne ausreichende Sauerstoffversorgung statt.
Das Maximum der Glykolyse liegt bei etwa 45 Sekunden. Die Höhe des Milchsäurespiegels im Blut ist ein Maß für die anaerob-laktazide Ausdauer. Die Glukose wird überwiegend aus intrazellulärem Glykogen gebildet. Die zu Beginn eingegangene Sauerstoffschuld wird nach Beendigung der Belastung durch eine über längere Zeit erhöhte Herzfrequenz ausgeglichen.

Nach wenigen Minuten haben sich Durchblutung und Stoffwechsel auf die Belastung eingestellt. Aus diesem Grund ist es wichtig, den Körper durch ein adäquates Aufwärmprogramm vorzubereiten. Anschließend überwiegt der aerobe Zuckerabbau, bei dem bedeutend mehr Energie in Form von ATP gebildet wird als beim anaeroben Zuckerabbau

(Glukose + 6 O_2 -> 36 ATP + 6 CO_2 + $6H_2O$). Anaerober und aerober Zuckerabbau laufen stets nacheinander, niemals parallel ab.

Hochgradig intensive Belastungen können nur anaerob durch Glukose abgedeckt werden. Mittlere Belastungen werden aerob mit Glukose und Fetten, längere Belastungen niedriger Intensität überwiegend mit Fetten abgedeckt.

> **Ein guter Fettabbau erfolgt bei langer Belastung mit niedriger Intensität.**
>
> MERKE

Energiespeicher im Körper

ATP	->	1,2 kcal
KP	->	3,6 kcal
KH	->	1.200 kcal
Fett	->	50.000 kcal

Reicht die Menge des eingeatmeten Sauerstoffs nicht mehr aus, wird zunehmend Laktat gebildet. Laktat ist also das Endprodukt des Zuckerstoffwechsels bei Belastungen ohne ausreichende Sauerstoffversorgung in den Zellen.

Glukose ist in unserer Muskulatur und Leber als Glykogen gespeichert. Die Muskulatur eines Untrainierten enthält rund 300 g Glykogen, die Leber rund 80 g. Ausdauer trainierte Personen besitzen größere Glykogenspeicher. Die Leber sorgt in ihrer Eigenschaft als Glykogenspeicher und durch die ständige Neubildung von Glukose aus Alanin, Laktat und Glycerol für eine stabile Blutzuckerkonzentration.

Unsere Vorräte an Glykogen erlauben eine intensive Belastung von etwa 90 Minuten. Erst dann muss wieder Glukose zugeführt werden.

Freie Fettsäuren sind der vorrangige Brennstoff zur Energiegewinnung in Ruhe wie auch bei länger andauernden sportlichen Belastungen. Die freien Fettsäuren sind als Triglyzeride bevorzugt in unserem Unterhautfettgewebe (Problemzonen) gespeichert und stellen ein riesiges Energiereservoir dar. Theoretisch könnte ein normalgewichtiger, 70 kg schwerer Mann mit der in seinem Fettgewebe gespeicherten Energie 20 Marathonläufe absolvieren. Interessanterweise erhöhen sich bei Langstreckenläufern auch die Fettspeicher in der Muskulatur.

Die Freisetzung von Fettsäuren aus den Fettspeichern (Lipolyse) ist hormonell gesteuert: Bei Stress (Einfluss von Adrenalin) und bei niedrigem Insulinspiegel ist die Lipolyse hoch. Eine gute Lipolyse findet weiterhin bei längeren Belastungen mit niedriger Intensität statt. Bei mehrstündigen Belastungen wird der Energiebedarf zu über 90 % durch Fettsäureoxidation aufrechterhalten. Störend wirken dabei höhere Laktatwerte und eine zu hohe Glukoseaufnahme während des Trainings, denn sie lässt den Insulinspiegel ansteigen. Auch mit zunehmendem Trainingszustand erhöht sich der Anteil der Lipolyse an der Energieerzeugung.

> Blockieren Sie Ihre Fettverbrennungsmaschine während des Trainings nicht dadurch, dass Sie zuckerhaltige Getränke oder Snacks in größerer Menge zu sich nehmen.
>
> **MERKE**

Die Fettsäureoxidation findet in den Mitochondrien unserer Zellen statt. Für den Transport der Fettsäuren in die Zellen wird L-Carnitin benötigt. Deshalb steigert auch die externe Zufuhr von Carnitin die Fettverbrennung und die Ausdauerleistung.

Die mit der Nahrung aufgenommenen Fette werden an Lipoproteine gebunden. Sie kennen ja bereits LDL (low density lipoproteins) und HDL (high density lipoproteins) unter der Bezeichnung schlechtes bzw. gutes Cholesterin (siehe Seite 110).

Ausdauertraining erhöht die Konzentration von HDL-Cholesterin und hemmt so die Arteriosklerose.

Erwähnenswert sind noch die Ketonkörper, die bei Fettabbau unter Glukosemangel auftreten. Man findet sie bevorzugt bei Hunger und langen Belastungen. Ketonkörper verursachen den in solchen Situationen typischen säuerlichen Mundgeruch.

Zusammenfassung

Kürzere und intensive Belastungen bedeuten eine Energiebereitstellung aus Glukose und sind eher typisch für ein Ausdauertraining. Solche Belastungen sind deshalb im Sinne eines Gesundheitstrainings wenig sinnvoll. Erst längere Belastungen über 45 Minuten zeigen die erwünschten Adaptationsvorgänge im Fettstoffwechsel und bewirken einen Abbau der Fettpolster sowie eine Ökonomisierung des gesamten Stoffwechsels.

Nicht blind losstürmen! – Grundlagen des Trainings

Training bedeutet systematisches Üben zur Verbesserung der körperlichen Leistungsfähigkeit. Wichtiges Kriterium ist hierbei die Anpassung (Adaptation). Alle Veränderungen an Organen und Systemen in unserem Organismus bei sportlicher Betätigung sind nur mit Anpassung zu erklären. Wird ein Organ oder System, z.B. der Muskelapparat, regelmäßig und sinnvoll belastet, passt er sich den Anforderungen an und seine Belastbarkeit steigt.

Auf die Dosis kommt es an!

Leistungssport hat in der Regel nur wenig mit Gesundheit zu tun, sondern ist vielmehr eine berufliche Betätigung mit Problemen wie Verschleiß und Verletzungen. Aber auch Gesundheitssport muss optimal dosiert werden, um eine wohlbringende und gesundheitsfördernde Wirkung zu entfalten. Bei der Steuerung und Planung des Trainings gilt es drei Regeln zu beachten:

♣ ausreichend oft

Im Anfängerbereich bedeutet das zwei bis drei Trainingseinheiten pro Woche mit einer Steigerung hin zu einem täglichen Training bei zunehmendem Trainingszustand. Bedenken Sie, dass jeder Zuwachs an Kraft oder Ausdauer durch Regenerationsvorgänge und Anpassungen in der Zeit nach dem Training bewirkt wird. Deshalb ist es wichtig, dem Körper genügend Zeit für diese Aufbauphase zu gönnen. Ansonsten droht in relativer kurzer Zeit ein Übertraining, begleitet von Stagnation und Frustration. Die normale Regenerationszeit für Hobbysportler liegt je nach Trainingszustand zwischen 24 und 72 Stunden.

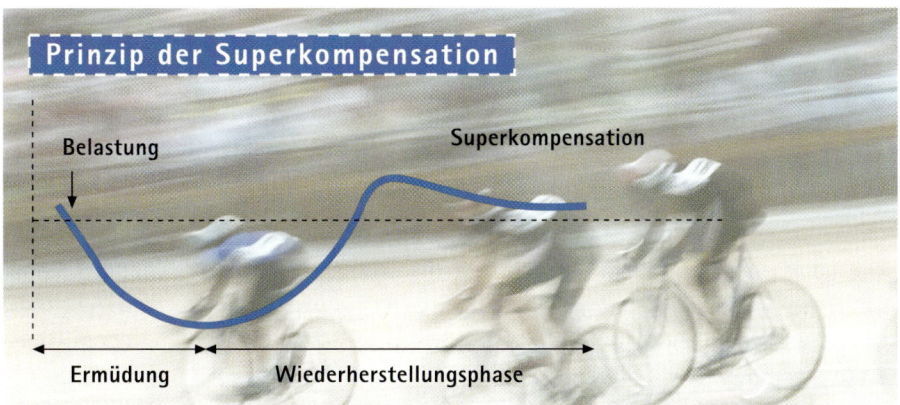

Prinzip der Superkompensation

Belastung

Superkompensation

Ermüdung

Wiederherstellungsphase

Den Versuch unseres Körpers, sich während der Regenerationszeit nach einem Training rasch wieder aufzubauen, nennt man Superkompensation. In dieser Wiederherstellungsphase werden die Energiespeicher etwas über das Ausgangsniveau aufgefüllt. Der Körper ist deshalb nach erfolgter Regeneration etwas belastbarer als vor dem Training. Für einen optimalen Leistungszuwachs sollte der nächste Trainingsreiz zu diesem Zeitpunkt erfolgen.

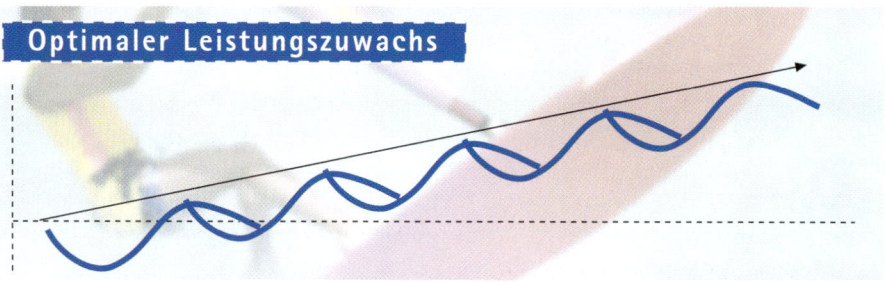

Optimaler Leistungszuwachs

Wird aus falschem Ehrgeiz zu schnell aufeinander trainiert, kommt es zu einer zunehmenden Überforderung unserer Regenerationskräfte. Die Leistungszunahme stagniert, oder die Leistungsfähigkeit geht sogar zurück (Übertraining).

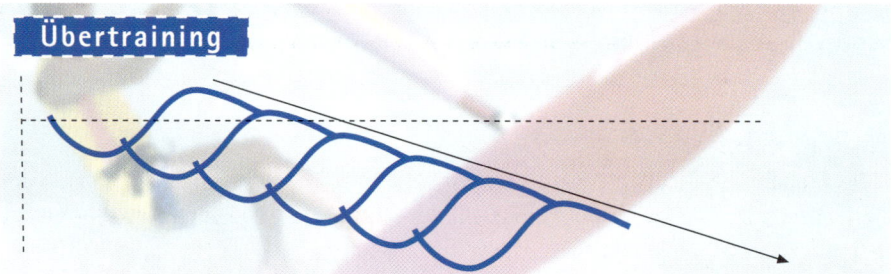

Übertraining

ausreichend lange

Beim Ausdauertraining heißt das mindestens 20 bis 30 Minuten im optimalen Pulsbereich. Beim Krafttraining wird die Dauer üblicherweise durch die Anzahl der Sätze bestimmt. Unser Organismus braucht eine gewisse Zeit, um den Stoffwechsel auf die Belastung umzustellen und die Adaptationsvorgänge einzuleiten. Zu kurzes Training bringt keinen langfristigen Trainingserfolg.

👍 ausreichend intensiv

Die Trainingsreize müssen im Ausdauerbereich wie auch im Kraftbereich mindestens 50 % der maximalen Leistungsfähigkeit betragen, um eine Adaptation zu fördern. Niedrigere Reize führen zu keinen Anpassungsvorgängen und damit auch zu keiner Verbesserung der Leistungsfähigkeit.

> Im Hobbybereich wird meist zu selten, dafür aber zu intensiv und oft zu lange trainiert. Typisches Beispiel ist das anstrengende Zwei-Stunden-Tennismatch einmal in der Woche.
>
> **MERKE**

Muskuläre Regenerationszeiten

Ausdauertraining	untrainiert	trainiert
extensiv (Puls 60 bis 70 % der maximalen Herzfrequenz)	24 Stunden	12 Stunden
intensiv (Puls 80 bis 90 % der maimalen Herzfrequenz)	48 Stunden	24 Stunden
Krafttraining	untrainiert	trainiert
Kraftausdauer (20 bis 25 Wiederholungen)	48 Stunden	24 Stunden
Maximalkraft (6 bis 8 Wiederholungen)	72 Stunden	36 Stunden

Aufbau einer Trainingseinheit

Jedes Training - egal ob Kraft-, Koordinations- oder Ausdauertraining - besteht aus mehreren Phasen. Der richtige Aufbau vermeidet Verletzungen, schützt vor Überlastungen und führt zu einem optimalen Trainingsergebnis.

1. Aufwärmphase (Warm-up)

Die Aufwärmphase ist besonders wichtig und wird leider allzu oft vergessen. Sie dient dazu, die Muskulatur und die inneren Organe auf das kommende Training vorzubereiten. Dies lässt sich dadurch erreichen, dass man 5 bis 10 Minuten locker auf der Stelle trabt, langsam kurze Strecken läuft, radelt und die großen Muskelgruppen durch Gymnastik und leichte Dehnübungen aufwärmt. Intensive Dehnübungen der noch relativ kalten Muskulatur ergeben in der Aufwärmphase keinen Sinn und sollten unterbleiben.

2. Trainingsphase

In der Trainingsphase findet unter Beachtung der beschriebenen drei Regeln die eigentliche sportliche Betätigung statt.

3. Abkühlphase (Cool-down)

Die anschließende Abkühlphase dient dazu, die auf erhöhtem Niveau laufenden Körpersysteme wieder in den Ruhezustand zu bringen. Das langsame Ausklingen der Belastung sowie Dehnungs- und Lockerungsübungen bereiten den Körper auf die Zeit der Regeneration vor.

4. Dehnübungen (Stretching)

Sie beugen Muskelverkürzungen und -krämpfen vor und beschleunigen die Regeneration.

Nach Art der sportlichen Leistungsfähigkeit unterscheidet man fünf biologische Systeme, die trainiert werden können:

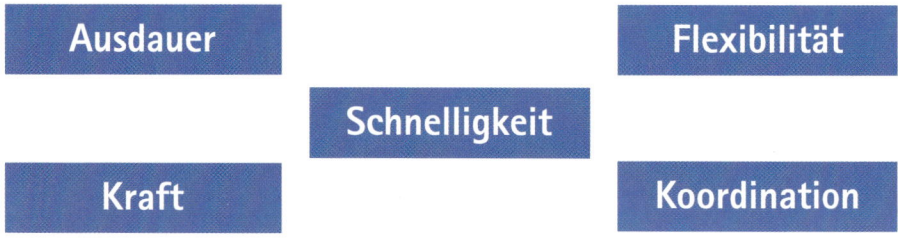

Optimale Zusammenstellung eines Gesundheitstrainings

Bauen Sie Ihr wöchentliches Training so auf, dass etwa 70 % der Zeit Ausdauer, 15 % Kraft und 15 % Beweglichkeit und Geschicklichkeit geübt werden. Je nach körperlicher Ausgangssituation und Gewicht finden etwa 70 % im Bereich des Stoffwechseltrainings statt, der Rest im Bereich des Ausdauertrainings. Verteilen Sie Ihr Training gleichmäßig. Bei drei Trainingstagen pro Woche trainieren Sie beispielsweise am Montag, Mittwoch und Freitag. Dienstag, Donnerstag und Samstag bleiben für Regeneration und Erholung reserviert.

Grundlagen des Ausdauertrainings

Ausdauertraining ist die wichtigste Maßnahme zur Optimierung der Gesundheit. Man unterscheidet dabei zwischen lokaler und allgemeiner Muskelausdauer. Die **lokale Muskelausdauer** - z.B. Bauchmuskeltraining oder Bankdrücken - aktiviert weniger als ein Sechstel der Gesamtmuskulatur. Bei der **allgemeinen Muskelausdauer** - trainiert durch Laufen, Rad fahren, Schwimmen, Skilanglauf, Gymnastik und Ballsport - wird mindestens ein Sechstel der Muskulatur unseres Körpers betätigt. Die Regel lautet hier: Je mehr Muskeln belastet werden, desto besser ist die körperliche Auswirkung.

Ausdauer benötigen wir im Alltag sehr häufig. Egal, ob wir Treppen steigen, zur Bushaltestelle rennen oder Rasen mähen - alle diese Belastungen erfordern ein Mindestmaß an Ausdauer.

Aus sportmedizinischer Sicht bezeichnet die maximal mögliche Sauerstoffaufnahme im Körper das Bruttokriterium der Ausdauerleistungsfähigkeit. Spezielle Versuchseinrichtungen in sportmedizinischen Zentren machen sie messbar. Die Werte liegen bei Untrainierten bei etwa 45 ml/kg/Minute und steigern sich bei trainierten Spitzensportlern auf 70 bis 80 ml/kg/Minute.

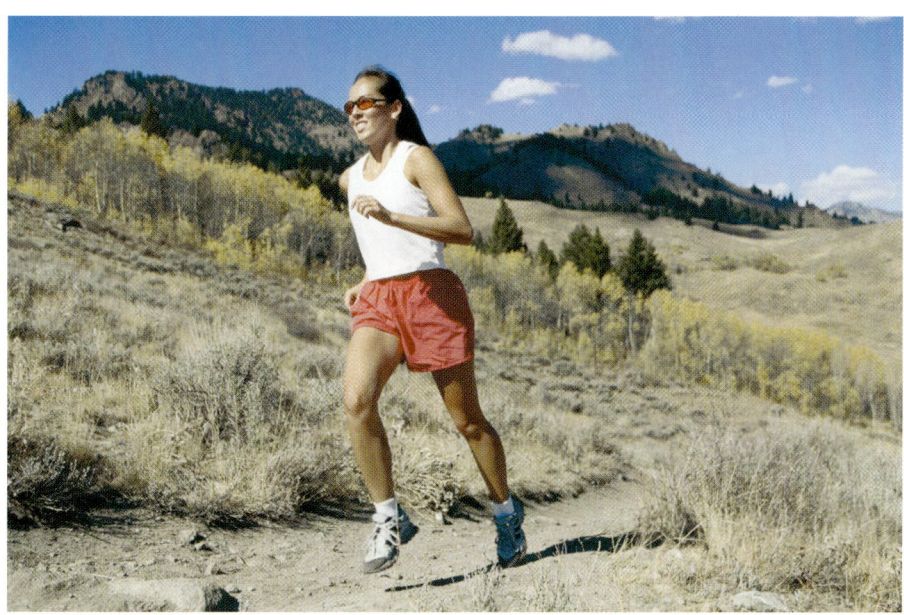

Im Hinblick auf die Dauer der Belastung ergibt sich folgende Einteilung:

Kurzzeitausdauer (45 Sekunden bis 2 Minuten)

Die Belastung läuft auf dem Niveau der zellulären Glykogenvorräte ab. Limitierend wirkt die Stoffwechselkapazität der Enzyme der anaeroben Zuckerverbrennung (Glykolyse). Gefordert wird die Fähigkeit dieser Enzyme auch bei hohem Übersäuerungsgrad (Belastungsacidose) noch arbeiten zu können. Zum Training eignet sich die Wiederholungsmethode, die intensive Kurzzeitintervallmethode und Hügelläufe.

Mittelzeitausdauer (2 bis 8 Minuten)

Neben der anaeroben Kapazität der Kurzzeitausdauer spielt hier zunehmend die anaerobe Kapazität des Herz-Kreislauf-Systems und des Stoffwechsels eine Rolle. Wichtig sind die Energiespeicher und die Aktivität der Mitochondrien. Die Mittelzeitausdauer lässt sich durch die Dauer- und Intervallmethode trainieren.

Langzeitausdauer (über 8 Minuten)

Entscheidend ist allein die aerobe Kapazität. Je länger die Belastung andauert, umso mehr Energie wird durch Verbrennung (Oxidation) von freien Fettsäuren aus den Fettspeichern gewonnen. Bei der Langzeitausdauer (LZA) unterscheidet man:

LZA I	8 bis 30 Minuten
LZA II	30 bis 90 Minuten
LZA III	90 bis 360 Minuten
LZA IV	über 360 Minuten

Trainingsmethoden

Dauermethode

Die Trainingsbelastung bleibt über einen bestimmten Zeitraum konstant, z.B. bei einem Dauerlauf von 10 km. Hierbei kommt es bevorzugt zu Anpassungen im Bereich des Fettstoffwechsels, wenn die Intensität nicht zu hoch gewählt wird. Die Dauermethode eignet sich besonders für Beginner und mäßig Fortgeschrittene.

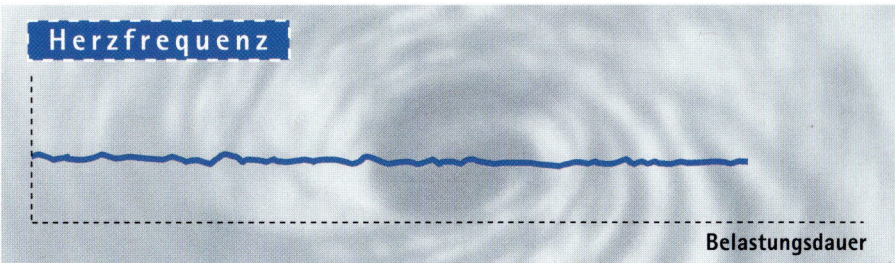

Intervallmethode

Die Trainingsbelastung wechselt mit Phasen relativer Erholung. Nach einer vorgegebenen Belastungsdauer wird eine Pause eingelegt, in der die Trainingsherzfrequenz auf 120 bis 140 Schläge/Minute abfallen darf. Anschließend erfolgt wieder eine Belastung (Prinzip der lohnenden Pause).

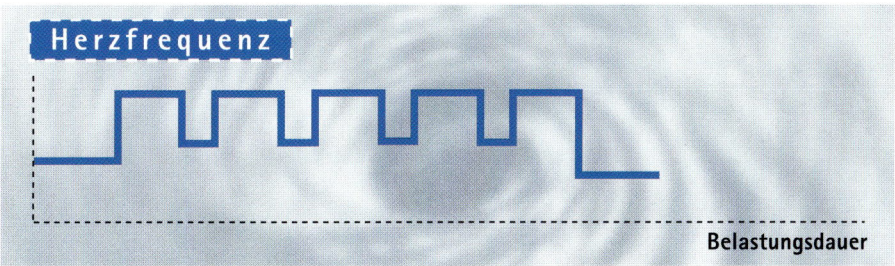

Das extensive Intervalltraining mit hohem Umfang und niedriger Intensität zielt auf die Verbesserung der aeroben Kapazität. Das intensive Intervalltraining mit niedrigem Umfang und hoher Intensität verfolgt das Ziel, die anaerobe Ausdauer zu erhöhen.

Extensives Intervalltraining
Belastungsintensität: . . . . 60 bis 80 %
Belastungsumfang: . . . . 12 bis 40 Wiederholungen
Belastungsdauer im Mittel: . . etwa 10 Minuten

Intensives Intervalltraining
Belastungsintensität: . . . . 80 bis 90 %
Belastungsumfang: . . . . 10 bis 12 Wiederholungen
Belastungsdauer im Mittel: . . etwa 15 bis 60 Sekunden

Für ambitionierte Sportler bietet das Intervalltraining den Vorteil, dass sich die Ausdauer-leistungsfähigkeit besonders rasch verbessert. Denn während es in der Belastungsphase zu einer überwiegenden Druckbelastung des Herzens mit anschließender Größenanpassung (Hypertrophie) kommt, führt die Pause zu einer Volumenbelastung mit Erweiterung der Herzhöhlen. Der Nachteil der Intervallmethode liegt darin, dass die Kapillarisierung (Durchblutungssteigerung) niedriger bleibt als bei der Dauermethode.

Wiederholungsmethode

Hierunter versteht man das wiederholte Absolvieren einer gewählten Strecke, die nach einer vollständigen Erholung mit maximaler Geschwindigkeit durchlaufen wird. Dabei ist nur eine geringe Wiederholungszahl möglich. Trainingsziel ist die Verbesserung der anaerob-laktaziden Ausdauer.

Belastungsintensität:. . . . . . 90 bis 100 %
Belastungsumfang: . . . . 1 bis 6 Läufe
Belastungsdauer: . . . . 10 Sekunden bis einige Minuten

Wettkampfmethode

Trainingsinhalte sind Wettkämpfe.

Wiederholungs- und Wettkampfmethode sind nur für Leistungssportler geeignet.

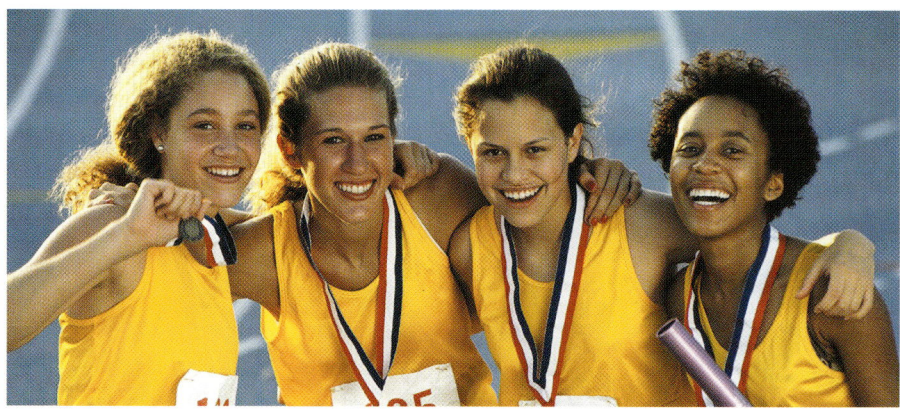

Steuerung des Ausdauertrainings

Führen wir uns nochmals die drei Regeln allgemeinen Trainings vor Augen:

🔥 **ausreichend oft:** mindestens zweimal, besser dreimal, optimal viermal pro Woche, maximal täglich

🔥 **ausreichend lange:** mindestens 20 bis 30 Minuten für ein optimales Ausdauertraining, mindestens 45 bis über 60 Minuten für ein optimales Fettverbrennungstraining

🔥 **ausreichend intensiv:** Fettverbrennung (220 - Lebensalter) x 0,6
Ausdauer (220 - Lebensalter) x 0,8

Während Häufigkeit und Dauer eines Ausdauertrainings leicht zu bestimmen sind, erweist sich die Ermittlung der optimalen Intensität als deutlich schwieriger. Alle Formeln zur Berechnung der Trainingsherzfrequenz haben den Nachteil, dass keine individuellen Kriterien des einzelnen Trainierenden einfließen. Als Folge wird dann die Intensität häufig nicht optimal gesteuert. Eine genauere und individuellere Bestimmung erfolgt immer dann, wenn Ruhepuls und Alter des Sportlers mit in die Berechnungen einbezogen werden.

Die maximale Leistungsfähigkeit kann bei der Ausdauerleistung über die maximale Pulsfrequenz berechnet werden. Die maximale Pulsfrequenz beträgt 220 Schläge/Minute minus Lebensalter.

Beispielsweise hat ein 50-jähriger Mann (oder eine Frau) eine maximale Herzfrequenz von 170 Schlägen/Minute.
Die gewünschte Intensität des Ausdauertrainings liegt zwischen 60 und 80 % dieser maximalen Leistungsfähigkeit und richtet sich danach, welches Ziel das Training erfüllen soll. Niedrige Intensitäten (60 bis 70 %) und längere Belastungszeiten trainieren vorzugsweise den gesamten Stoffwechsel und stimulieren damit besonders auch die Fettverbrennung. Kürzere, aber intensivere Belastungen (70 bis 80 %) trainieren vorrangig den Kohlenhydratstoffwechsel und verbessern besonders die Ausdauerleistung. Belastungen von über 80 % sollten aus gesundheitlichen Gründen prinzipiell unterbleiben.
Für Beginner und gesundheitsorientierte Sportler empfiehlt sich eher ein Stoffwechseltraining, Fortgeschrittene und sportlich ambitioniertere Personen können auch regelmäßig die Ausdauerleistung verbessern. Zu beachten ist jedoch der erhöhte oxidative Stress

bei allen Belastungen, die über das Stoffwechseltraining hinausgehen!

220 minus Alter	= Maximalpuls
50 bis 60 % des Maximalpulses	= Trainingsschwelle
60 bis 70 % des Maximalpulses	= Fettverbrennungsbereich
70 bis 80 % des Maximalpulses	= aerober Ausdauerbereich
über 80 % des Maximalpulses	= anaerober Ausdauerbereich

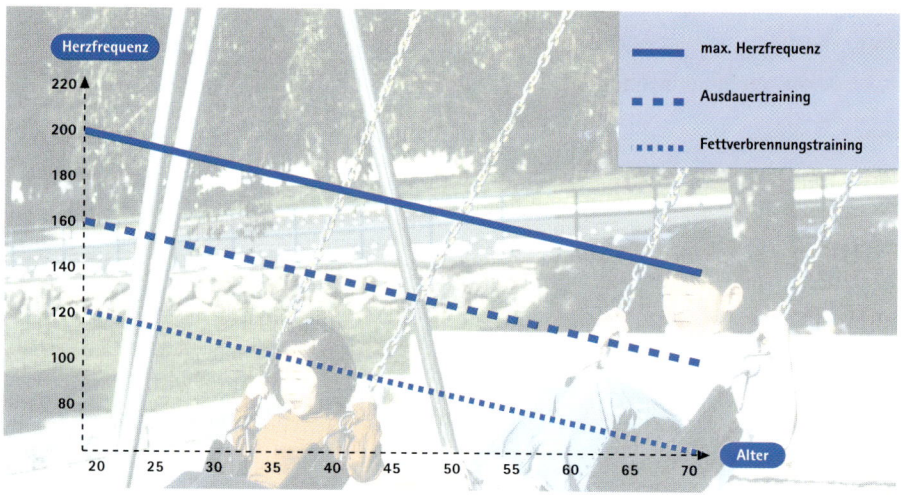

Praxisgerecht ist folgende Formel:
Trainingspuls = ((220 - Alter) - Ruhepuls) x 0,6 bis 0,8 + Ruhepuls

Beispiel 1
Ein 38-jähriger Sportler mit einem Ruhepuls von 58 Schlägen/Minute möchte ein Fettverbrennungstraining machen:

 (220 - 38) - 58 = 124
 124 x 0,6 = 74
 74 + 58 = 132

Die Trainingsherzfrequenz liegt also bei etwa 132 Schlägen/Minute.

Beispiel 2

Eine 55-jährige Sportlerin mit einem Ruhepuls von 72 Schlägen/Minute möchte ihre Grundlagenausdauer verbessern:

(220 - 55) - 72 = 93

93 x 0,7 = 65

65 + 72 = 137

Die Trainingsherzfrequenz liegt also bei etwa 137 Schlägen/Minute.

Die Berechnung des Trainingspulses über diese Formel erlaubt in den meisten Fällen eine befriedigende Aussage über die Trainingsintensität. Da jedoch individuell erhebliche Abweichungen auftreten können, ist diese Methode nicht das Nonplusultra. Eine genauere Trainingssteuerung lässt sich über die Bestimmung der Milchsäurekonzentration im Blut (Laktatwert) durchführen.

Laktat

Laktat ist das Salz der Milchsäure. Es entsteht im Energiestoffwechsel der Muskulatur als Endprodukt beim Abbau von Glukose, besonders dann, wenn die Muskulatur unter Sauerstoffmangel belastet wird. Das ist beispielsweise der Fall bei einer ansteigenden Belastung auf dem Fahrradergometer oder bei einem anstrengenden Langstreckenlauf.

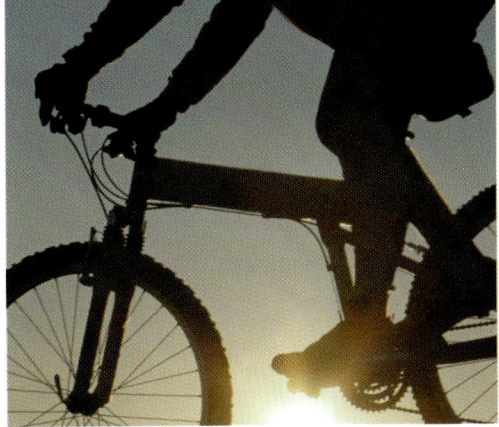

Zuerst kann der Organismus noch ausreichend viel Sauerstoff aufnehmen, um die Zuckerverbrennung im optimalen aeroben Bereich ablaufen zu lassen. Je anstrengender die Belastung jedoch wird, desto mehr nimmt der Sauerstoffmangel innerhalb der Zellen zu und der Körper ist auf die Verstoffwechselung von Laktat angewiesen. Vereinfacht ausgedrückt: Je höher das Laktat ansteigt, desto größer wird die Sauerstoffschuld im Körper.

Laktat wird im Organismus wieder abgebaut und im Stoffwechsel verwertet. Es lässt sich mithilfe spezieller Geräte mit etwas Blut aus Ohr oder Finger leicht bestimmen. Bei der

Laktatmessung auf dem Fahrradergometer wird der Laktatwert im Blut alle 3 Minuten ermittelt. Ein Computerprogramm rechnet diese Werte dann in eine Laktatleistungskurve um.

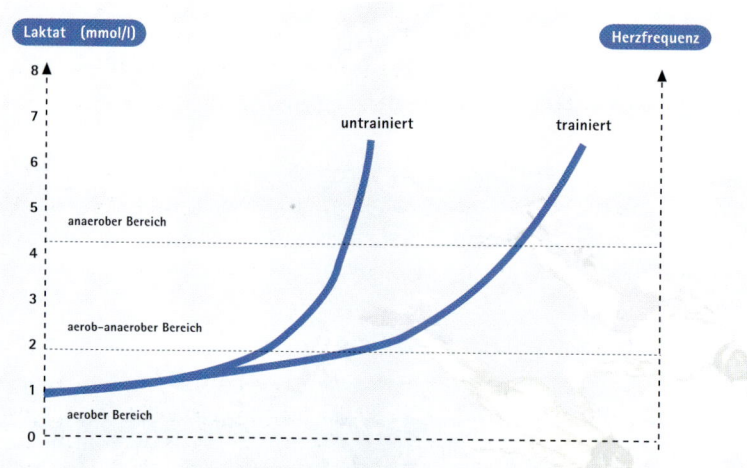

Die Laktatbestimmung ist nach der Pulsmessung die wichtigste Messgröße und die genaueste Methode zur Beurteilung des Trainingszustands und sowie für Planung und Steuerung des Ausdauertrainings. Bei der Sauerstoffaufnahme unterscheidet man zwischen aerobem, aerob-anaerobem und anaerobem Belastungsbereich.

Der **aerobe Bereich**, der mit einer noch ausreichenden Sauerstoffversorgung während der Belastung einhergeht, zeigt Laktatwerte bis 2 mmol/l. In diesem Bereich findet ein optimales Stoffwechseltraining mit Betonung der Fettverbrennung bei längerer Belastungsdauer statt.

Laktatwerte zwischen 2 und 4 mmol/l sind charakteristisch für den **aerob–anaeroben Übergangsbereich**, in dem es zunehmend zu Sauerstoffnot im Körper des Trainierenden kommt. Dieser Bereich eignet sich besonders gut für ein Ausdauertraining. Training im Bereich zwischen 2 und 3 mmol/l nennt man **extensives Ausdauertraining**. Es dient vor allem der Verbesserung des Stoffwechsels sowie der Funktion von Herz und Kreislauf.

Laktatwerte von mehr als 4 mmol/l kennzeichnen den **anaeroben Bereich**, in dem es zu einer zunehmenden Anhäufung von Laktat und anderen Stoffwechselprodukten kommt. Die Folge ist eine zunehmende Übersäuerung mit steigender Gefahr von Überlastungsschäden und Verletzungen. Eine starke Ermüdung ist typisch für ein Training mit hohen

Laktatwerten. Diesen Bereich sollten Gesundheitssportler deshalb meiden. Die anaerobe Schwelle bei 4 mmol/l gibt Auskunft darüber, welcher Anteil der Sauerstoffaufnahme für Ausdauerbelastungen nutzbar ist. Bei der Trainingsgestaltung geben die anaerobe Schwelle und ihr korrelierender Pulswert wertvolle Hinweise für die optimale Belastungsintensität und den Grad der Entwicklung des Trainingszustands. Training im Bereich der anaeroben Schwelle bezeichnet man als **intensives Ausdauertraining**. Es kann etwa 45 bis 60 Minuten durchgehalten werden. Dieses Training verbessert besonders die Muskelstoffwechselkapazität.

Ein erfolgreiches Training zeigt sich darin, dass mit der Zeit immer höhere Belastungen nötig sind, um einen gewissen Puls bzw. Laktatwert zu erreichen. Man bewältigt also immer mehr Belastung bei gleichem Puls.

Beanspruchung der Funktionssysteme bei Ausdauerleistungen

Funktionssystem	Messgröße	KZA	MZA	LZA I	LZA II	LZA III	LZA IV
Herz-Kreislauf	Herzfrequenz Schläge/Min.	185–200	190–210	180–190	175–190	150–180	120–170
Sauerstoffaufnahme	% des Vol. O_2 max.	100	95–100	90–95	80–95	60–90	50–60
Energiewandlung	% Anteil aerob	20	60	70	80	95	99
	anaerob	80	40	30	20	5	(1)
Energieverbrauch	kcal/Min.	60	45	30	25	20	18
	kcal gesamt	90–110	130–400	400–750	750–2.300	2.300–6.500	über 6.500
Glykogenabbau	Muskelglykogen in %	10	30	40	60	80	96
Lipolyse	Freie Fettsäuren (mmol/l)	0,5	0,5	0,8	1	2	2,5
Glykolyse	Laktat (mmol/l)	18	20	14	8	4	2
Proteolyse	Alanin (µmol/l)	500	500	400	350	250	200

KZA = Kurzzeitausdauer, Dauer 45 Sek. bis 2 Min.
MZA = Mittelzeitausdauer, Dauer 2 bis 8 Min.
LZA I = Langzeitausdauer I, Dauer 8 bis 30 Min.
LZA II = Langzeitausdauer II, Dauer 30 bis 90 Min.
LZA III = Langzeitausdauer III, Dauer 90 bis 360 Min.
LZA IV = Langzeitausdauer IV, Dauer > 360 Min.

Pulsmessung

Die billigste, aber leider nicht beste Methode ist das Erfühlen des Pulses an der Hand-schlagader in der daumenseitigen Mulde des Unterarmes kurz vor dem Handgelenk. Problematisch ist die Messung während einer Belastung, da der Puls bei jeder Unterbre-chung relativ schnell absinkt, was die Beurteilbarkeit erschwert. Kaum durchführbar ist die Messung beim Rad fahren oder Schwimmen.

Pulsuhren

Die beste und angenehmste Möglichkeit ist die Pulsmessung mithilfe spezieller Frequenz-messgeräte. Hierbei wird ein schmaler, elastischer Gurt mit integriertem Sender um die Brust geschnallt und die Herzfrequenz per Funk auf eine Uhr am Handgelenk übertragen. Dies ermöglicht es, jederzeit den genauen Puls abzulesen und zu entscheiden, ob das Trai-ning intensiviert oder gedrosselt werden muss, um im gewünschten Trainingsbereich zu bleiben.

Kalorienverbrauch einiger Sportarten

Leider wirkt sich eine sportliche Betätigung ohne begleitende Diät auf die Gewichtsab-nahme nicht so groß aus, wie häufig vermutet wird. Einige Beispiele mögen dies verdeut-lichen:

60 Minuten Laufen (Geschwindigkeit 10 km/ Std.) . . . . . . 380 kcal
60 Minuten Rad fahren (Geschwindigkeit 16 km/Std.) . . . 470 kcal
60 Minuten zügiges Schwimmen . . . . 760 kcal
60 Minuten Gymnastik . . . . 310 kcal
60 Minuten Gartenarbeit . . . . 435 kcal
60 Minuten Tennis. . . . . 500 kcal
Eine Tafel (100 g) Schokolade . . . . 500 bis 600 kcal

Längerfristige Trainingsplanung

Art und Umfang des Ausdauertrainings richten sich nach der Leistungsstufe, auf der sich der Trainierende gerade befindet. Werden die Vorgaben nicht eingehalten, drohen Übertraining, Verletzungen und Überlastungsschäden.

1. Beginner

Trainingszeit:	0 bis 6 Monate
Häufigkeit:	zweimal pro Woche (auf Wunsch zusätzlich Stoffwechseltraining)
System:	Dauermethode, extensive Intervallmethode
Trainingsdauer:	20 Minuten
Intensität:	60 bis 65 % des individuellen Leistungsmaßes

2. Geübter

Trainingszeit:	6 bis 12 Monate
Häufigkeit:	zwei- bis dreimal pro Woche (auf Wunsch zus. Stoffwechseltraining)
System:	Dauermethode, extensive Intervallmethode
Trainingsdauer:	20 bis 30 Minuten
Intensität:	65 bis 70 % des individuellen Leistungsmaßes

3. Fortgeschrittener

Trainingszeit:	12 bis 36 Monate
Häufigkeit:	drei- bis viermal pro Woche (auf Wunsch zus.Stoffwechseltraining)
System:	Dauermethode, extensive/intensive Intervallmethode
Trainingsdauer:	30 bis 45 Minuten
Intensität:	70 bis 80 % des individuellen Leistungsmaßes

4. Leistungssportler

Trainingszeit:	36 bis 60 Monate
Häufigkeit:	vier- bis sechsmal pro Woche
System:	Dauermethode, extensive/intensive Intervallmethode
Trainingsdauer:	30 bis 60 Minuten
Intensität:	80 bis 90 % des individuellen Leistungsmaßes

5. Hochleistungssportler

Trainingszeit:	über 60 Monate
Häufigkeit:	sechs- bis zwölfmal pro Woche
System:	individuell
Trainingsdauer:	individuell
Intensität:	90 bis 100 % des individuellen Leistungsmaßes

Zur Bestimmung des individuellen Leistungsmaßes misst man die maximale Ausdauerleistung. Das kann z.B. die maximale Wattzahl auf dem Fahrradergometer oder die maximale Pulsfrequenz beim Laufen sein. Liegt eine Laktatmessung vor, können natürlich die Laktatwerte verwendet werden.

Beispiel 1: Ausdauertraining für einen 30-jährigen Beginner mit einem Ruhepuls von 70 Schlägen/Minute:

Training:	zweimal pro Woche
System:	Dauermethode
Trainingsdauer:	20 Minuten
Intensität:	Trainingspuls 142 Schläge/Minute

Beispiel 2: Ausdauertraining für einen 40-jährigen Fortgeschrittenen mit einem Ruhepuls von 60 Schlägen/Minute:

Training:	dreimal pro Woche
System:	Dauermethode, extensive/intensive Intervallmethode
Trainingsdauer:	30 bis 45 Minuten
Intensität:	Trainingspuls 150 Schläge/Minute

Ein wichtiger Tipp zum Schluss

Unser Körper besitzt einen Kontrollmechanismus, der uns sehr genau bei der Trainingsplanung unterstützt: der Ruhepuls. Gewöhnen Sie sich an, Ihren Ruhepuls regelmäßig jeden Morgen nach dem Erwachen zu messen und zu notieren.

Normalerweise ist der Ruhepuls eine sehr konstante Größe, die von Tag zu Tag nur minimal schwankt. Bei der Frau - im Verlauf des Monatszyklus - etwas mehr als beim Mann. Jede Veränderung des Ruhepulses um mehr als 5 Schläge/Minute gegenüber dem Mittelwert der letzten Tage und Wochen zeigt eine Störung im Körper an. Hier zwei Beispiele: Haben Sie intensiv trainiert, zeigt ein morgendlicher Ruhepulsanstieg sehr sensibel ein Übertraining an und mahnt Sie, regenerative Pausen einzulegen. Wissen Sie während einer Erkältung nicht, ob Sie trainieren dürfen, ziehen Sie Ihren Ruhepuls zurate. Ist er konstant, dürfen Sie. Hat er sich erhöht, sollten Sie pausieren und so lange warten, bis er sich wieder normalisiert hat.

Indirekte Möglichkeiten der Leistungssteigerung

Antioxidative Vitamine
Bei intensiven sportlichen Aktivitäten steigt die Bildung von freien Radikalen. Diese müssen von Antioxidantien neutralisiert werden. Zu den wichtigsten Antioxidantien gehören die Vitamine A, C und E, Selen und das Koenzym Q10.

BCAA
Diese verzweigtkettigen Aminosäuren sind Hauptbestandteil unserer Muskulatur und werden besonders beim Krafttraining in höherer Dosis zum Aufbau benötigt.

Eisen
Eisen wird für den Aufbau des roten Blutfarbstoffes benötigt. Dieser wiederum garantiert einen optimalen Sauerstofftransport. Durch Ausdauertraining erhöht sich der Bedarf an Eisen.

Kalium
Kalium ist wichtig für Wasserhaushalt und Muskelarbeit. Es spielt auch eine entscheidende Rolle beim Auffüllen der Glykogenspeicher in Leber und Muskulatur. Kaliummangel kann zu Muskelverhärtungen und Verkrampfungen führen.

L-Carnitin
L-Carnitin verbessert den Fettsäurentransport zur Energiegewinnung und ist deshalb bei allen Ausdauerleistungen von großer Bedeutung.

Magnesium
Magnesium ist ein essenzieller Mineralstoff für den Energiestoffwechsel sowie für die Nerven- und Muskelfunktion. Der Körper benötigt es vor allem für eine rasche Regeneration ermüdeter Muskulatur. Der Tagesbedarf liegt bei Sportlern höher als bei Nichtsportlern. In Abhängigkeit von der Trainingsintensität sollten täglich 600 bis 1.000 mg zugeführt werden.

Persönliches Trainingsblatt von:

Ergometrie – Laktat-/Pulswerte:

Laktat < 2 mmol/l : Puls = _____/Minute (= optimale Fettverbrennung)

Laktat 2–3 mmol/l : Puls = _____/Minute (= extensive Ausdauer)

Laktat 3–4 mmol/l : Puls = _____/Minute (= intensive Ausdauer)

Laktat > 4 mmol/l : Puls = _____/Minute (= anaerobe Ausdauer)

Trainingsherzfrequenz Rad fahren

Fettverbrennung: _____/Minute (_____ % des Trainings)

extensives Training: _____/Minute (_____ % des Trainings)

intensives Training: _____/Minute (_____ % des Trainings)

Trainingsherzfrequenz Laufen (= Puls Rad fahren + 10)

Fettverbrennung: _____/Minute (_____ % des Trainings)

extensives Training: _____/Minute (_____ % des Trainings)

intensives Training: _____/Minute (_____ % des Trainings)

Trainingsherzfrequenz Schwimmen (= Puls Rad fahren – 10)

Fettverbrennung: _____/Minute (_____ % des Trainings)

extensives Training: _____/Minute (_____ % des Trainings)

intensives Training: _____/Minute (_____ % des Trainings)

wöchentliche Gesamttrainingszeit: _____Stunden verteilt auf _____mal

Laufen - die natürlichste Form der Bewegung

Eine der natürlichsten und besten Möglichkeiten körperlicher Bewegung ist das Laufen. Wie jedes körperliche Training zeigt auch Laufen und Joggen - als Gelenk schonendes Gehen Walking genannt - vielfältige positive Auswirkungen auf unsere Organsysteme.

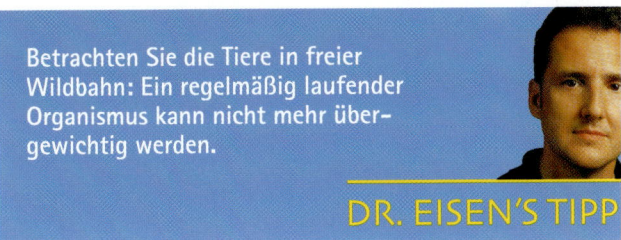

Betrachten Sie die Tiere in freier Wildbahn: Ein regelmäßig laufender Organismus kann nicht mehr übergewichtig werden.

DR. EISEN'S TIPP

Laufen ist die wichtigste Anti-Aging-Strategie

Laufen ist elementarer Bestandteil eines „active lifestyle", heute auch als **Anti-Aging** bezeichnet. Nur die Kombination von optimierter Ernährung, positiven Denkens und regelmäßiger Bewegung führt langfristig zum Erfolg im Sinne von „länger leben - später altern" oder einfach ausgedrückt „40 Jahre lang 40 bleiben".
Auch die moderne Hormonoptimierung und Vitaminsubstitution kann einen durch Bewegungsmangel vernachlässigten Körper nicht zum gewünschten Optimum führen. Laufen erhöht durch Verbesserung der körpereigenen Hormonausschüttung ganz von selbst die Stresstoleranz und steigert geistige Leistungsfähigkeit, Gedächtnis und Konzentration.

Laufen Sie sich gesund

Der optimale Trainingsbereich für Laufen oder Walking zur Verbesserung der Lebensqualität liegt im niedrigen Intensitätsbereich. Hier kommt es ganz besonders zu den angestrebten positiven Auswirkungen auf den Stoffwechsel und die hormonellen Funktionen. Die Intensität der Belastung liegt so niedrig, dass kein Sauerstoffmangel im Körper entsteht. Daher unterbleibt auch eine Übersäuerung mit Milchsäure (Laktat). Die im Blut messbaren Laktatwerte liegen unter 2 mmol/l.
Der individuell optimale Trainingsbereich lässt sich am besten im Rahmen einer sportärztlichen Leistungsdiagnostik mit Bestimmung der Laktatwerte festlegen.

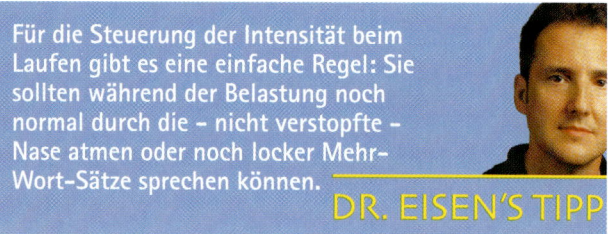

Für die Steuerung der Intensität beim Laufen gibt es eine einfache Regel: Sie sollten während der Belastung noch normal durch die - nicht verstopfte - Nase atmen oder noch locker Mehr-Wort-Sätze sprechen können.

DR. EISEN'S TIPP

Die Sporttherapeuten sind nicht mehr allein mit ihren Bemühungen, wieder Spaß an der Bewegung zu vermitteln. Viele Menschen haben bereits erkannt, dass eine sinnvolle Bewegung wie Walking, Laufen oder Joggen zum modernen Leben gehört.

Laufen als Lebensphilosophie

Das tägliche Laufen wird so selbstverständlich wie das morgendliche Zähne putzen. Ausreden gibt es keine. Außer einem Paar Laufschuhen brauchen Sie keine teure Geräteausstattung. Laufen ist immer und überall möglich, und nach wenigen Minuten ist man schon im optimalen Trainingsbereich. Stellen Sie sich bereits abends die Laufschuhe ans Bett und morgens nach dem Aufwachen und einem Glas Wasser geht es los. Vorher Zähneputzen oder Haare kämmen? Nein wozu. Die Gefahr ist zu groß, dass Sie beim Blick in den Spiegel Gründe finden, gerade heute nicht zu laufen.
Wenn Sie dann aber von Ihrem 30-Minuten-Lauf nach Hause kommen, haben Sie dieses unbeschreibliche Gefühl, etwas Großes geleistet zu haben, und der Tag ist schon gerettet.

Bitte ersparen Sie mir jetzt die üblichen Ausreden: „Wir würden ja gerne, ... aber wir haben ja keine Zeit, ... aber wir sind zu alt, ... aber wir haben kaputte Gelenke" etc. Alle diese Argumente sind nur Einwände Ihres inneren Schweinehundes. Ich möchte darauf nur kurz antworten: Die benötigten 30 Minuten pro Tag kann jeder erübrigen. Sie verlängern ja dadurch Ihr Leben um viele Jahre, was die tägliche Investition mehr als ausgleicht.
Niemand ist zu alt zum Laufen, es ist nur eine Frage der sinnvollen Intensität. Ein alter Satz der Sportmedizin besagt: Alle Beschwerden, die beim Laufen auftreten, verschwinden auch durch das Laufen wieder.

Lassen Sie sich von der Faszination des Laufens anstecken. Profitieren Sie von einem regelmäßigen Lauftraining, und schrauben Sie Ihr biologisches Alter um Jahre zurück.

So laufen Sie am besten

Bevor Sie mit einem systematischen Lauftraining beginnen, sollten Sie Ihren Bewegungs-apparat und vor allem Ihre Füße von einem Orthopäden oder Sportmediziner überprüfen lassen. Beinlängendifferenzen oder Fußanomalien müssen mit Einlagen korrigiert werden, sonst vergeht Ihnen schnell der Spaß am Laufen. Ist alles in Ordnung bzw. die richtige Ein-lage verordnet, kommt es darauf an, den richtigen Laufschuh zu finden. Sparen Sie dabei nicht am falschen Ende. Suchen Sie sich ein gutes Sportgeschäft mit kompetenter Bera-tung. Viele Geschäfte bieten bereits Laufbandanalysen an, die zwar nicht 100-prozentig mit der Belastung in der Natur vergleichbar sind, aber eine wertvolle Hilfe darstellen. Ver-lassen Sie sich aber auch auf Ihr Gefühl. Ziehen Sie beide Schuhe an, schnüren Sie sie or-dentlich zu und traben Sie ein paar Meter im Geschäft hin und her. Haben Sie ein gutes Gefühl? Ist der Fuß gut gestützt und gedämpft? Gefallen Ihnen die Schuhe? Dann her da-mit.

Aber auch ein guter Schuh hält nicht ewig. Nach etwa 500 km ist die Hälfte der Stoß dämpfenden Eigenschaf-ten bereits verloren gegangen, und die Füße schreien geradezu nach einem neuen Paar. Tun Sie Ihnen den Ge-fallen!

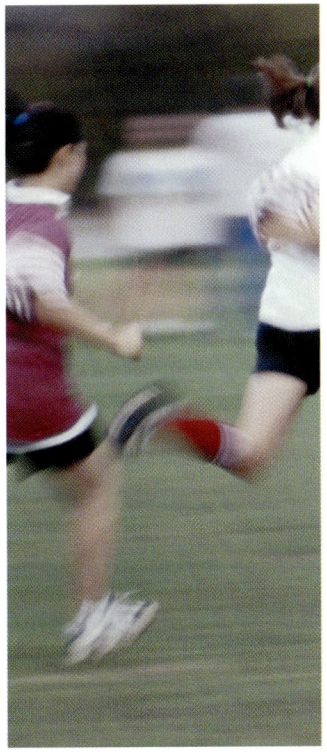

Laufen können Sie fast überall. Vermeiden Sie aber Stre-cken entlang von Bundes- oder Hauptverkehrsstraßen. Auch in Großstädten gibt es grüne Lungen, Sie müssen vielleicht nur ein bisschen suchen und sich umhören. Am besten und gesündesten läuft es sich natürlich auf weichem Waldboden. Achten Sie auf oberirdische Wur-zeln als Stolperquelle.
Vermeiden Sie am Anfang hügelige Strecken, da es oft-mals schwierig ist, einen optimalen Puls zu halten, und Überforderung droht. Am besten laufen Sie anfangs al-leine, um sich mit Rhythmus, Lauftechnik und Pulsmes-sung in Ruhe vertraut zu machen. Später ist es dann sinnvoll mit Gleichgesinnten zu laufen. So lassen sich Motivation und Begeisterung noch steigern. Aber su-chen Sie sich Läufer in der gleichen Leistungsstufe.

Krafttraining – Power für Muskeln und Gelenke

Wer denkt, Krafttraining sei nur etwas für Bodybuilder oder Leistungssportler liegt falsch. Gerade die Unterstützung des passiven Halteapparats (Knochen und Gelenke) durch eine stabile Muskulatur ist für den heutigen Menschen mit wenig Bewegung von großer Bedeutung. Auch Kraft stellt einen wesentlichen Bestandteil der körperlichen Leistungsfähigkeit dar. Je stärker eine Muskulatur ausgebildet ist, desto höher ist die Kraft, die sie aufbringen kann.

Jeder Mensch benötigt ein gewisses Maß an Kraft zur Bewältigung der Alltagsanforderungen. Kraftmangel ist einen wichtiger Risikofaktor für die Entwicklung von Arthrose und degenerativen Erkrankungen.

Krafttraining wirkt altersbedingten Verlusten an Kraft und Zellmasse entgegen. Es hält die Körperkraft für viele Jahre auf hohem Niveau und macht fit für andere körperliche Aktivitäten. Gerade ältere Menschen sind auf ein Mindestmaß an Muskelkraft angewiesen, um sich ihre Selbstständigkeit und Lebensqualität zu bewahren. Die Trainierbarkeit der Muskulatur ist unabhängig vom Alter.

Die wenigsten deshalb, weil sie lange Zeit schwer arbeiten mussten! Das Problem liegt vielmehr in einer chronischen Unterforderung unserer Muskulatur begründet. In deren

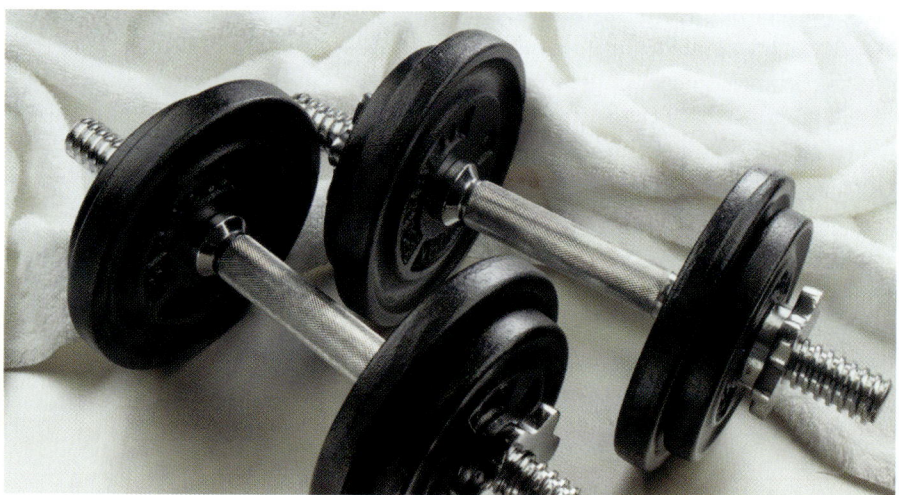

Folge muss unser Stützapparat mehr Arbeit leisten, als ihm lieb ist. Es kommt zu Verschleiß an den Gelenken und zu chronischen Schmerzzuständen. Ich behaupte, dass sich drei Viertel aller Rückenschmerzen durch ein mehrmonatiges Training in einem gut geführten Fitnessstudio beseitigen lassen. Diese These bestätigen viele Untersuchungen.

Sicherlich gibt es auch in Ihrem Bekanntenkreis betagte Personen, die noch außerordentlich fit und gelenkig sind, weil sie schon jahrelang ein kleines tägliches Muskelaufbauprogramm absolvieren. Ihre Gelenke sind noch belastbar, Rückenschmerzen sind für sie ein Fremdwort. Die meisten von uns gehen aber lieber regelmäßig zum Orthopäden, lassen sich Schmerzmittel spritzen und beklagen ihren schlechten Gesundheitszustand.

> **Ein gutes Muskelaufbautraining ersetzt so manchen Orthopäden!**
>
> MERKE

Für ein erfolgreiches Training braucht man kein üppig ausgestattetes Fitnessstudio. Auch zu Hause können Sie mit einfachen und leichten Übungen viel erreichen. Allerdings müssen Sie regelmäßig trainieren, sonst bleibt der Erfolg aus.

Topübungen für Zuhause

1. Power für Rücken und Po

Flach mit dem Bauch auf eine weiche Matte legen (ein kleines Kissen unter der Stirn entlastet die Rückenmuskulatur). Die Beine lang ausstrecken, die Fußspitzen berühren den Boden, der Po ist leicht angespannt. Die Arme nach hinten strecken, die Handflächen liegen auf dem Po. Den Kopf anheben, indem das Kinn nach innen gedrückt wird. Der Nacken bleibt dabei gerade. Den Bauchnabel nach innen ziehen und einatmen. Jetzt mit Kopf und Oberkörper hochkommen, bis im Rücken eine Spannung zu spüren ist. Die Hände dabei an den Oberschenkeln Richtung Knie gleiten lassen. Ausatmen und langsam zurückgehen. 8 bis 12 Wiederholungen.

Für die zweite Übung die Arme wie Flügel ausbreiten, die Handflächen zeigen dabei zu Boden. Die Stirn liegt auf dem Kissen. Einatmen, dabei die Schulterblätter erst nach unten und dann in der Mitte zusammenzuziehen. Beim Ausatmen die Arme leicht heben. Langsam wieder senken. Wichtig: Die Schulterblätter bleiben auch hier zusammen. 8 bis 12 Wiederholungen.

2. Flacher Bauch

Auf den Rücken legen, der Hinterkopf ruht auf einem kleinen Kissen. Die Arme liegen entspannt neben dem Oberkörper. Die Beine im Kniegelenk beugen und vom Boden abheben, sodass die Knie auf einer Linie mit der Hüfte sind. Die Füße bleiben entspannt. Jetzt den Bauchnabel nach innen ziehen, tief einatmen. Beim Ausatmen den Nabel noch ein Stückchen nach innen drücken. Wichtig: Die Bewegung darf nur aus dem Bauch erfolgen, die Beine dienen als Gewicht. Der Bauch bleibt immer eingezogen. 4 bis 8 Wiederholungen.

3. Knackiger Bizeps

Auf einen Hocker setzen und die Beine grätschen. Den rechten Oberarm an die Innenseite des rechten Oberschenkels legen, der Unterarm bildet einen 90-Grad-Winkel. Die linke Faust gegen die rechte Hand pressen. Gleichzeitig drückt der Unterarm nach oben. Die Schultern nach hinten und unten pressen. Diese Übung lässt sich gut mit einer Kurzhantel durchführen. 8 bis 12 Wiederholungen pro Arm.

4. Straffer Trizeps und Brust

Liegestütze machen. Dafür in den Vierfüßlerstand gehen. Die Hände so nach vorne abstützen, dass die Arme etwa 10 cm breiter als die Schultern positioniert sind. Den Rücken lang machen, die Schulterblätter zusammenziehen, das Kinn nach innen drücken. Die Stirn berührt den Boden. Jetzt einatmen. Beim Ausatmen die Arme langsam ausstrecken, dabei kommen Oberkörper und Kopf in einer Linie automatisch mit nach oben. Langsam wieder zurückgehen. Wichtig: Die Arme nicht ganz durchstrecken! Die Rückenmuskulatur anspannen und nicht ins Hohlkreuz fallen. Männer können die Beine auch ausstrecken und auf die Fußspitzen gehen. 8 bis 12 Wiederholungen.

5. Schöne Beine

Auf ein Sofa setzen und den Rücken gerade anlehnen, oder mit dem Rücken gegen eine Wand auf den Boden setzen. Die Hände seitlich abstützen. Ein Bein anwinkeln, das andere gerade ausstrecken und ein zusammengerolltes Handtuch unter die Kniekehle legen. Beim Ausatmen das Knie ganz fest gegen die Rolle drücken. Dabei spannen die Oberschenkelmuskeln hart an. Der Fuß bleibt entspannt. Die Spannung kurz halten, dann lockerlassen. 8 bis 12 Wiederholungen pro Bein.

Training mit Unterstützung

1. Hanteln und Gewichte

In jedem Sportgeschäft können Sie für wenig Geld Kurzhanteln oder Gewichtsmanschetten erwerben. Damit gestalten Sie Ihr Kraftraining noch effektiver. Diese Trainingsinstrumente bieten sich besonders für diejenigen an, die schon einige Zeit ohne Gewichte trainiert haben. Vorteilhaft ist der schnellere Muskelaufbau und die Abwechslung beim Training.

2. Latex– oder Gummibänder

Eine weitere hervorragende und kostengünstige Hilfe sind elastische Gummibänder. Sie ergänzen das Hanteltraining optimal, da sie besonders Zugübungen ermöglichen. Die Verwendung unterschiedlicher Stärken erlaubt einen systematischen Aufbau.

Krafttraining im Fitnessstudio

Natürlich macht es mehr Spaß, seinen Körper unter Gleichgesinnten zu stählen als alleine zu Hause im dunklen Keller. Die heutigen Fitnessstudios sind keine Muckibuden mehr, sondern haben sich auf gesundheitsorientierte Besucher eingerichtet. Die apparative Ausstattung moderner Fitnessstudios ist durchweg hervorragend. Man kann jeden Muskel seines Körpers gezielt trainieren, ohne sich zu langweilen.

Leider wird in manchem Fitnesscenter noch immer nach Plänen trainiert, die eine gewisse Überlastungsgefahr nicht ausschließen. Ich stelle daher im Folgenden eine Trainingsmethode vor, die es ermöglicht, den Körper langfristig ohne Überlastungsgefahr auf Vordermann zu bringen. Dabei ist es völlig egal ist, ob Sie als blutiger Anfänger etwas für Ihre Gesundheit tun wollen oder als engagierter Hobbysportler gezielt Muskeln aufbauen möchten. Nachfolgendes Trainingssystem kann in jeder Leistungsstufe angewendet werden.

Umfang, Satzzahl und Intensität eines Krafttrainings richten sich primär nach der Leistungsstufe des Sportlers, in der er sich aufgrund der Dauer des bisherigen Trainings gerade befindet. Nur so lässt sich Überlastung, aber auch Stagnation beim Training ausschließen.

Doch zuvor noch die wichtigsten Begriffe aus dem Fitnessstudio:

Maximalkraft

Die Maximalkraft eines Muskels bezeichnet die Kraft, die dieser maximal bei einer einzigen Kontraktion aufbringen kann. Die Maximalkraft Ihres Armbeugemuskels (Bizeps) können Sie ermitteln, indem Sie testen, welches Gewicht Sie bei maximalem Anbeugen des Armes noch bewegen können.

Trainingszeit

Der Zeitraum, über den man eine bestimmte Sportart (z.B. Krafttraining) bereits trainiert hat. Diese Zeit ist für die Trainingssteuerung enorm wichtig, um Schäden am aktiven und passiven Bewegungsapparat, aber auch an anderen Organsystemen zu vermeiden. Wird zu häufig trainiert, droht Übertraining. Wird zu wenig trainiert, unterbleibt eine systematische Verbesserung.

System

Beim Krafttraining unterscheidet man nach der Aufteilung der trainierten Muskulatur unterschiedliche Systeme. Das einfachste System ist das Training des gesamten Körpers (Ganzkörpersystem), das wichtige große Muskelgruppen durch geeignete Übungen einbezieht. So trainieren z.B. die vier Übungen Bankdrücken, tiefe Kniebeuge, Latissimuszüge und Bauchcrunches fast den gesamten Muskelapparat.
In höheren Leistungsstufen empfiehlt sich die Aufteilung in so genannte Splits, bei denen einzelne Muskelgruppen pro Tag mit höherem Umfang trainiert werden. Ein Zweiersplit kann z.B. an einem Tag das Training der unteren Muskelgruppen, am nächsten Tag das Training der oberen Muskelgruppen umfassen.

Sätze und Wiederholungen

Ein Trainingssatz beinhaltet eine gewisse Anzahl von Wiederholungen. Eine Wiederholung bezeichnet eine voll ausgeführte Bewegung.

Trainingsqualitäten
Je nach Anzahl der Wiederholungen, werden im Muskel bestimmte Qualitäten gefördert. Man unterscheidet:

1. Muskelhypertrophie
Hier liegt die Betonung auf der Ausbildung des Muskelvolumens und der Muskelgröße. Ein optimales Training umfasst 12 bis 18 Wiederholungen.

2. Muskelausdauer
Sie trainiert die Entwicklung einer Muskulatur hin zu einer guten Ausdauerleistung. Ein optimales Training umfasst 20 bis 25 Wiederholungen.

3. Muskelmaximalkraft
Sie betont die Entwicklung der Muskelkraft. Ein optimales Training umfasst 6 bis 10 Wiederholungen.

Muskelgruppe
Eine Muskelgruppe setzt sich aus einer Anzahl von Einzelmuskeln zusammen. Eine Muskelgruppe sind z.B. die Brustmuskeln. Im Anfängerbereich sollten immer möglichst große Muskelgruppen trainiert werden. Das Training einzelner Muskeln ist nur sinnvoll für leistungsorientierte Sportler, die besonders am Erscheinungsbild der Muskulatur interessiert sind.
Im Prinzip lässt sich der gesamte Körper mit drei Grundübungen - Bankdrücken, Nackenzüge oder Rudern und tiefer Kniebeuge oder Beinpresse - trainieren.
Der Trainingsplan legt je nach Leistungsstufe des Sportlers und Art der gewünschten Trainingsqualität die Anzahl der Sätze und Wiederholungen fest.

Leistungsstufen im Krafttraining

1. Beginner

Trainingszeit:	0 bis 6 Monate
Häufigkeit:	zweimal pro Woche
System:	Ganzkörpertraining
Übungen:	1 bis 2 pro Muskelgruppe
Sätze:	2 pro Trainingstag
Intensität:	50 bis 70 % des individuellen Leistungsmaßes

2. Geübter

Trainingszeit:	6 bis 12 Monate
Häufigkeit:	zwei- bis dreimal pro Woche
System:	Ganzkörpertraining
Übungen:	1 bis 3 pro Muskelgruppe
Sätze:	2 bis 3 pro Trainingstag
Intensität:	60 bis 80 % des individuellen Leistungsmaßes

3. Fortgeschrittener

Trainingszeit:	12 bis 36 Monate
Häufigkeit:	drei- bis viermal pro Woche
System:	Zweiersplit
Übungen:	2 bis 3 pro Muskelgruppe
Sätze:	3 pro Trainingstag
Intensität:	70 bis 90 % des individuellen Leistungsmaßes

4. Leistungssportler

Trainingszeit:	36 bis 60 Monate
Häufigkeit:	vier- bis sechsmal pro Woche
System:	Dreiersplit
Übungen:	2 bis 3 pro Muskelgruppe
Sätze:	3 bis 4 pro Trainingstag
Intensität:	80 bis 100 % des individuellen Leistungsmaßes

5. Hochleistungssportler

Trainingszeit:	über 60 Monate
Häufigkeit:	sechs- bis zwölfmal pro Woche
System:	Dreiersplit eventuell doppelter Dreiersplit
Übungen:	individuell
Sätze:	individuell
Intensität:	80 bis 105 % des individuellen Leistungsmaßes

Individuelle Leistungsmessung (ILM)

In den meisten Fitnessstudios wird das Trainingsgewicht leider noch aus der Maximalkraft berechnet. Die Ermittlung der Maximalkraft stellt gerade bei Anfängern und in kaltem Zustand ein Risiko für die Muskulatur dar. Die individuelle Leistungsmessung hingegen erlaubt eine effektivere und ungefährlichere Testung der Muskelkräfte für die Steuerung des Krafttrainings.

Man wählt hierzu zuerst die Art der Muskelbeanspruchung aus, die man in den nächsten Wochen trainieren möchte - z.B. Muskelhypertrophie mit 15 Wiederholungen . Anschließend bestimmt man durch verschiedene Sätze nacheinander das Gewicht, das der Sportler nach 15 Wiederholungen gerade noch bewegen kann. Dieses Gewicht stellt dann die maximale Leistungsfähigkeit für die Muskelhypertrophie für diesen Muskel dar.

Aus dieser maximalen Leistungsfähigkeit lässt sich dann in Abhängigkeit von Trainingszustand und Fortschritt anhand der Intensität von 60 bis 100 % eine optimale Trainingssteuerung durchführen.

Jeder **Trainingsplan** wird zeitlich in Zyklen unterteilt.

    Mikrozyklus: Trainingseinheit pro Tag
    Mesozyklus: Summe aller Trainingseinheiten im Verlauf von vier bis sechs Wochen
    Makrozyklus: Summe mehrerer Mesozyklen

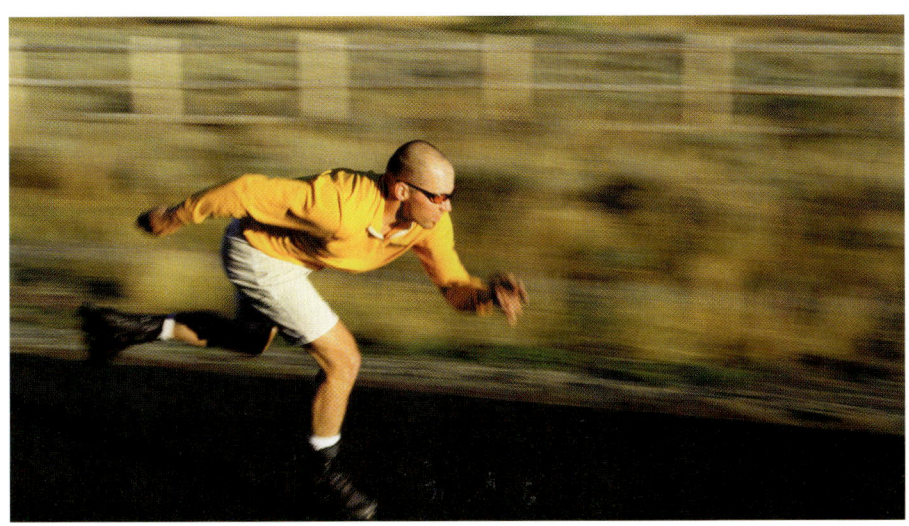

In einem sinnvollen Krafttraining wechseln sich Phasen verschiedener Muskelbeanspruchung stets ab. Eine sinnvolle Reihenfolge ist zum Beispiel:

vier bis sechs Wochen Kraftausdauer (KA)   (Mesozyklus 1 = M1)
vier bis sechs Wochen Hypertrophie (MH)   (Mesozyklus 2 = M2)
vier bis sechs Wochen Maximalkraft (MK)   (Mesozyklus 3 = M3)

Spätestens jetzt werden die Damen unter Ihnen aufschreien: „Was, ich soll Muskelhypertrophie trainieren? Ich möchte doch nicht aussehen wie Schwarzenegger!" Keine Angst meine Damen (und Herren).
Um so auszusehen wie Schwarzenegger müssten Sie jahrelang täglich mehrere Stunden trainieren und auch Ihre Ernährung total auf dieses Ziel ausrichten (ein paar Hormönchen eingeschlossen).
Aber gerade zur Figurstraffung ist es wichtig, alle drei Muskelqualitäten in wechselnder Reihenfolge zu trainieren. Mein Trainingssystem besitzt den Vorteil, dass vom Reha- bis zum Leistungssportler jeder sein individuelles Krafttraining zusammenstellen kann. Gerade im Reha- oder Freizeittraining ist eine optimale Trainingssteuerung besonders wichtig, um die Gesundheit in den Vordergrund zu stellen. Krafttraining ist beileibe nicht nur Sportlern vorbehalten. Gerade bei der Behandlung von Rückenschmerzen, Arthrosen oder auch Osteoporose ist ein optimales Krafttraining die Basis jeder physikalischen Behandlung.

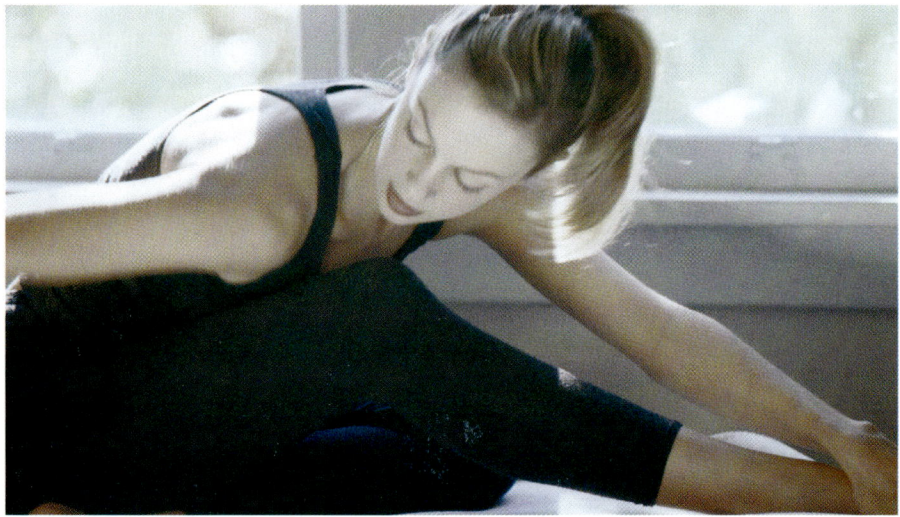

Beispiel 1
Makrozyklus im Krafttraining für einen <u>Rehapatienten</u>:

	Mesozyklus 1	Mesozyklus 2	Mesozyklus 3
Training pro Woche:	zweimal	zweimal	zweimal
Wiederholungen:	15–20 (KA)	10–12 (MH)	6–8 (MK)
Übungen/Muskelgruppe:	zweimal	zweimal	zweimal
Sätze:	3–4	3–4	3–4
Intensität:	1. Woche 50 %	1. Woche 50 %	1. Woche 50 %
	2. Woche 55 %	2. Woche 55 %	2. Woche 55 %
	3. Woche 60 %	3. Woche 60 %	3. Woche 60 %
	4. Woche 65 %	4. Woche 65 %	4. Woche 65 %
	5. Woche 70 %	5. Woche 70 %	5. Woche 70 %
	6. Woche 70 %	6. Woche 70 %	6. Woche 70 %

Beispiel 2
Makrozyklus im Krafttraining für einen <u>Fortgeschrittenen</u>:

	Mesozyklus 1	Mesozyklus 2	Mesozyklus 3
Training pro Woche:	drei- bis viermal	drei- bis viermal	drei- bis viermal
Wiederholungen:	15–20 (KA)	10–12 (MH)	6–8 (MK)
Übungen/Muskelgruppe:	zwei- bis dreimal	zwei- bis dreimal	zwei- bis dreimal
Sätze:	3–4	3–4	3–4
Intensität:	1. Woche 70 %	1. Woche 70%	1. Woche 70 %
	2. Woche 75 %	2. Woche 75 %	2. Woche 75 %
	3. Woche 80 %	3. Woche 80 %	3. Woche 80 %
	4. Woche 85 %	4. Woche 85 %	4. Woche 85 %
	5. Woche 90 %	5. Woche 90 %	5. Woche 90 %
	6. Woche 90 %	6. Woche 90 %	6. Woche 90 %

Zwischen den einzelnen Sätzen sollten Pausen von 3 bis 5 Minuten liegen, die für Dehnübungen der einzelnen Muskelgruppen genutzt werden. Nach dem Mesozyklus 3 muss die
Trainingsintensität für jede Trainingsqualität erneut durch einen Test nach den Grundsät-
zen der ILM berechnet werden. Dies gewährleistet eine weitere Verbesserung der Muskelkraft, ohne sie zu überlasten.

Flexibilität, Koordination, Schnelligkeit

Flexibilität (Beweglichkeit)

Im Vordergrund steht ein ausgewogenes Verhältnis zwischen der Körper- und Rückseite. Prinzipiell neigen einige Muskeln - z.B. Brustmuskel, Beuger und Kniebeuger - zur Verkürzung, andere - z.B. Rückenmuskel und Bauchmuskel - zur Abschwächung. Ein sinnvolles Krafttraining besteht vor allem darin, zur Verkürzung neigende Muskeln zu dehnen und zur Abschwächung neigende Muskeln zu kräftigen.

Regelmäßiges Dehnen der Muskulatur beim Sport vermeidet Verkürzungen und Dysbalancen und fördert eine schnellere Regeneration.

Koordination (Geschicklichkeit)

Gute Koordination ist wichtig für das elegante und harmonische Zusammenwirken der verschiedenen Muskelgruppen. Sie trägt entscheidend dazu bei, die Bewegungen im Alltag richtig kontrollieren zu können. Eine Abnahme der Koordinationsfähigkeit erhöht die Gefahr von Über- und Fehlbelastungsschäden. Eine Verbesserung bzw. Stabilisierung von Koordination, Gleichgewichtsfähigkeit und Körpergefühl erreicht man durch Ball- und Spielsportarten, gezieltes Muskeltraining sowie spezielle Gymnastik.

Schnelligkeit

Das Training der Schnelligkeit bleibt besonders Leistungssportlern vorbehalten. Es belastet Kreislauf und Atmung stark und ist im Gesundheitssport nicht von Bedeutung.

Tipps für ein erfolgreiches Training

1. Setzen Sie sich konkrete Ziele
Anstatt pauschal zu sagen: „Ich will etwas für meine Gesundheit tun", setzen Sie sich besser konkrete Ziele: „Ich will dreimal pro Woche 30 Minuten Ausdauertraining machen und in zwei Monaten 4 kg Fett verlieren".

2. Machen Sie einen Gesundheitscheck
Vor einem systematischen und kontinuierlichen Trainingsprogramm sollten Sie sich von einem Sportarzt auf gesundheitliche Probleme hin untersuchen und Ihre Leistungsfähigkeit mit einer Laktatmessung testen lassen.

3. Führen Sie ein Trainingsprotokoll
Schreiben Sie Ihr absolviertes Trainingspensum penibel auf. So können Sie stets nachverfolgen, wie viel und was Sie trainiert haben. Dies ist eine gute Motivationsmöglichkeit für „schlechte" Zeiten.

4. Überfordern Sie sich nicht
Es hat keinen Sinn, zu oft oder zu intensiv zu trainieren. Denn erstens drohen Frustration und Überlastungsschäden, und zweitens können Sie ein Trainingsziel nur in einer bestimmten Zeit erreichen.

5. Belohnen Sie sich
Gönnen Sie sich eine kleine Freude, wenn Sie ein gestecktes Trainingsziel erreicht haben. Das können z.B. neue Trainingsschuhe nach dem ersten 10-Kilometer-Lauf sein, den Sie ohne Pause geschafft haben.

6. Suchen Sie sich einen gleichstarken Partner
Fast hätte ich gesagt: „Geteiltes Leid ist halbes Leid". Aber mit einem Partner zu trainieren macht meistens mehr Spaß, und der innere Schweinehund gewinnt bei Verabredungen nicht so leicht. Suchen Sie sich Gleichgesinnte, um gemeinsam mit Freude Sport zu treiben. Nichts ist langweiliger als alleine vor sich hin zu joggen und dabei ständig an angenehmere Dinge zu denken.

7. Sparen Sie nicht an der Ausrüstung
Je nach Sportart brauchen Sie natürlich eine bestimmte Ausrüstung. Kaufen Sie qualitativ

hochwertige Produkte, und Sie werden mehr Spaß und Erfolg haben. Qualitativ hochwertig heißt aber nicht unbedingt teuer!

8. Verbessern Sie Ihre Kenntnisse

Je mehr Sie über Training und Fitness Bescheid wissen, umso lieber werden Sie trainieren. Nutzen Sie jede Gelegenheit - z.B. Vorträge oder Bücher -, um Ihr Wissen zu vertiefen.

9. Vermeiden Sie Übertraining

Viele Menschen trainieren so wie sie arbeiten: ehrgeizig und verbissen. Steht Ihnen kein Pulsmesser zur Verfügung, dann steuern Sie Ihre sportliche Betätigung so, dass Sie dabei noch locker Zehn-Wort-Sätze sprechen können. So bleiben Sie relativ sicher im aeroben Bereich. Denken Sie daran, dass der Muskel nur dann Fett verbrennen kann, wenn er genug Sauerstoff zur Verfügung hat. Sobald Sie außer Atem sind, befinden Sie sich im anaeroben Bereich. Der Körper schaltet automatisch von Fett- auf Zuckerverbrennung um, die Fettpolster bleiben unangetastet. Ein untrügliches Zeichen der Zuckerverbrennung wird sich im starken Hungergefühl nach der Trainingseinheit zeigen. Nach einem optimalen Stoffwechseltraining haben Sie zwar Durst, aber kaum Hunger. Trainieren Sie im Zweifel lieber etwas weniger intensiv, dafür aber länger. Eine optimale und sinnvolle Pulskontrolle gewährleisten Pulsuhren. Damit können Sie jederzeit Ihren genauen Pulswert ablesen und Ihre Trainingsintensität danach ausrichten. Ihr optimaler Pulswert wird sich durch die Trainingserfolge in den ersten Wochen rasch ändern. Deshalb empfiehlt sich eine regelmäßige Pulsüberwachung gerade für Beginner.

10. Verzagen Sie nicht

Kennen Sie das Sprichwort: „Es ist kein Meister vom Himmel gefallen"? Gerade in der Anfangsphase kommt es immer wieder zu Ermüdungserscheinungen und Lustlosigkeit. Versuchen Sie, diese Phase zu übergehen. Ihr Körper wird es ihnen nachhaltig danken. Tragen Sie Ihre Trainingstermine bereits Wochenanfang in Ihren Kalender ein. So kann ihnen kurzfristig kein anderer Termin dazwischen kommen.

11. Haben Sie Spaß am Sport

Wählen Sie solche Sportarten aus, für die Sie sich auf längere Sicht begeistern können.

12. Trinken Sie ausreichend

Die meisten Menschen trinken zu wenig. Der Grundbedarf liegt bei etwa 2,5 Litern pro Tag. An Trainingstagen steigt er, je nach Temperatur, um 1 bis 2 Liter an.

13. Nehmen Sie ausreichend Vitamine und Antioxidantien

Sportler verbrauchen durch die körperliche Belastung mehr antioxidative Vitamine. Die Bildung freier Radikale im Körper erhöht sich, wodurch die Gefahr für eine Schädigung der Körperzellen zunimmt. Gerade die Zellschutzvitamine (Vitamin C, E, Beta-Karotin, Q10 und Selen) sollten Sie vermehrt zuführen.

Laufen Sie dem Alter durch Sport davon

Zehn wichtige Gründe, um regelmäßig Sport zu treiben:
1. **Sport macht einen schönen und schlanken Körper.**
2. **Sport verhindert Herzinfarkt und Schlaganfall.**
3. **Sport senkt das Krebsrisiko.**
4. **Sport erhöht die geistige Beweglichkeit.**
5. **Sport ist eine wichtige Anti-Aging-Strategie.**
6. **Sport gleicht Stress aus.**
7. **Sport verbessert die Schlafqualität.**
8. **Sport erhöht die Lebensqualität.**
9. **Sport steigert die Hirnleistung und unterstützt das Gedächtnis.**
10. **Sport macht Lust auf Sex und fördert die Potenz.**

Gibt es jetzt noch einen Grund, sich nicht für Sport zu entscheiden?

Hartnäckige Irrtümer beim Fitnesstraining

1. Durch Krafttraining bekommt man dicke Muskeln
Schön wäre es! Sie müssten schon mehrere Stunden am Tag mit schweren Gewichten trainieren, um ein deutlich sichtbares Muskelwachstum zu erzielen. Durch das Training bekommen Sie höchstens straffere Muskeln - und das wollen Sie doch, oder?

2. Durch Bauchmuskeltraining kann man gezielt am Bauch abnehmen
Leider nein! Muskeltraining führt, wie der Name schon sagt, zu einer Verbesserung und Kräftigung der Muskulatur. Fettgewebe - und das sitzt oder hängt am Bauch - wird nur durch ein Energie verbrauchendes Ausdauertraining abgebaut. Und auch dann können Sie nicht erwarten, dass zuerst der Bauch und dann der Hüftspeck schmilzt. Dies ist genetisch vorgegeben. Für den Fettverlust gibt es eine einfache Faustformel: Die zuletzt angelegten Fettpolster verschwinden auch zuerst wieder. Also nur wenn Sie die Bauchpölsterchen zuletzt erworben zu haben, gehen diese bei einem Fatburner-Training auch zuerst wieder weg.

3. Stretching ist immer gut
So wichtig Stretching beim Training auch ist, es kommt auf den richtigen Zeitpunkt an. Viele Fitnessgurus empfehlen leider immer noch Stretching zum Aufwärmen. Das ist grundverkehrt. Dehnen Sie Ihre Muskeln erst, wenn Sie aufgewärmt sind, sonst drohen Verletzungen. Stretching während des Cool-down dagegen ist ein Segen für die strapazierte Muskulatur.

4. Trinken während des Trainings ist ungesund
Das Gegenteil ist der Fall. Trinken Sie auch während des Trainings regelmäßig kleine Mengen Wasser oder Apfelschorle, bevor der Durst kommt. Flüssigkeitsmangel ist gefährlich und einer der wichtigsten leistungslimitierenden Faktoren.

5. Ein voller Bauch trainiert nicht gern
Natürlich sollen Sie nicht mit einem soeben verspeisten Schnitzel mit Pommes im Bauch einen Marathonlauf beginnen. Aber neuen Untersuchungen zufolge verbessert eine kleine, leichte Mahlzeit 1 Stunde vor dem Training die Leistungsfähigkeit.

6. Wenn ich mit dem Training aufhöre, verwandelt sich meine Muskulatur in Fett
So ein Quatsch! Muskelgewebe kann nicht zu Fett werden und Fett nicht zu Muskulatur.

Das wäre in etwa so, als ob Ihr Auge einmal zu einem Ohr würde und umgekehrt.

Ihre Muskulatur wird nur zurückgehen, wenn Sie ganz mit dem Training aufhören. Essen Sie dann aber genauso viel wie zu Ihrer aktiven Zeit, wird das Fettgewebe natürlich anwachsen - und das ist nicht so schön geformt wie Ihre Muskulatur.

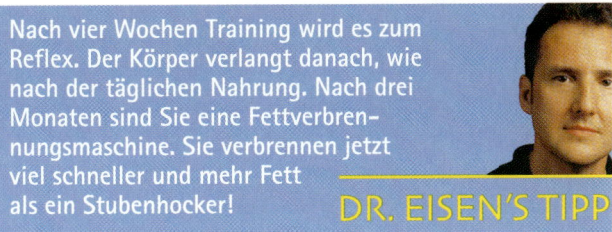

Nach vier Wochen Training wird es zum Reflex. Der Körper verlangt danach, wie nach der täglichen Nahrung. Nach drei Monaten sind Sie eine Fettverbrennungsmaschine. Sie verbrennen jetzt viel schneller und mehr Fett als ein Stubenhocker!

DR. EISEN'S TIPP

Sauna

Die klassische finnische Sauna ist ein typisches Zweiphasenbad mit abwechselnder Erwärmung und Abkühlung. Die Lufttemperatur liegt zwischen 80 und 120 °C, optimal sind 80 bis 90 °C. Die relative Luftfeuchtigkeit beträgt 5 bis 15 %.Die so genannte Biosauna arbeitet mit deutlich niedrigeren Temperaturen von 50 bis 60 °C.

Ein Saunabad umfasst ein bis drei Gänge von je 8 bis 12 Minuten Dauer. An jeden Gang schließt sich ein 8- bis 12-minütiger Frischluftaufenthalt, eine Kaltwasseranwendung sowie eine Ruhepause von 15 Minuten an.

Sauna entschlackt, entgiftet und härtet den Körper ab. Sie empfiehlt sich besonders nach sportlicher Betätigung. Denn durch die Wärmeapplikation kommt es zu einer Entspannung der Muskulatur und zu einer schnelleren Ausschwemmung von Milchsäure, was Muskelkater vorbeugt. Ein Saunabad bereitet zudem ideal auf eine Massage vor. Um die Entschlackung nicht zu gefährden, sollte während eines Saunabades nichts getrunken werden.

Jedem gesunden Menschen tut Sauna gut, auch Kindern und Senioren. Selbst Schwangere dürfen nach dem dritten Monat ein Saunabad nehmen. Besonders gesundheitsfördernd ist Sauna bei folgenden Beschwerden:

- leichte Formen von Hypertonie (ohne Tauchbad)
- Infarkten in der Rehabilitation (ohne Tauchbad)
- Kreislaufregulationsstörungen
- Asthma

- Wirbelsäulenbeschwerden und Muskelverspannungen
- rheumatoiden Erkrankungen

Von einem Saunabesuch ist hingegen abzuraten bei folgenden Krankheitszuständen:
- akute entzündliche Erkrankungen innerer Organe
- akute Infekte
- akuter Herzinfarkt
- dekompensierte Herzinsuffizienz
- koronare Herzkrankheit mit Angina pectoris
- schwere Hirndurchblutungsstörungen
- schwere Hypertonie
- Krampfanfälle
- Schilddrüsenüberfunktion
- Glaukom
- Tumoren
- chronisch venöse Erkrankungen (postthrombotisches Syndrom)

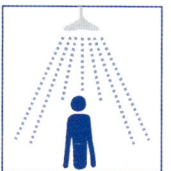

Duschen

Abtrocknen, Frottieren

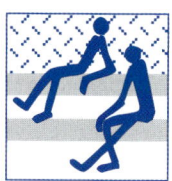

Sauna

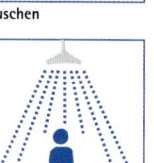

Kalt duschen

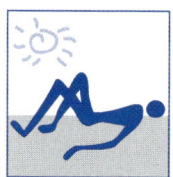

Luftbad

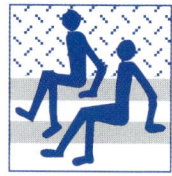

Sauna

Ablauf eines Saunabesuchs

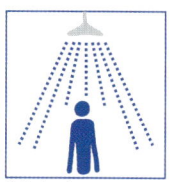

Kalt duschen

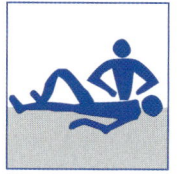

Massage

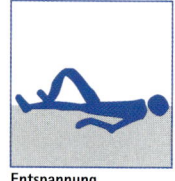

Entspannung

Zum Abschluss

Liebe Leserinnen, liebe Leser,

Sie haben es geschafft! Jetzt wissen Sie, wie Sie Ihr Leben so gestalten können, dass Sie viele Jahre vital und leistungsfähig bleiben.
Doch halt - einen Punkt müssen Sie noch beachten: Umsetzen kann diese Erkenntnisse und Tipps nur einer: **Sie!** Sie alleine haben Ihr Leben in der Hand und können Ihren weiteren Weg vorbereiten.

Vielleicht hilft Ihnen folgender Spruch, den mir ein sehr geschätzter Patient vor kurzem erzählte:

> **Du kannst vier Dinge im Leben nicht mehr rückgängig machen:**
> **1. den abgeschossenen Pfeil**
> **2. das gesprochene Wort**
> **3. das gelebte Leben**
> **4. die verpasste Chance**

Vielleicht ist gerade jetzt der Augenblick günstig, die Chance für eine neue Lebenserfahrung zu bekommen. Greifen Sie zu, es lohnt sich!

Viel Spaß beim Anti-Aging

Ihr Dr. Roger Eisen

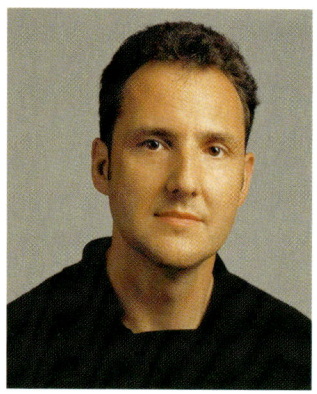

Dr. med. Roger Eisen

Geboren 1962. Studium in Heidelberg und Mannheim. Anschließend siebenjährige Ausbildung in Anästhesiologie und Intensivmedizin, Innere Medizin, Gynäkologie, Kinderheilkunde, Chirurgie und Orthopädie. Seit sechs Jahren niedergelassen als Allgemeinmediziner und Kurarzt mit Zusatzbezeichnungen Chirotherapie, Naturheilverfahren und Sportmedizin. Besonderes Interesse an biologischen Regenerationsverfahren, Ernährungsmedizin und Leistungsdiagnostik. Seit über 12 Jahren eigenes Schlankheitsprogramm (Dr. Eisen-Vitalkonzept) mit bisher über 4.000 Teilnehmern. Spezialgebiet: Anti-Aging.
Seit 1999 Aufbau und Leitung eines der ersten Anti-Aging-Institute in Deutschland mit individueller Alterungsdiagnostik, Hormon- und Vitaminanalysen und gezielten Anti-Aging-Strategien.

Literatur

- Klaus Arndt   Leistungssteigerung durch Aminosäuren   2001   Novagenics
- Hans-Konrad Biesalski   Taschenatlas der Ernährung   1999   Thieme
- Friedrich Bohlmann   Fit mit Molke   2000   Gräfe & Unzer
- Heike van Braak   Fatburner   2000   Heyne
- Harald Bresser   Jung - für immer   2000   Hirzel
- Lothar Burgerstein   Handbuch der Nährstoffe   9. Auflage 2000   Haug
- Tony Buzan - Barry Buzan   Das Mind-Map-Buch   4. Auflage 1999   MVG
- Jean Carper   Wundernahrung fürs Gehirn   2000   Econ
- Theresa L. Crenshaw   Die Alchemie von Lust und Liebe   1999   dtv
- Rüdiger Dahlke et alteri   Die Säulen der Gesundheit   2000   Hugendubel
- Franz Decker   Alles beginnt im Kopf   1999   Lexika
- Rene Egli   Das Lola-Prinzip   21. Auflage 1999   Edition d´Olt
- Tanja Engels - Bernd Neumann   Optimal trainieren   2000   Südwest
- W. Feil - Th. Wessinghage   Ernährung und Training fürs Leben   2. Auflage 2000   WESSP.
- Hendrik Hannes   Lexikon der Nahrungsergänzungsmittel im Trend   1999   Windpferd
- Jürgen Höller   Alles ist möglich   1995   ECON
- Jürgen Höller   Sprenge Deine Grenzen   1998   ECON
- Johannes Huber, Alfred Worm   Man(n) wird jünger ... und attraktiver   1999   Maudrich
- Johannes Huber, Alfred Worm   Länger leben, später altern   2000   Maudrich
- Ronald Klatz, Robert Goldman   Stopping the Clock oder Wie man die Zeit anhält   1999   Vier Flamingos
- Susanne Kressenstein   Stichwort Hormone   1998   Heyne
- Dieter Markert   Forever Young - das Altern besiegen   1999   Mosaik
- Siegfried Meryn - Markus Metka - Georg Kindel   Der Mann 2000   1999 Ueberreuter
- Earl Mindell   Die Vitamin Bibel für das 21. Jahrhundert   1999   Heyne
- Michel Montignac   Die Montignac Methode   1999   Artulen
- Hans-Wilhelm Müller-Wohlfahrt   So schützen Sie Ihre Gesundheit   2000   Zabert-Sandmann
- Neumann - Pfützner - Hottenrott   Alles unter Kontrolle   2000   Meyer & Meyer
- Klaus Oberbeil   10 Jahre jünger in 30 Tagen   2000   Verlag Gesundheit
- Klaus Oberbeil - Ulla Rahn-Huber   Jung bleiben mit Anti-Aging   1999   Südwest
- Klaus Oberbeil   Fit ohne Fett   6. Auflage 2000   Südwest
- Norman Vincent Peale   Aufforderung zum Glücklichsein   1999   Heyne
- Walter Pierpaoli, William Regelson   Melatonin   1996   Goldmann
- Erich Rauch   Die Darmreinigung   42. Auflage 2001   Haug
- Felicitas Reglin   Was sie schon immer über Vitalstoffe wissen wollten   2000   Reglin Verlag
- Anna Rushton - Shirley A. Bond   Natürliches Progesteron   2000   Goldmann
- Barry Sears, Bill Lawren   Das Optimum - Die Sears Diät   1999   Econ
- Anne Simons - Alexander Rucker   Gesund länger leben durch OPC   5. Auflage 2001   Mayamedia
- Souci - Fachmann - Kraut   Lebensmitteltabelle für die Praxis   2. Auflage 1991   Wissenschaftliche Verlagsgesellschaft
- Michael Spitzbart   Fit Forever   4. Auflage 2001   WESSP.
- Herbert Steffny - Ulrich Pramann   Perfektes Lauftraining   14. Auflage 2001   Südwest
- Hasso H. Thalmann   Jahre jünger!   1998   Ahlering
- Bernhard Watzl - Claus Leitzmann   Bioaktive Substanzen in Lebensmitteln   2. Auflage 1999   Hippokrates
- Nicolai Worm   Nie wieder Diät   2000   Hallwag
- Jörg Zittlau - Norbert Kriegisch   Praxisbuch der gesunden Ernährung   2000   Südwest

Stichwortverzeichnis

Nützliche Adressen

Wenn Sie einen Termin bei Dr. Eisen vereinbaren möchten, erreichen Sie ihn unter folgender Adresse:
Dr. med. Roger Eisen
Thermalbadstraße 28
94086 Bad Griesbach
Tel/Fax   0700VITALARZT
Internet www.dr-eisen.de
E-Mail   praxis@dr-eisen.de

Weitere Informationen zum Thema Anti-Aging, insbesondere zur Anti-Aging-Analyse und zu den Nahrungsergänzungsmitteln erhalten Sie im:
Anti-Aging-Zentrum Bad Griesbach
Hotel Fürstenhof
Thermalbadstraße 28
94086 Bad Griesbach
Tel/Fax   07000MEDICUR
Internet www.medicur-gmbh.de
E-Mail   info@medicur-gmbh.de

Zum Thema *Dr. Eisen Vitalkonzept* wird in Kürze ein eigenes Buch im WESSP. Verlag erscheinen, in dem das Programm ausführlich beschrieben wird.
Informationen zum Vitalkonzept erhalten Sie ebenfalls im Anti-Aging-Zentrum Bad Griesbach.

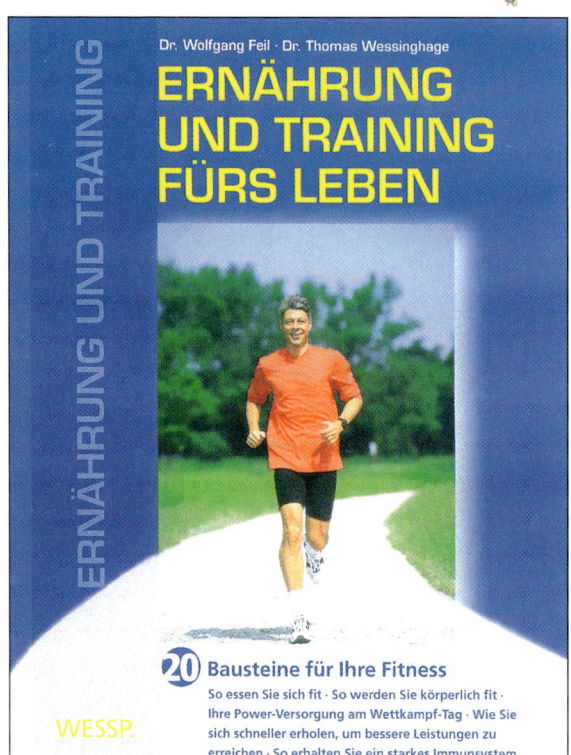